左心耳封堵术病例集

2023 年

主 编 周达新

上海科学技术出版社

图书在版编目（CIP）数据

左心耳封堵术病例集. 2023年 / 周达新主编. -- 上海：上海科学技术出版社，2024.1
ISBN 978-7-5478-6476-0

Ⅰ. ①左… Ⅱ. ①周… Ⅲ. ①心房纤颤－心脏外科手术－病案 Ⅳ. ①R541.7

中国国家版本馆CIP数据核字(2023)第244101号

左心耳封堵术病例集（2023年）
主编　周达新

上海世纪出版（集团）有限公司
上海科学技术出版社　出版、发行
（上海市闵行区号景路159弄A座9F-10F）
邮政编码201101　www.sstp.cn
浙江新华印刷技术有限公司印刷
开本 787×1092　1/16　印张 11.5
字数 200千字
2024年1月第1版　2024年1月第1次印刷
ISBN 978-7-5478-6476-0/R·2929
定价：178.00元

本书如有缺页、错装或坏损等严重质量问题，请向印刷厂联系调换

内容提要

本书汇集了2023年全国左心耳封堵术病例比赛中的获奖病例，在简要介绍病史资料的基础上，全面展现了术前检查、诊断和评估、治疗方案制订、封堵策略分析、手术过程、术后随访的完整过程，并通过专家点评，从更高的视角分析不同病例手术的难点和要点，帮助广大读者优化治疗策略。

本书图文并茂、语言简练且配有丰富的影像学视频，以22个精彩病例重点展示了左心耳封堵术的手术步骤和手术操作过程中的技巧、难点，可供开展左心耳封堵术的临床医师学习和参考。

编者名单

主 编
周达新

编委会
（按姓氏拼音排序）

白　明	兰州大学第一医院
白　元	海军军医大学第一附属医院
蔡志雄	汕头市中心医院
陈　维	同济大学附属上海市第四人民医院
陈发东	上海市同济医院
储慧民	宁波大学附属第一医院
邓金龙	广西壮族自治区人民医院
丁风华	上海交通大学医学院附属瑞金医院
付　华	四川大学华西医院
范　洁	云南省第一人民医院
郝应禄	玉溪市人民医院
胡宏德	四川大学华西医院
姜述斌	新疆维吾尔自治区中医医院
郎明健	成都市第五人民医院
李　翔	六盘水市人民医院
李海鹰	香港大学深圳医院
李毅刚	上海交通大学医学院附属新华医院
刘兴鹏	首都医科大学附属北京朝阳医院

刘雄涛　延安大学咸阳医院
卢凤民　天津市胸科医院
宁忠平　上海市浦东新区周浦医院
欧阳繁　中南大学湘雅医学院附属株洲医院
寿锡凌　陕西省人民医院
宋治远　陆军军医大学西南医院
苏　晞　武汉亚心总医院
孙　健　上海交通大学医学院附属新华医院
王群山　上海交通大学医学院附属新华医院
王月刚　南方医科大学南方医院
谢　赟　上海市普陀区人民医院
邢雪琴　山西省心血管病医院
杨　兵　同济大学附属东方医院
杨　明　玉溪市人民医院
张　恒　蚌埠医学院第一附属医院
张俊峰　上海交通大学医学院附属第九人民医院
张卫泽　西安国际医学中心医院
张玉顺　西安交通大学第一附属医院
赵育洁　郑州市第七人民医院

编写者
（按姓氏拼音排序）

白银龙　陈　石　陈效安　符孝磊　葛卫力　韩稳琦　江尕学
匡晓晖　李　双　李华康　李勇军　刘　铮　卢　锋　倪楚民
欧登科　沈祥礼　王鹏宇　胥　良　闫美玉　张　帆　张　蕾
张先林

序 言

科技结合临床,守护健康中国

随着人口老龄化及城镇化进程加速,近年来中国心血管疾病的发病人数持续增加,心血管疾病已成为城乡居民死亡的首要原因,全面开展防治刻不容缓。据调查,我国目前约有 2 000 万名心房颤动(以下简称房颤)患者。随着年龄增长,房颤的发生率不断增加,75 岁以上人群中房颤的患病率可达 10%。有数据显示,房颤患者脑卒中的风险是普通人的 5 倍,与其他原因导致的脑卒中相比,房颤导致的脑卒中具有致残率高、致死率高、易复发的特点,故称房颤为"沉默的健康杀手"。心源性卒中作为一类重要的卒中,正在严重威胁着人类的健康,其已不单是医学问题,还是社会问题。脑卒中后患者生活不能自理,需要专人照顾,这给整个家庭、社会带来了沉重的精神和经济负担。

左心耳封堵术通过封堵左心耳,从解剖上对左心耳进行隔离,来预防左心耳内血栓引起的血管栓塞,从而最大限度地避免心源性卒中的发生。研究显示,与抗凝药相比,左心耳封堵术还可以明显降低患者的出血风险。自 2002 年全球第一例左心耳 WATCHMAN 封堵器植入人体以来,左心耳封堵术已历经 20 余年,其长期疗效和安全性得到研究数据证实和业内专家广泛认可。自 2013 年 WATCHMAN 正式进入我国后,在国内专家共同努力下,我国左心耳封堵术高速发展,各类封堵器的研发成果频出。

在 2022 年第十六届东方心脏病学会议上,新一代封堵器 WATCHMAN FLX 正式完成中国内地首次植入;在 2023 年第十七届东方心脏病学会议上,参赛者就已经使用 WATCHMAN FLX 参加病例大赛,并在总决赛上进行了精彩的病例分享。短短一年余，新器械已在国内完成了从"初认识"到"共应用"的转化，目前已有超过250家医疗中心应用WATCHMAN FLX完成左心耳封堵术，为中国房颤患者带来更大的临床获益。

任何一项新技术的开展和推动，都离不开对术者的规范化培训和对手术技术的讨论、交流，本着以赛代练、以赛促交流的初衷，东方心脏病学会议上开展了左心耳封堵术病例大赛，并通过展示和讨论优秀病例，为广大刚接触该疗法的同行提供切磋技术的平台。我们很高兴地看到，通过多年来持之以恒地推进对术者的培训，左心耳封堵术已成为一项重要的临床技术并得以更安全、更有效地开展。同时，已经有越来越多术者加入到左心耳封堵术的践行者、心源性卒中预防的守护者行列中，让我们一起为实现"健康中国2030"的目标砥砺前行。

葛均波

复旦大学附属中山医院教授、主任医师

中国科学院院士

2023年11月

前　言

科技创新、循证更新
引领左心耳封堵术迈入新十年

房颤是临床上最常见的心律失常，有研究表明，其在全球的发病率为1.5%～2%，我国流行病学调查研究显示，房颤在普通人群中的发病率约为1.6%（我国约有2 200万名房颤患者），高血压、肥胖、糖尿病等人群房颤的发病率较高。此外，房颤所导致的卒中具有"三高"的特点，即高致死率、高致残率、高复发率，因此房颤患者的卒中预防是房颤综合管理中最重要的一环。

据报道，心源性血栓100%来自左心耳，这为左心耳封堵术预防卒中这项介入技术提供了理论依据。自2002年Pilot研究启动以来，全球先后启动了一系列研究，包括随机对照研究、注册研究、真实世界研究（PROTECT AF、PREVAIL、ASAP、EWOLUTION），发表了一系列关于左心耳封堵术（使用WATCHMAN左心耳封堵器械）安全性、有效性的研究结果。相比于华法林，左心耳封堵术可以使致残、致死性卒中的发生率降低55%，出血性卒中发生率降低80%，心血管因素导致的死亡率降低41%，全因死亡率降低27%，同时手术成功率高达95%左右，并发症发生率控制在2%以下，形成了完整的左心耳封堵术有效预防卒中的证据链。2020年，全球首个左心耳封堵术和直接口服抗凝药的多中心、随机非劣效性研究——PRAGUE-17研究结果公布，证实了在主要有效性终点方面，与直接口服抗凝药相比，左心耳封堵术达到了非劣效。

自2013年WATCHMAN进入中国以来，我国在左心耳封堵器械研发及技术推广应用方面取得了长足的进步，左心耳封堵技术已进入快速发展期，

10年来累计封堵量超过4万例。以WATCHMAN为代表的塞式封堵器，以及以LAmbre、LACbes为代表的盘式封堵器，已被广大临床医生熟知和应用。然而，各区域及各医院之间发展并不平衡，左心耳封堵术适应证的把控、患者的管理、术中器械的操作技巧和注意事项、围手术期并发症管理、术后的用药和随访等方面的认知和实践仍需完善、提升。

WATCHMAN FLX作为波士顿科学公司的第二代左心耳封堵产品，已在美国、欧洲广泛用于非瓣膜性房颤患者的左心耳封堵术中，用于预防动脉栓塞性疾病，是目前全球应用最多、临床数据最充分、安全性最高的产品。该产品已于2022年3月在国内上市，相较于上一代WATCHMAN产品，WATCHMAN FLX做了一系列创新设计，包括远端完全闭合的球体、双排精密的J形倒钩、优化的骨架材料和设计等，在安全性、有效性上达到了新的高度。PINNACLE FLX的400例上市前临床研究结果表明，其手术成功率高达98.8%，不良事件发生率仅0.5%，全部实现了研究有效性终点。2023年美国心血管研究技术（Cardiovascular Research Technologies）大会发布了为期1年的SURPASS研究——涉及真实世界1.8万例的研究结果表明，手术成功率为98%，不良事件发生率仅0.49%，96%患者残余分流小于3 mm，84%患者无任何残余分流。其优异的安全性和有效性再一次得到验证。

WATCHAMN FLX目前已快速进入国内各中心开展临床应用，1年多以来，已累计应用于300多家，为左心耳封堵术在我国推行以预防心源性动脉栓塞性疾病奠定了重要基础。不过作为新一代产品，WATCHAMN FLX的应用和操作有其特点，为了满足临床对于新器械操作培训的需要，更好地指导左心耳封堵术在国内的应用、推广，发挥其预防非瓣膜性房颤患者发生动脉栓塞性疾病的作用，我们精选了2023年东方心脏病学会议"左心耳封堵术病例大赛"中优秀病例（应用WATCHMAN FLX进行左心耳封堵）编撰成书，希望通过一个个实际的临床案例，让读者能够了解、掌握、学习最新器械的使用，更好地造福广大房颤患者，助力"健康中国2030"目标的实现。

周达新

复旦大学附属中心医院

2023年11月

目 录

病例 1 · 菜花型早分叶左心耳 WATCHMAN FLX 封堵 / 001
  云南省第一人民医院　范　洁　匡晓晖

病例 2 · WATCHMAN FLX 助力完成大开口浅深度左心耳封堵 / 007
  西安国际医学中心医院　陈效安

病例 3 · 鸡翅型左心耳 WATCHMAN FLX 封堵 / 015
  兰州大学第一医院　白　明　徐吉喆　江尕学

病例 4 · 远端折角反鸡翅型左心耳封堵 / 021
  汕头市中心医院　蔡志雄　倪楚民　马贵洲

病例 5 · 菜花型左心耳 WATCHMAN FLX 封堵 / 028
  郑州市第七人民医院　赵育洁　胥　良

病例 6 · 上下缘不对称、上缘 S 形类鸡翅型左心耳 WATCHMAN FLX 封堵 / 034
  蚌埠医学院第一附属医院　汤　阳　张先林

病例 7 · 高难度超低位反鸡翅型左心耳封堵 / 043
  山西省心血管病医院　邢雪琴　白银龙

病例 8 · 敞口浅鸡翅型左心耳 WATCHMAN FLX 封堵 / 051
  四川大学华西医院　胡宏德　陈　石

病例 9 · 双分叶早分叶菜花型敞口浅左心耳封堵 / 060
  中南大学湘雅医学院附属株洲医院　欧阳繁　符孝磊

病例 10 · 口部折角短颈鸡翅型左心耳 WATCHMAN FLX 封堵 / 067
  陕西省人民医院　寿锡凌　韩稳琦

病例 11 · 上缘压脊反鸡翅型左心耳WATCHMAN FLX封堵 / 072
广西壮族自治区人民医院　邓金龙　卢　锋

病例 12 · 极小左心耳"封颈"堵好 / 079
陆军军医大学西南医院　李华康　宋治远

病例 13 · 早分叶大开口浅深度反鸡翅型左心耳WATCHMAN FLX封堵 / 088
同济大学附属上海市第四人民医院　陈　维　李　双

病例 14 · 敞口浅心耳WATCHMAN FLX封堵 / 098
六盘水市人民医院　李勇军　张苡榕

病例 15 · 折角浅菜花型左心耳WATCHMAN FLX封堵 / 108
首都医科大学附属北京朝阳医院　刘　铮　刘兴鹏

病例 16 · 瘤样扩张左心耳WATCHMAN FLX封堵 / 116
成都市第五人民医院　欧登科

病例 17 · 双分叶仙人掌型左心耳封堵 / 126
新疆维吾尔自治区中医医院　沈祥礼

病例 18 · 敞口早分叶正鸡翅型左心耳WATCHMAN FLX封堵 / 132
玉溪市人民医院　杨　明　王鹏宇

病例 19 · "脚丫"形鸡翅型左心耳WATCHMAN FLX封堵 / 139
上海市普陀区人民医院　谢　赞　闫美玉

病例 20 · 敞口菜花型分叶左心耳WATCHMAN FLX封堵 / 147
天津市胸科医院　马　薇　张　帆

病例 21 · 开口不对称极小心耳WATCHMAN FLX封堵 / 157
复旦大学附属中山医院　周达新　张　蕾

病例 22 · 裤衩型早分叶左心耳WATCHMAN FLX封堵 / 165
浙江省台州医院　葛卫力

病例 1

菜花型早分叶左心耳 WATCHMAN FLX 封堵

云南省第一人民医院　范　洁　匡晓晖

扫码看视频

--- 病例资料摘要 ---

病史

患者女性，82岁，因反复心悸半年入院。患者半年前因心悸、气促于当地医院就诊，行心电图后提示心房颤动（简称房颤），予以利伐沙班抗凝治疗，服药约1个月后自行停药。既往有高血压病史20年，口服氨氯地平治疗，血压控制好；有糖尿病史10年，应用胰岛素治疗。7年前因肾囊肿行右肾切除，近1年发现肾功能不全，口服药物治疗。

体格检查

体温37.1℃，体重67 kg，身高152 cm，血压150/90 mmHg，神志清醒，双肺未闻及啰音。心率84次/分，律不齐，房颤律，未闻及杂音。双下肢未见异常。

实验室检查

（1）肝功能、甲状腺功能：均未见异常。
（2）生化检查：Cr 140 μmol/L（提示肾功能不全，故未行左心房增强CT检查）。

--- 诊断与评估 ---

入院诊断

持续性房颤。高血压3级。2型糖尿病。肾功能不全。

术前评估

1. 手术风险评估　使用卒中风险评分（CHA_2DS_2-VASc评分）量表（表1-1）和出血风险评分（HAS-BLED评分）量表（表1-2）进行术前评估。

2. 术前影像检查

（1）经食管超声（trans-esophageal echocardiography，TEE）：未见左心房内血栓；左心耳呈菜花型，大角度显示内部梳状肌十分发达，卵圆孔未闭（0.14 cm），左心耳排空速度0.33 m/s（表1-3）。

表1-1 卒中风险评分（CHA$_2$DS$_2$-VASc评分）量表

指　　标	评分
慢性心力衰竭/左心室功能不全（C）	0
高血压（H）	1
年龄≥75岁（A）	2
糖尿病（D）	1
卒中/TIA/血栓栓塞病史（S）	0
血管性疾病（V）	0
年龄65～74岁（A）	0
女性（Sc）	1
合计	5

表1-2 出血风险评分（HAS-BLED评分）量表

指　　标	评分
高血压（H）	1
肝、肾功能不全（A）	1
卒中（S）	0
出血（B）	0
异常INR值（L）	0
年龄＞65岁（E）	1
药物或饮酒（D）	0
合计	3

表1-3 TEE下左心耳测量数据

角　度	开口直径（mm）	深度（mm）
0°	16.9	17.5
45°	15.3	16.4
90°	17.2	17.0
135°	21.3	17.7

（2）经胸超声心动图（transthoracic echocardiography，TTE）：左心房增大，主动脉瓣反流（轻度），三尖瓣反流（轻度）；左心房前后径39.1 mm，LVDd 40.6 mm，EF 69%。

治疗方案

该患者属于非瓣膜性房颤患者，卒中风险5分（表1-1），出血风险3分（表1-2），符合左心耳封堵术（left atrial appendage closure，LAAC）适应证。患者正口服利伐沙班抗凝治疗，但是不愿长期服用抗凝药。考虑患者肾功能不全，建议行"房颤射频消融＋经皮LAAC"替代抗凝治疗。

手术过程

房间隔穿刺

心腔内超声（intracardiac echocardiography，ICE）指导房间隔穿刺，穿刺位置靠下、靠后，穿刺后无心包积液，即刻使用肝素6 700 IU（图1-1）。

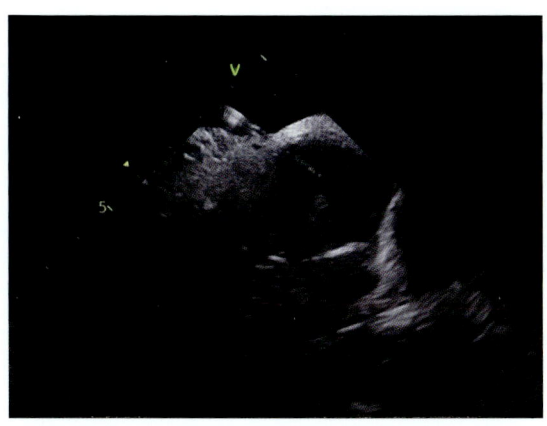

图 1-1　低位房间隔穿刺（附视频）

术中左心耳造影

造影显示菜花型多分叶左心耳，开口 24 mm，深度 25 mm，梳状肌发达，内部空间有限，考虑使用 WATCHMAN FLX 封堵器进行试封堵（图 1-2）。

封堵策略分析

测量显示左心耳开口直径 24 mm，深度 25 mm。根据测量结果选择 31 mm WATCHMAN FLX 封堵器（图 1-3）。鞘管走上叶，三角形法定位主干分叶，退鞘展开，FLX ball 尽量走到左心耳上叶远端；全程顶住钢缆，带逆时针力展开，展开瞬间向前推钢缆，顶至伞面凹陷，保持 10 s 以上，使得近端充分膨胀，确保封堵器不被上叶挤压弹出左心耳。

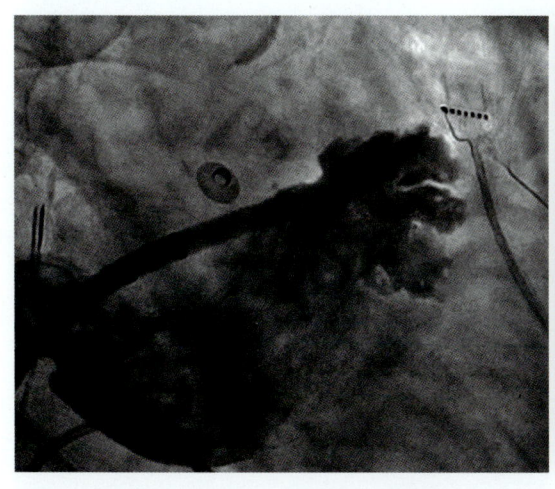

图 1-2　术中左心耳造影（附视频）

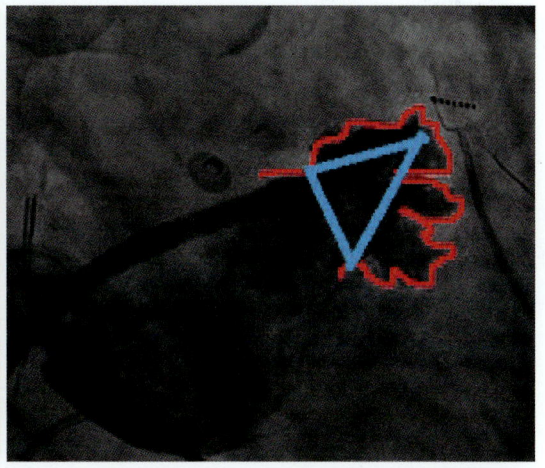

图 1-3　封堵策略分析

封堵器展开

鞘管定位上叶，"毛毛虫法"展开（推荐"毛毛虫法"，纯推伞法展开后过大，不易进入特定分叶），展开瞬间向前推钢缆，顶至伞面凹陷，保持 10 s 以上，后再牵拉封堵器向外调整，减小远端受力压缩，改善近端膨胀。DSA下观察，封堵器位置理想（图1-4）。

PASS原则评估

为进一步验证封堵效果，ICE多角度观察封堵器位置（合适），基本与左心耳口平齐（图1-5）。

牵拉稳定，回弹迅速，DSA下牵拉，封堵器无位移（图1-6）。

测量压缩比为15%～20%，无残余分流（图1-7）。

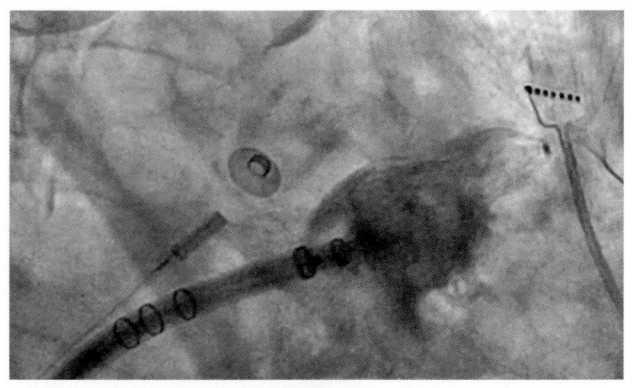

图1-4　封堵器展开（附视频）

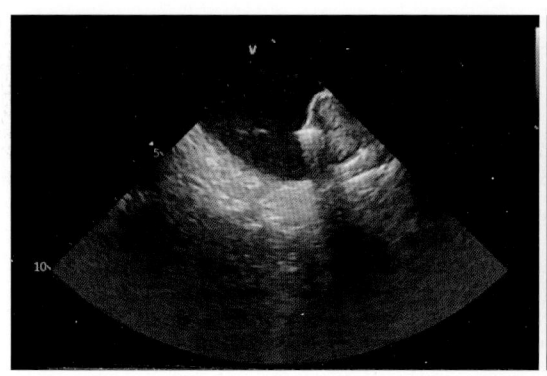 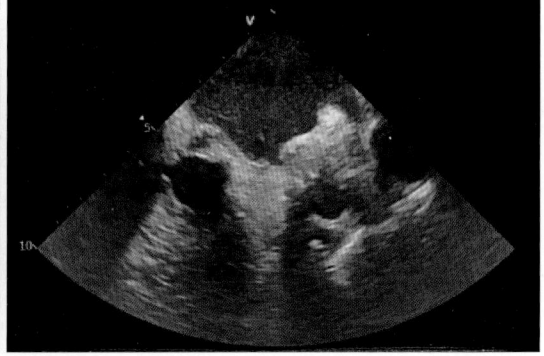

图1-5　ICE下评估封堵器位置（附视频）

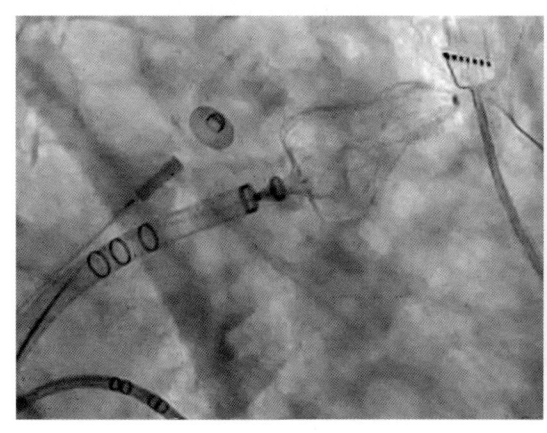 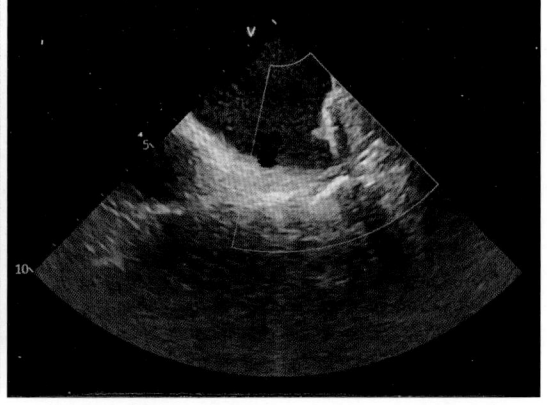

图1-6　DSA下评估稳定性　　　　图1-7　测量压缩比、残余分流（附视频）

释放封堵器

符合PASS原则，释放封堵器，无心包积液（图1-8）。

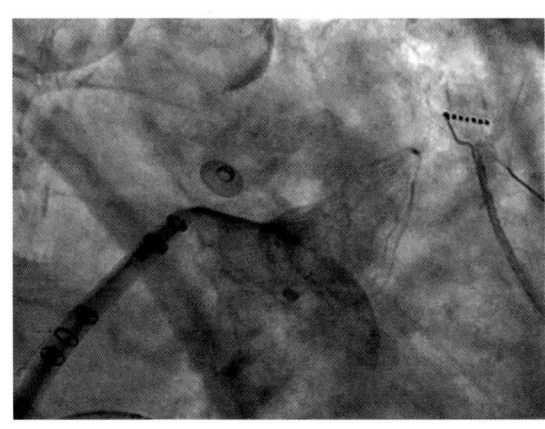
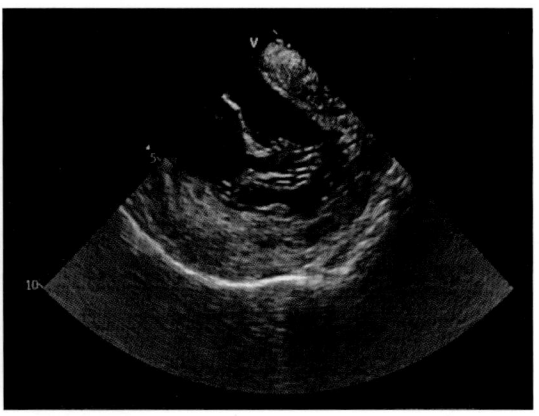

图1-8 封堵器释放（附视频）

术后情况

术后用药

利伐沙班20 mg，每日一次，抗凝3个月。管理血压、血糖，保护肾功能；管理生活方式、控制体重。

随访

术后3个月：无心悸发作，无血栓栓塞事件；动态心电图提示为窦性心律；TEE提示左心耳封堵完全，未见残余分流；Cr 140 μmol/L。

术者小结

该患者的左心耳为菜花型多分叶左心耳，开口24 mm，深度25 mm，梳状肌发达，内部空间有限，需鞘管定位上叶；远端空间较小，进入特定分叶后应尽可能避免被挤出，减小远端受力压缩，改善近端膨胀。因此，制订合理的封堵策略、准确把握展开时机尤为重要。由于WATCHMAN FLX远端闭合，近端与远端受力后形变更具一致性，采用三角形法封堵需关注残余分流及稳定性两个要点。针对残余分流及稳定性，展开瞬间顶住钢缆10 s非常关键，此操作利于封堵器贴合左心耳，减少口部残腔缝隙，而且还提高了器械的整体稳定性。

专家点评

本例为卒中高危患者，伴肾衰竭；由于肾功能不全放弃术前CT，对于穿刺点无法预判，导致术中轴向欠佳。但本次手术出彩之处在于轴向欠佳时，应用FLX ball的顺应性调整，锚定上分叶；远端锚定后，近端与远端受力后形变更具一致性，进而完全封堵。随访时观测封堵效果完美，是一例精彩的手术。

（同济大学附属东方医院　杨兵教授）

该病例比较困难，左心耳内部可利用空间有限。WATCHMAN FLX容错率较高，针对轴向差、较浅左心耳均能实现有效封堵。而器械的不断升级，使得手术难度进一步降低。FLX ball远端闭合，可进可退，在安全的前提下能提供更多种释放手法。该病例向我们展示了很多临床技巧，体现了术者精湛的操作能力。

（武汉亚心总医院　苏晞教授）

病例 2

WATCHMAN FLX 助力完成大开口浅深度左心耳封堵

西安国际医学中心医院　陈效安

扫码看视频

病例资料摘要

病史

患者男性，55岁，甘肃临夏人。间断心悸10余年，加重伴胸闷3年，2023年4月6日入院。患者于10年前出现心悸等不适症状，心电图检查提示房颤，自觉症状不重未进一步诊治。3年前发现脑梗死，开始服用利伐沙班（20 mg，每日一次）、琥珀酸美托洛尔（47.5 mg，每日一次）等药物治疗。既往高血压病10年，控制可；陈旧性脑梗死病史3年。否认糖尿病史，有长期饮酒史。

体格检查

体温37.3℃，心率92次/分，血压142/89 mmHg。

检查

1. 入院心电图　提示房颤，ST-T改变（图2-1）。

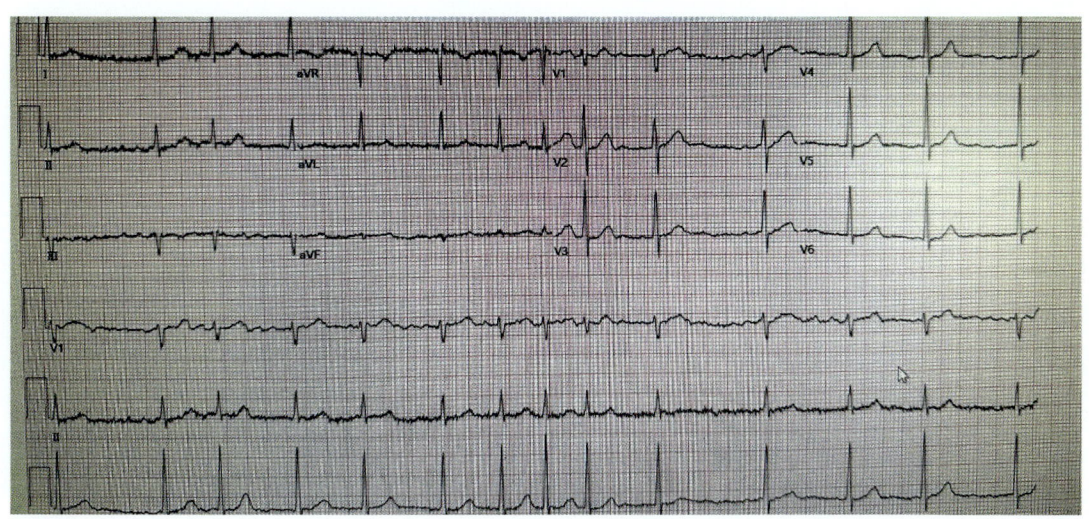

图2-1　心电图

2. **实验室检查** BNP 850 pg/mL，LDL-C 2.85 mmol/L；大便隐血试验阳性；甲状腺功能正常。

3. **其他辅助检查** 脑部CT提示陈旧性脑梗死。

诊断与评估

入院诊断

心律失常，持续性房颤。高血压病（3级，很高危组）。陈旧性脑梗死。

术前评估

1. **手术风险评估** 使用卒中风险评分（CHA_2DS_2-VASc评分）量表（表2-1）和出血风险评分（HAS-BLED评分）量表（表2-2）进行术前评估。

表2-1 卒中风险评分（CHA_2DS_2-VASc评分）量表

指标	评分
慢性心力衰竭/左心室功能不全（C）	0
高血压（H）	1
年龄≥75岁（A）	0
糖尿病（D）	0
卒中/TIA/血栓栓塞病史（S）	2
血管性疾病（V）	0
年龄65～74岁（A）	0
女性（Sc）	0
合计	3

表2-2 出血风险评分（HAS-BLED评分）量表

指标	评分
高血压（H）	1
肝、肾功能不全（A）	0
卒中（S）	1
出血（B）	1
异常INR值（L）	0
年龄＞65岁（E）	0
药物或饮酒（D）	1
合计	4

2. **术前影像检查**

（1）TTE：提示心律不齐，左心室壁运动欠协调，三尖瓣关闭不全，双心房、右心室增大，彩色多普勒超声提示二、三尖瓣有反流，左心房前后径52 mm；EF 55%。

（2）术前CT三维重建：左心耳呈反鸡翅型，颈部较短，深度较浅，模拟术中最佳造影角度"RAO20°，CAU20°"；左心耳开口直径最小25.4 mm，最大30.9 mm，平均直径27.4 mm（图2-2）。

（3）术前CT三维重建模拟TEE：左心耳呈反鸡翅型，体部较为短浅（图2-3），测量数据见表2-3。

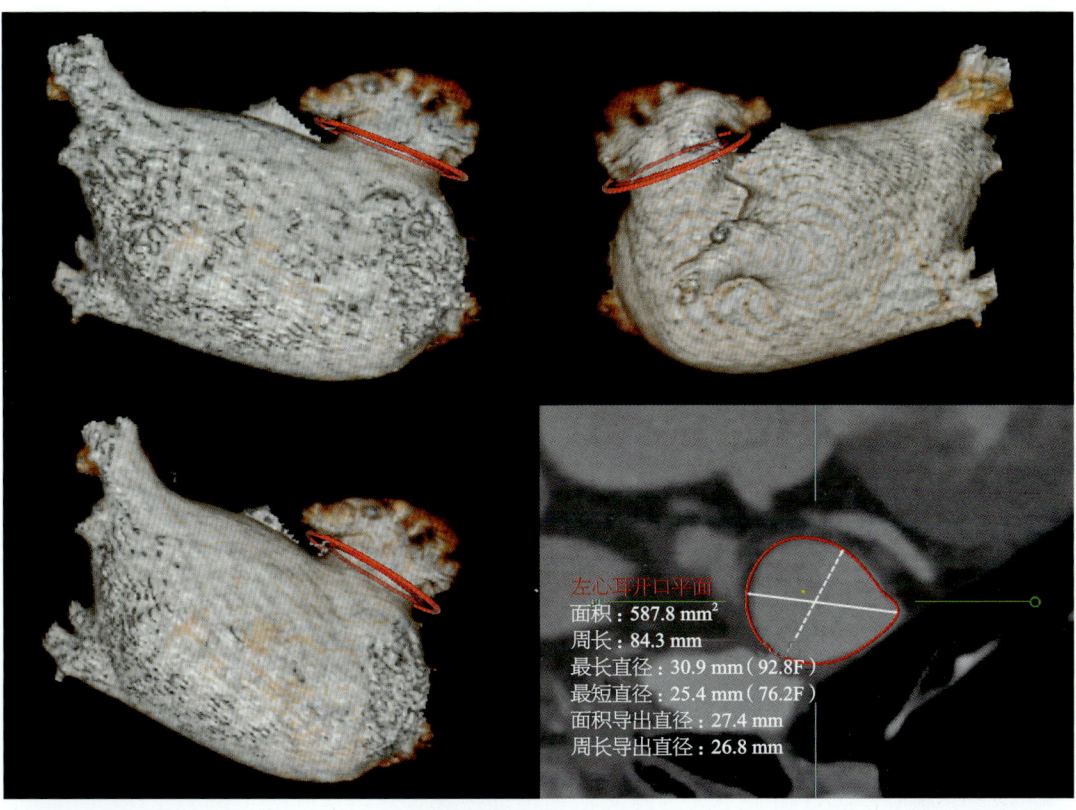

图 2-2　术前三维重建

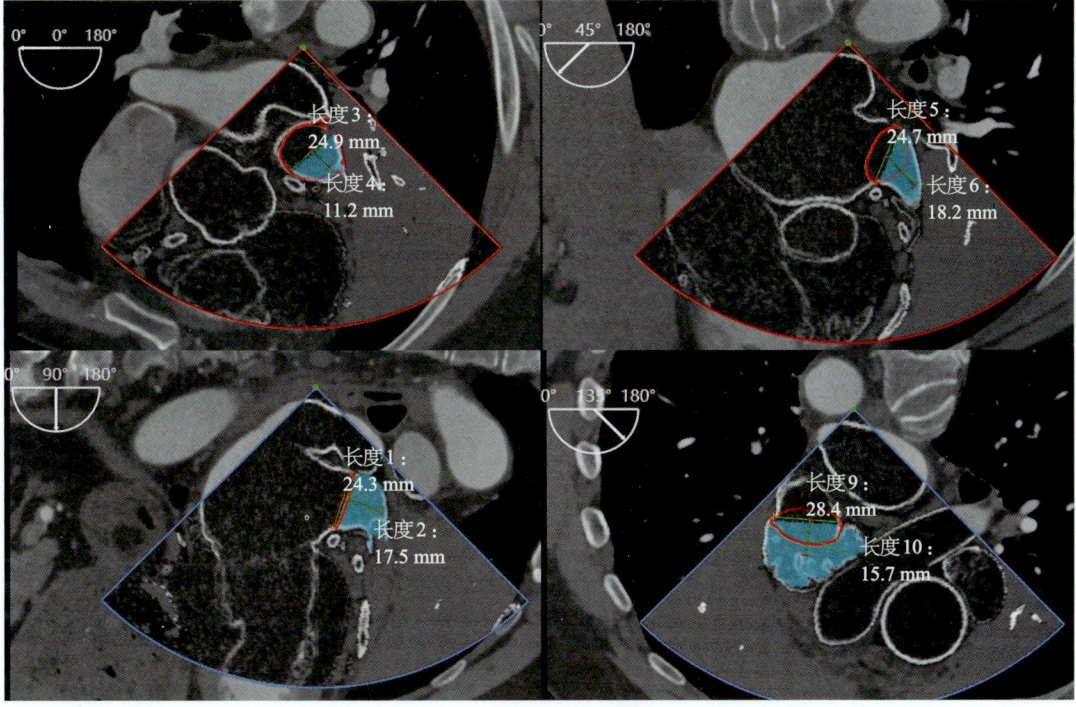

图 2-3　模拟食管超声

表 2-3　模拟 TEE 下左心耳测量数据

角　度	开口直径（mm）	深度（mm）
0°	25	11
45°	25	18
90°	24	17
135°	28	16

治疗方案

该患者属于非瓣膜性房颤患者，卒中风险3分（表2-1），出血风险4分（表2-2），符合LAAC适应证。与患者沟通后，选择单纯左心耳封堵治疗方案。采用ICE指导下单纯左心耳封堵术式，穿刺位点靠下、靠中间，预计选择35 mm WATCHMAN FLX封堵器。

手术过程

ICE指导房间隔穿刺

靠后、靠下完成穿刺，DSA下注入造影剂确认导管穿过房间隔（图2-4）。

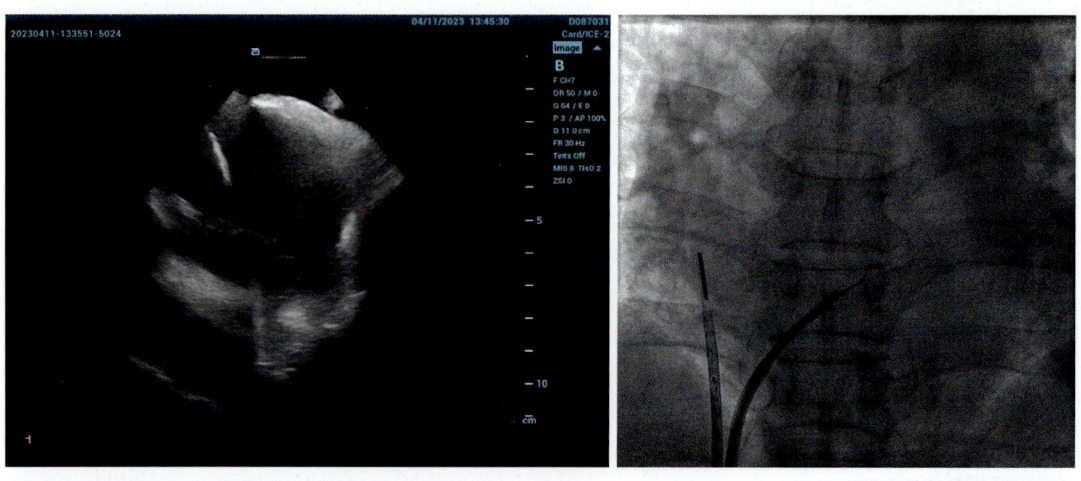

图2-4　术中房间隔穿刺（附视频）

ICE下查看左心耳

ICE下见左心耳内无血栓（图2-5）。

DSA下左心耳造影

左心耳呈大开口浅深度反鸡翅型，开口31 mm，深度18 mm（图2-6）。

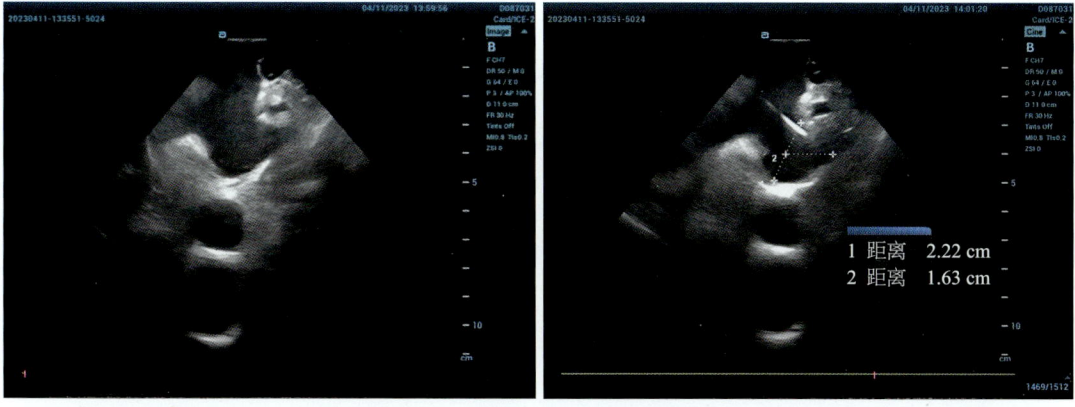

图 2-5　术中 ICE 查看左心耳（附视频）

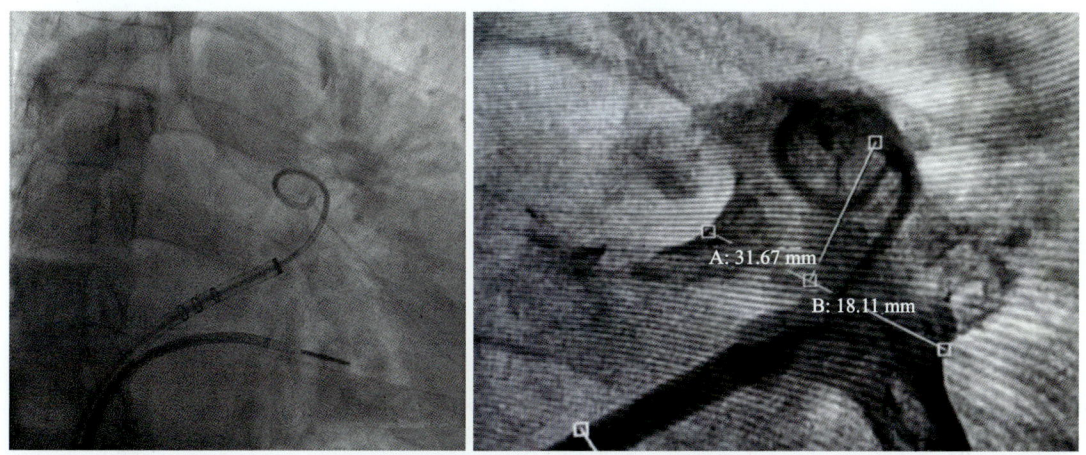

图 2-6　术中左心耳造影及测量（附视频）

选取 35 mm WATCHMAN FLX 第一次尝试，封堵器下缘露肩过多，不满足 PASS 原则（图 2-7）。

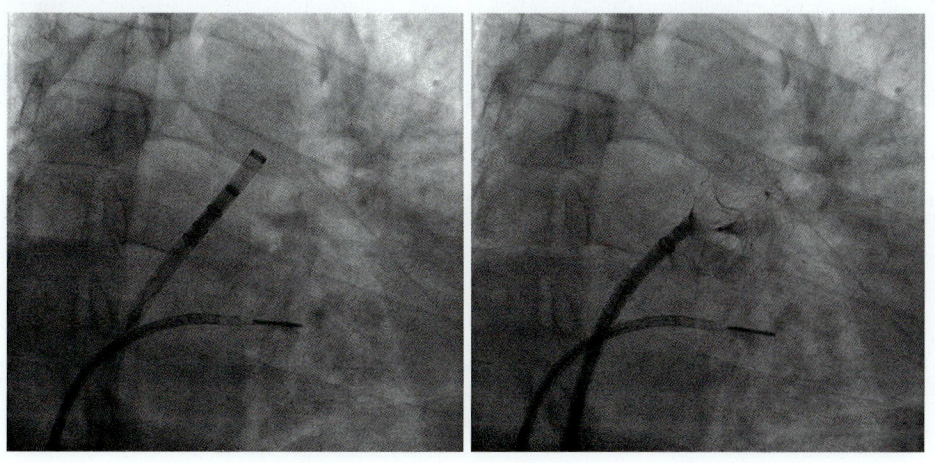

图 2-7　第一次展开（附视频）

回收封堵器至FLX ball，重新定位。再次展开，工作体位与正足位造影均显示封堵效果良好（图2-8）。

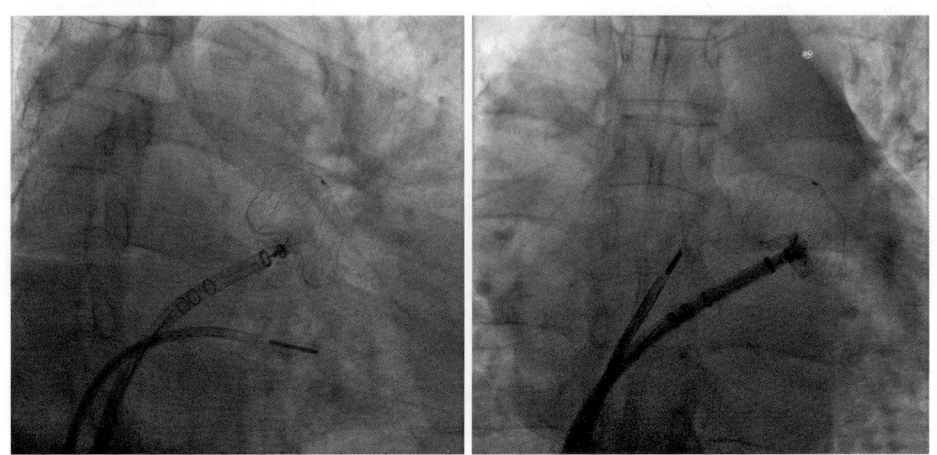

图2-8　第二次展开（附视频）

ICE下评估

ICE下观察封堵器情况，位置良好，露肩符合要求（图2-9）。

ICE下测量各个扇面压缩比，约为15%（图2-10）。

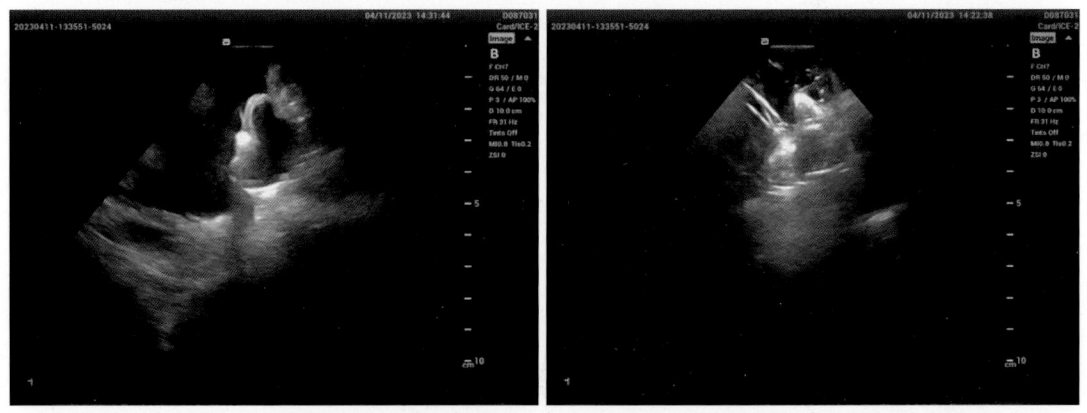

图2-9　术中ICE各角度测量封堵器（附视频）

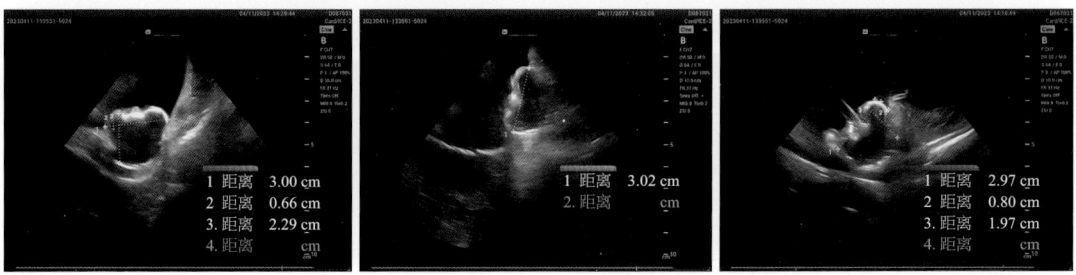

图2-10　术中ICE各角度测量封堵器压缩比

牵拉试验

后撤鞘管约1 cm，行牵拉试验。DSA下观察封堵器位置无任何变化（图2-11）。

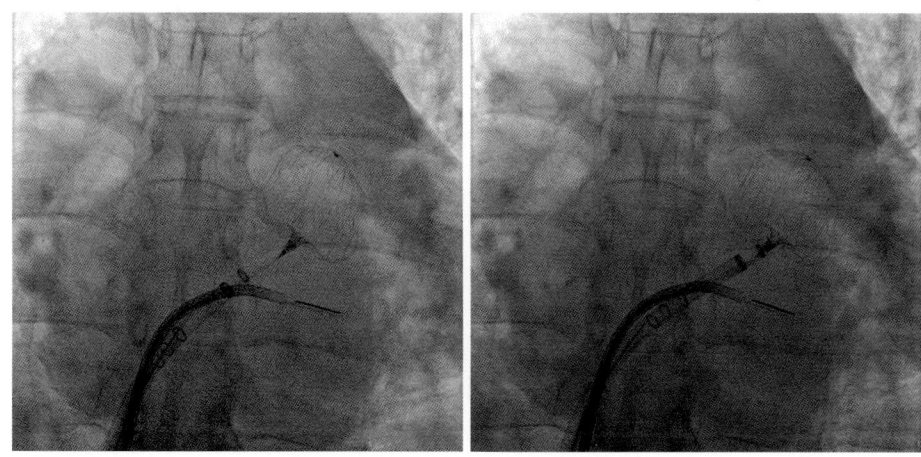

图2-11 牵拉试验（附视频）

释放封堵器

满足PASS原则。逆时针旋转3～5圈释放封堵器，微微顺时针旋转鞘管，防止张力过大影响周围组织。释放后造影，封堵效果佳（图2-12）。

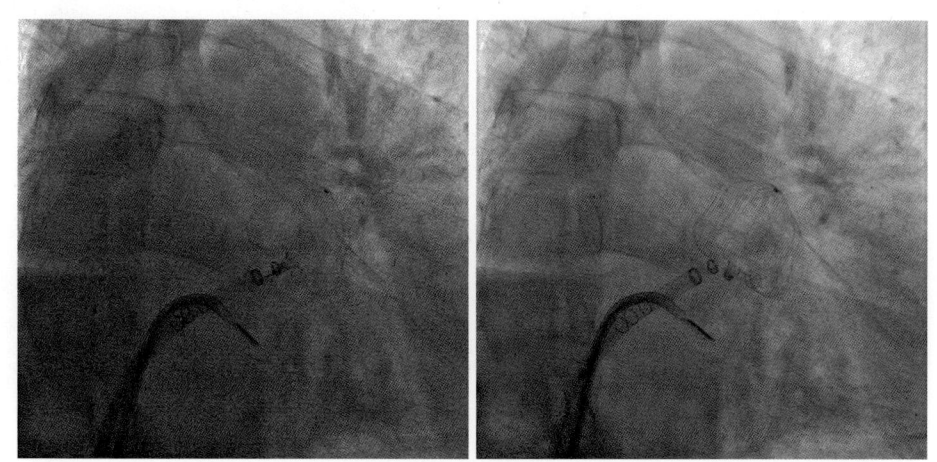

图2-12 释放封堵器（附视频）

―――――――――――― 术后情况 ――――――――――――

术后用药

利伐沙班20 mg，每日一次，拟服用3个月。沙库巴曲缬沙坦0.2 g，每日一次。琥珀酸美托洛尔47.5 mg，每日一次。阿托伐他汀20 mg，每日一次。

随访

2023年5月25日（术后45天），随访复查左心房CTA、心脏彩超、心电图，提示封堵器位置良好，未见造影剂渗漏。

随访后用药调整为：阿司匹林100 mg，每日一次；氯吡格雷75 mg，每日一次；沙库巴曲缬沙坦0.2 g，每日一次；琥珀酸美托洛尔47.5 mg，每日一次；阿托伐他汀20 mg，每日一次。

术者小结

此例为敞口反鸡翅型浅深度左心耳，无论使用哪种封堵器都比较难完成。WATCHMAN FLX自身安全的FLX ball设计确保了进退自如，双排J形钩确保了稳定锚固，退鞘法+进伞法相结合的"毛毛虫法"能够充分利用左心耳深度，从而完成了这例具有挑战性的左心耳的封堵。

专家点评

这个病例左心耳开口较大，WATCHMAN FLX优势明显，能够很好地顺应左心耳形态，极限利用左心耳空间和深度。尤其是对于反鸡翅型左心耳，靠下穿刺能提供更好的轴向以更好地完成手术，应用退鞘法+进伞法结合的"毛毛虫法"展开封堵器可以实现更好的封堵结果。

（上海交通大学医学院附属第九人民医院　张俊峰教授）

病例 3

鸡翅型左心耳 WATCHMAN FLX 封堵

兰州大学第一医院　白　明　徐吉喆　江尕学

扫码看视频

病例资料摘要

病史

患者男性，62岁。因间断心慌3月余，于2023年4月10日入我科。患者3月余前无明显诱因间断出现心慌，每次持续约1分钟，休息后可缓解。未予重视。2023年2月10日，再次出现上述症状，遂就诊于当地医院，该医院查清病情后，行动态心电图检查，示间歇性房颤；行心脏超声示：① 双心房扩大；② 室间隔及左心室壁增厚；③ 肺动脉高压（轻-中度）。BNP 3 160.1 pg/mL，支气管舒张试验阳性。诊断为：① 高血压性心脏病，心脏扩大，心律失常，永久性房颤，心功能Ⅱ级；② 高尿酸血症；③ 支气管哮喘。给予华法林、呋塞米、螺内酯、沙库巴曲缬沙坦等对症治疗。好转后出院，待左心耳血栓消退后行手术治疗。现患者为进一步诊治，就诊于我院门诊。我科医生查看病情后，门诊以"持续性房颤"收住。此次病程中，患者神志清醒，精神可；饮食，大、小便，夜间睡眠如常；体重无明显增减，余未诉特殊不适。

既往有高血压病、哮喘病史，否认手术外伤史、肝炎结核病史、传染病接触史。预防接种史不详。否认药物过敏史、输血史。无吸烟、饮酒史，无药物嗜好，无工业毒物、粉尘、放射性物质接触史。

体格检查

体温36.2℃，心率61次/分，呼吸19次/分，血压126/82 mmHg，身高172 cm，体重76.5 kg。

诊断与评估

入院诊断

持续性房颤，心功能Ⅱ级。左心耳血栓形成。高血压病（3级，很高危组）。高尿酸血症。支气管哮喘。

术前评估

1. 手术风险评估 使用卒中风险评分（CHA_2DS_2-VASc 评分）量表（表3-1）和出血风险评分（HAS-BLED 评分）量表（表3-2）进行术前评估。

表3-1 卒中风险评分（CHA_2DS_2-VASc 评分）量表

指 标	评分
慢性心力衰竭/左心室功能不全（C）	1
高血压（H）	1
年龄≥75岁（A）	0
糖尿病（D）	0
卒中/TIA/血栓栓塞病史（S）	0
血管性疾病（V）	0
年龄65～74岁（A）	0
女性（Sc）	0
合计	2

表3-2 出血风险评分（HAS-BLED 评分）量表

指 标	评分
高血压（H）	1
肝、肾功能不全（A）	0
卒中（S）	0
出血（B）	0
异常INR值（L）	0
年龄＞65岁（E）	0
药物或饮酒（D）	0
合计	1

2. 术前影像检查

（1）TEE：患者左心耳及左心房内可见血流云雾影，未见左心房内血栓；左心耳呈收口鸡翅型，左心耳开口上缘稍长，下缘较短，"鸡翅"上有一小分叶（图3-1）。彩色多普勒血流成像（color Doppler flow imaging，CDFI）示左心耳房颤频谱，左心耳排空速度为0.28 m/s（表3-3）。

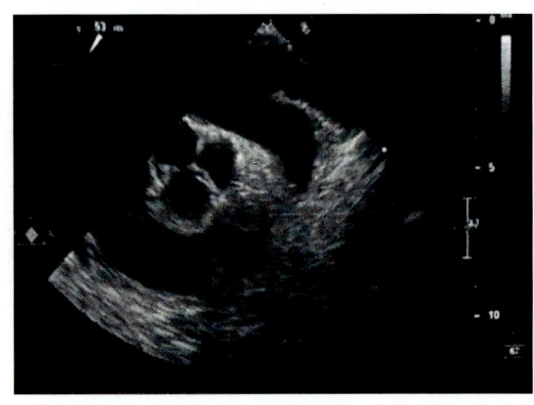

图3-1 术前TEE

表3-3 TEE下左心耳测量数据

角 度	开口直径（mm）	深度（mm）
0°	19	22
45°	20	21
90°	20	23
135°	20	22

（2）TTE：左、右心房增大，左心室各壁增厚，升主动脉内径正常高限，房间隔可见过隔血流束；左心室收缩功能正常，舒张功能假性正常化；二、三尖瓣轻度反流；LA 37 mm，EF 65%。

治疗方案

该患者卒中风险2分（表3-1），出血风险1分（表3-2）；左心耳有陈旧性血栓，排空速率较低；有持续性房颤。左心耳血栓消退后，考虑患者的远期获益，建议TEE引导下，于全麻下行"经皮LAAC"。

手术过程

术中左心耳造影

术前三维重建示左心耳"鸡翅"体部有一分叶（图3-2），DSA "RAO 21.5°，CAU21.5°"角度下造影示分叶重叠，小分叶暴露不清晰，调整至"RAO 12.5° CAUD19.8°"获得更清晰的左心耳结构，显示为鸡翅型左心耳，"鸡翅"上有一小分叶，深度有限（图3-3），拟采用盘式封堵器进行封堵。

封堵策略分析

DSA下盘式封堵器测量结果如图3-4所示，固定盘锚定直径为33.4 mm，左心耳开口为26.3 mm，采用"三明治"封堵策略，内盘卡在"鸡翅"内，外盘堵住左心耳口部。但这种封堵策略在盘式封堵器型号选择上具有挑战。左心耳内口较大，外口较小，在保证稳定悬挂的同时，还要考虑外盘对肺静脉嵴和二尖瓣的影响，拟选择34～40 mm LACbes封堵器尝试封堵。

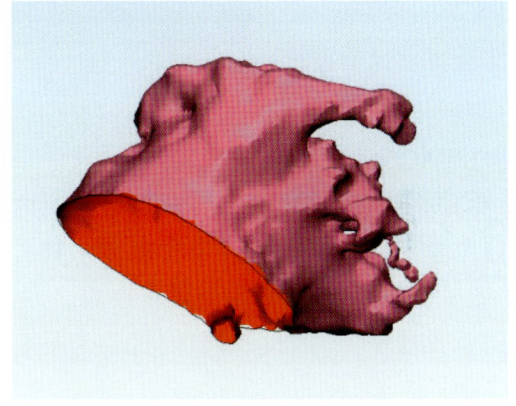

图3-2 术前三维重建（附视频）

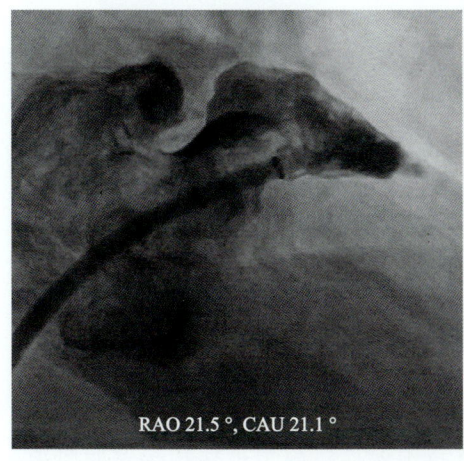
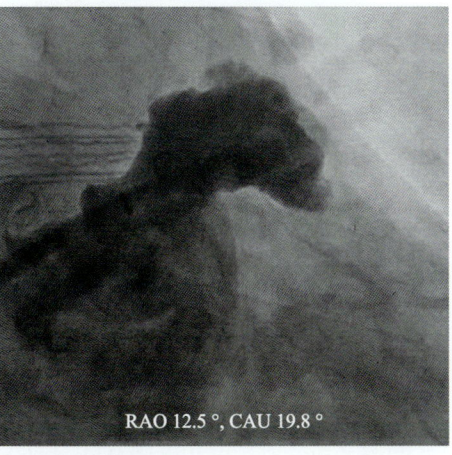

图3-3 术中左心耳造影（附视频）

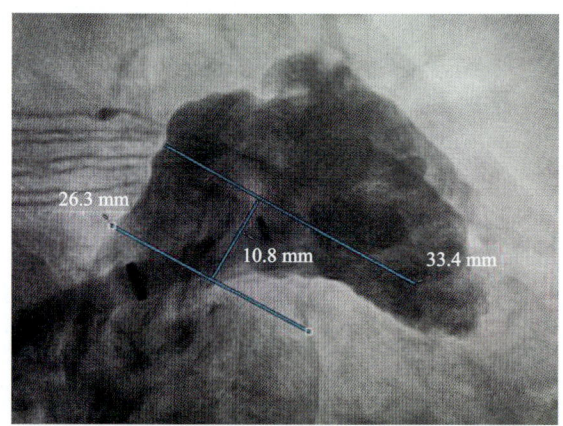

图3-4　盘式封堵器测量

LACbes封堵器展开及评估

按照既定封堵策略展开封堵器，内盘稳定嵌靠在预设封堵线处且形态较好，外盘也紧贴左心耳口部，牵拉稳定，TEE查看封堵器位置，提示外盘下缘贴靠二尖瓣（图3-5）。TEE下从各个角度查看，发现封堵器均影响二尖瓣正常生理功能，考虑到若置换小一号封堵器，内盘会卡不牢、稳定性不佳，决定尝试使用塞式封堵器完成手术。

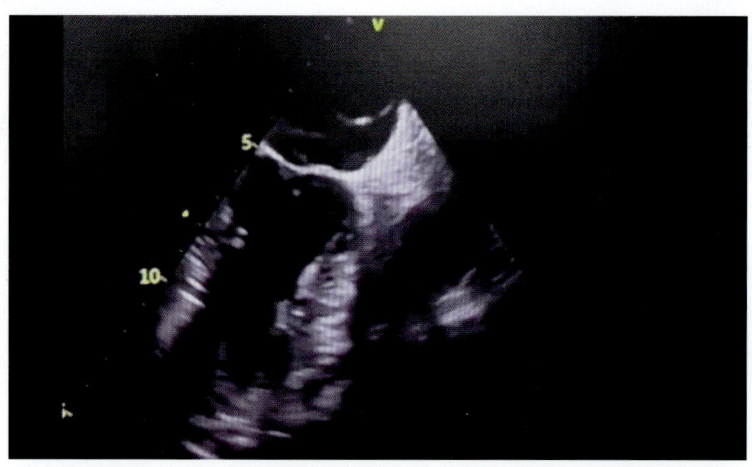

图3-5　TEE下评估封堵效果（附视频）

WATCHMAN封堵器展开及评估

DSA下塞式封堵器测量如图3-6所示，开口21 mm，深度18.4 mm，考虑到左心耳内部空间较大，选择30 mm WATCHMAN封堵器进行封堵，在猪尾型血管造影导管的导引下进鞘至约24 mm深度处，"冒烟"确认可用深度（图3-7）。体外预借2 mm深度，控制鞘管逆时针旋转，退鞘缓慢展开。尽管展开瞬间顶住鞘管，封堵器仍然被挤出左心耳（图3-8，图3-9），DSA及TEE均提示露肩过多，不符合PASS原则，全回收封堵器。

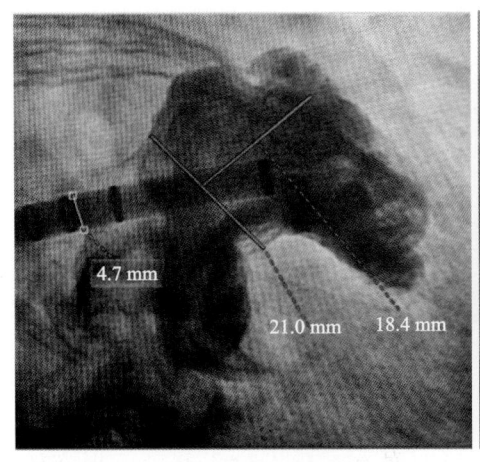

图3-6　WATCHMAN封堵器测量

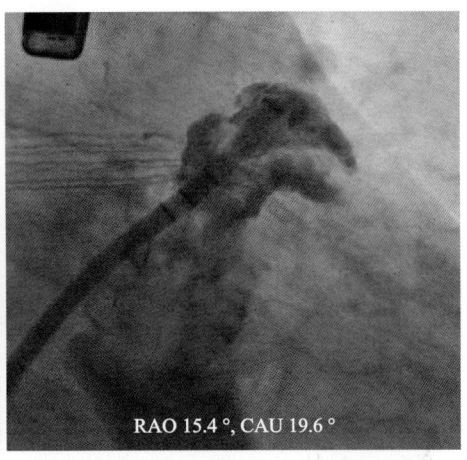

图3-7　鞘管定位位置（附视频）

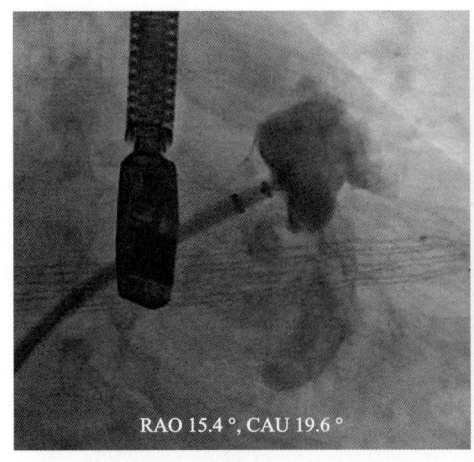

图3-8　封堵器展开（DSA）（附视频）

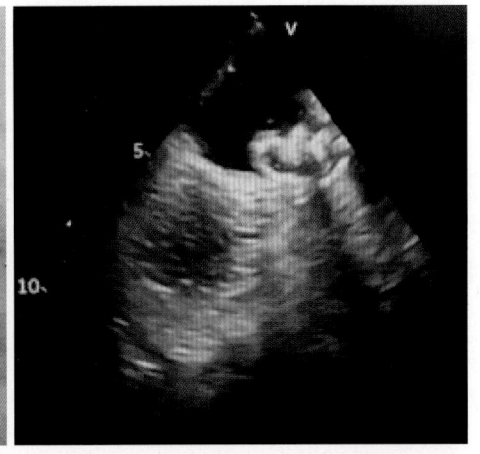

图3-9　封堵器展开（TEE）（附视频）

WATCHMAN FLX封堵器展开评估及释放

尝试了两种封堵器仍未能满足释放要求后再次评估，考虑即使更换27 mm WATCHMAN仍然面临深度不足的挑战且操作风险较大，故决定更换安全性更高且对左心耳深度要求较低的WATCHMAN FLX进行封堵。选择27 mm WATCHMAN FLX，在形成FLX ball后，采用推伞法缓慢展开，待封堵器展开即刻顶住钢缆10 s，确保封堵器与左心耳充分贴合，不被弹出左心耳。

DSA下造影提示封堵器位置佳（图3-10），呈棉花糖状，牵拉稳定，回弹迅速。TEE下行牵拉试验，封堵器无位移；TEE 0°、45°、90°、135°下观察位置均较好（图3-11）；压缩比14.8%～18.5%；无残余分流，符合PASS原则，成功释放封堵器。

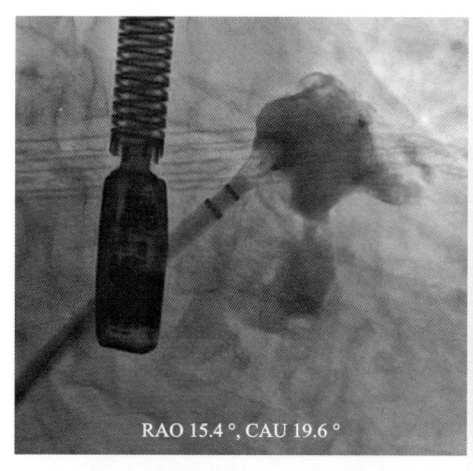

图3-10　封堵器展开造影（附视频）

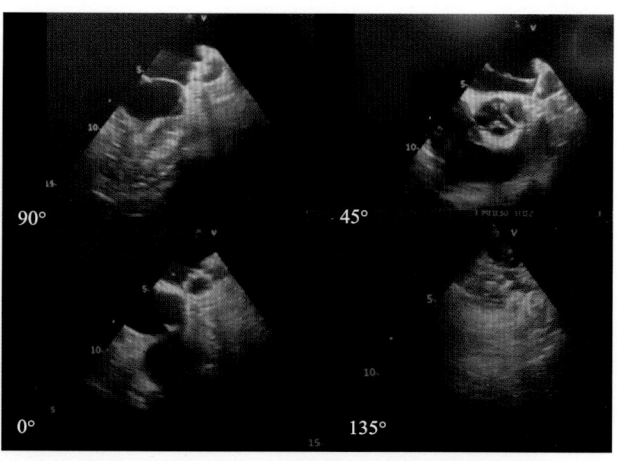

图3-11　TEE下各角度封堵器展开（附视频）

术后情况

利伐沙班20 mg，每日一次；沙库巴曲缬沙坦50 mg，每日两次；比索洛尔5 mg，每日一次。

术者小结

此病例首次应用34～40 mm LACbes，由于外盘下缘遮挡二尖瓣，影响二尖瓣收缩，更换30 mm WATCHMAN，但深度不足导致封堵器弹出，最后更换27 mm WATCHMAN FLX成功封堵。针对这类"大内口小外口"的左心耳，需要在TEE下衡量左心耳下缘与二尖瓣的距离，尽量首选塞式封堵器。对于深度较浅的左心耳，因为WATCHMAN FLX头端封闭且形成FLX ball后可以安全地向前推送，使用它可以降低封堵器对左心耳深度的要求，提高手术成功率。术中TEE实时监测心包，查看封堵器位置，给手术的有效性及安全性提供更全面的保障。

专家点评

该病例比较困难，左心耳内部可利用空间有限，术者能够完美封堵很不容易，这是一个十分精彩的病例。术中经历曲折，术者及时更换封堵器类型，调整手术策略，更换WATCHMAN FLX后终使得手术取得圆满结果。患者62岁，持续性房颤，无射频消融史，应用塞式封堵器更佳，也不会影响到后续射频消融术的操作。

（玉溪市人民医院　杨明教授）

病例 4

远端折角反鸡翅型左心耳封堵

汕头市中心医院　蔡志雄　倪楚民　马贵洲

扫码看视频

病例资料摘要

病史

患者男性，67岁，心悸、胸闷10余天，伴活动耐量下降，休息后可缓解，起病后病情持续性发作，发病后为进一步诊治来我院就诊。在急诊测得血压206/129 mmHg，BNP（EDTA抗凝）：1 900（pg/mL）。2023年2月27日床边心电图：快速型心房纤颤，可见室内差异性传导，左心室肥大伴劳损，予降压、冠心病二级预防等治疗后，拟诊断为高血压病、心力衰竭、房颤收入院。既往有高血压病、糖尿病、冠心病等慢性病史约1年，平素未规律诊治。

体格检查

体温36.5℃，脉搏84次/分，呼吸21次/分，血压181/113 mmHg。

辅助检查

1. 心电图　持续性房颤（图4-1）。

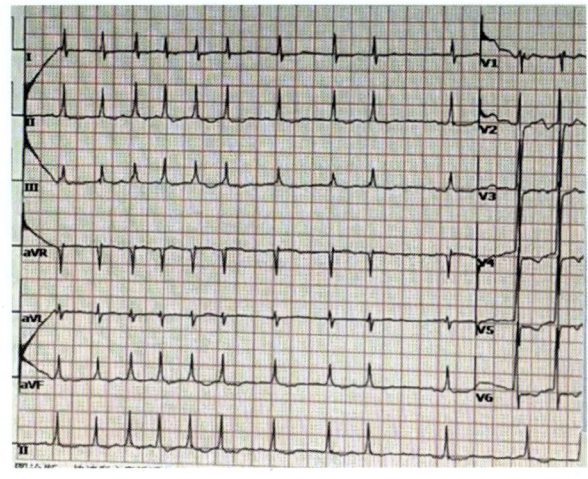

图4-1　心电图

2. TTE   提示左心房扩大，左心房前后径 41 mm，EF 71%。

诊断与评估

入院诊断

持续性房颤。心力衰竭，心功能 II 级（NYHA 分级）。冠状动脉粥样硬化性心脏病。糖尿病。高血压病。

术前评估

1. 手术风险评估　使用卒中风险评分（CHA_2DS_2-VASc 评分）量表（表 4-1）和出血风险评分（HAS-BLED 评分）量表（表 4-2）进行术前评估。

表 4-1　卒中风险评分（CHA_2DS_2-VASc 评分）量表

指标	评分
慢性心力衰竭/左心室功能不全（C）	1
高血压（H）	1
年龄 ≥ 75 岁（A）	0
糖尿病（D）	1
卒中/TIA/血栓栓塞病史（S）	0
血管性疾病（V）	1
年龄 65～74 岁（A）	1
女性（Sc）	0
合计	5

表 4-2　出血风险评分（HAS-BLED 评分）量表

指标	评分
高血压（H）	1
肝、肾功能不全（A）	0
卒中（S）	0
出血（B）	0
异常 INR 值（L）	0
年龄 > 65 岁（E）	1
药物或饮酒（D）	1
合计	3

2. 术前影像检查　CT 影像分析提示左心房稍大，大小约为 42 mm × 81 mm（前后径 × 左右径），左心房、左心耳内造影剂充盈良好、未见充盈缺损，左心耳开口 21 mm，可用深度充足；左心耳为低位反鸡翅型左心耳，走行向上、向后；房间隔穿刺位点建议靠下、（前后向）偏中间、偏前（图 4-2，图 4-3）。

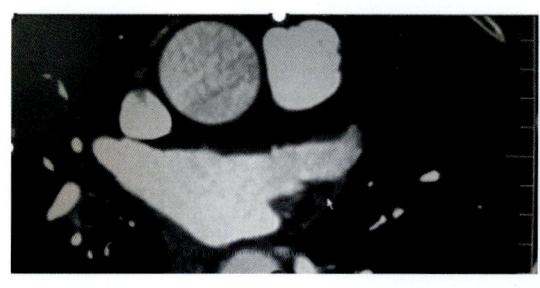

图 4-2　术前增强 CT 影像（附视频）

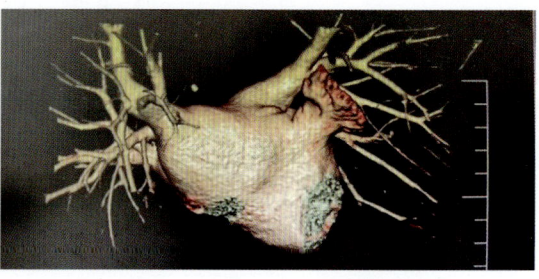

图 4-3　增强 CT 三维重建影像

治疗方案

患者持续性房颤诊断明确,既往有冠心病、高血压病及糖尿病史,卒中及出血风险评分均较高,经治疗后心力衰竭控制稳定、房颤心室率控制良好,针对卒中及出血高风险的持续性房颤,为控制节律及防治心源性栓塞,征得患者及家属同意,予冷冻消融联合LAAC一站式治疗。

拟行全麻,根据术前评估,拟选24 mm或27 mm WATCHMAN FLX封堵器。封堵难点在于,左心耳轴向和导引系统轴向可能形成一定角度,导致鞘管难以到达左心耳深处,有效深度不足,封堵器展开后容易出现大幅度露肩、弹出左心耳等情况。为应对以上可能出现的情况,计划将鞘管在左心耳体部形成FLX ball,整体向前推送使FLX ball抵达左心耳远端,观察到FLX ball出现压缩或者轴向改变即停止向前推送,缓慢退鞘展开封堵器,展开瞬间向前抵住释放手柄15 s使封堵器充分膨胀,以实现良好的封堵效果。

手术过程

术中左心耳造影

术中测量左心房压 > 10 mmHg。头位造影测量左心耳开口18 mm;肝位造影示左心耳呈远端折角反鸡翅型,开口21 mm,深度19 mm(图4-4,图4-5),因左心耳内部空间狭小,选择24 mm WATCHMAN FLX。

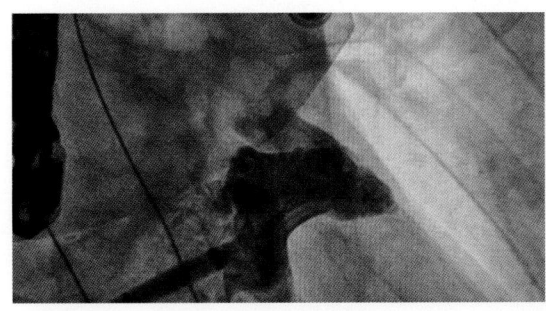 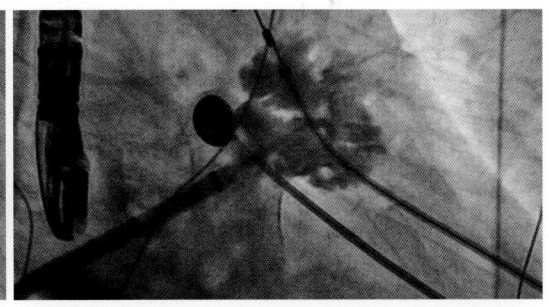

图4-4 "RAO 30°,CRA 20°"造影(附视频)　　图4-5 "RAO 30°,CAU 20°"造影(附视频)

展开封堵器

于左心耳体部退鞘形成FLX ball(图4-6),逆时针转动并推进鞘管与FLX ball到左心耳远端分叶,使封堵器肩部对齐封堵线,缓慢退鞘展开封堵器,顶住释放手柄10 s(图4-7)。

调整封堵器位置

轻轻牵拉封堵器,使封堵器径向膨胀更充分,紧密贴合左心耳壁(图4-8);再次造影,左心耳上缘隐窝被封堵器充分覆盖(图4-9)。

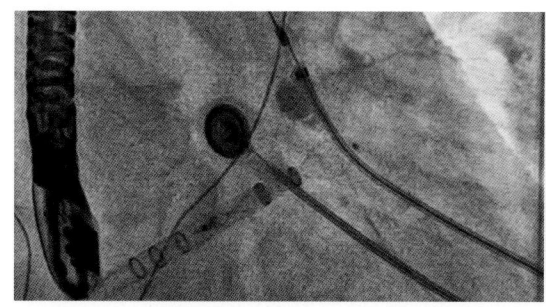
图4-6 退鞘形成FLX ball（附视频）

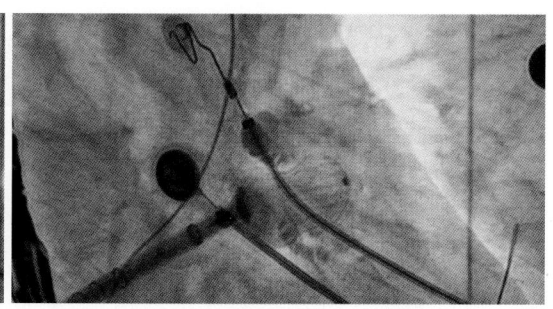
图4-7 展开后造影（附视频）

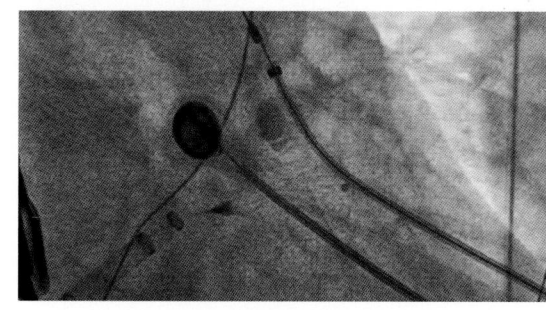
图4-8 牵拉封堵器影像（附视频）

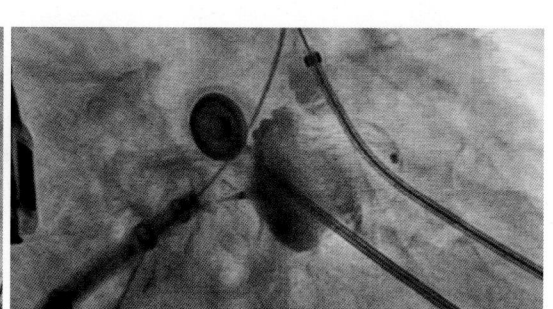
图4-9 牵拉后造影（附视频）

PASS原则评估

再次牵拉封堵器，封堵器回弹明显（图4-10）。牵拉后造影，封堵器无位移（图4-11）。

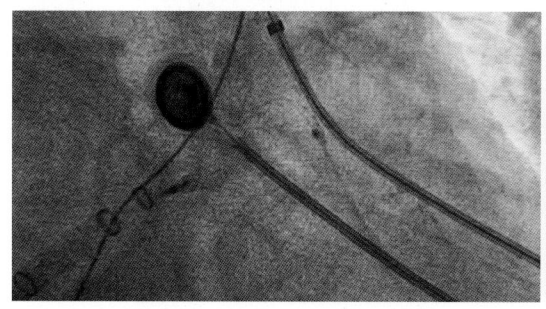
图4-10 再次牵拉封堵器影像（附视频）

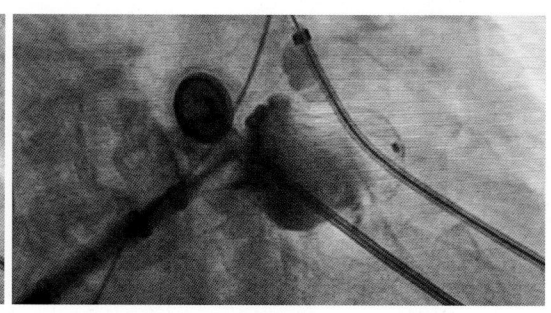
图4-11 第三次造影（附视频）

TEE下见封堵器位置合适，下缘无明显露肩，多角度观察无明显残余分流（图4-12）。

测量压缩比为18.7%～22%（图4-13）。

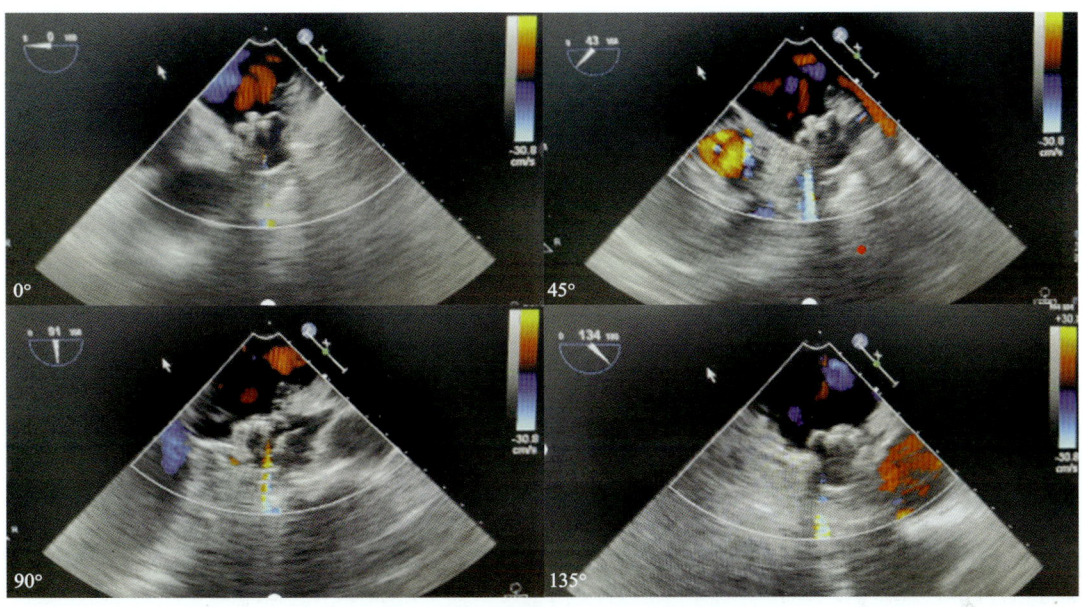

图4-12　TEE下评估封堵器位置及残余分流（附视频）

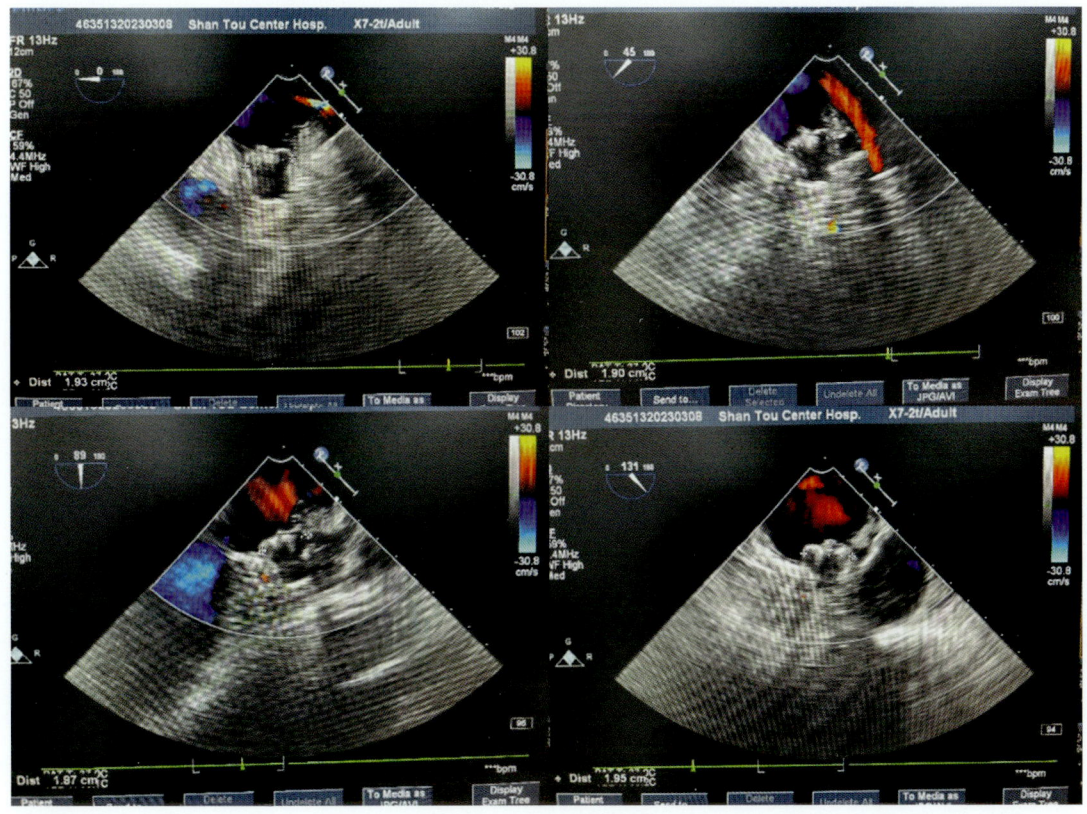

图4-13　压缩比测量

释放封堵器

经评估后符合PASS原则，释放封堵器（图4-14）。

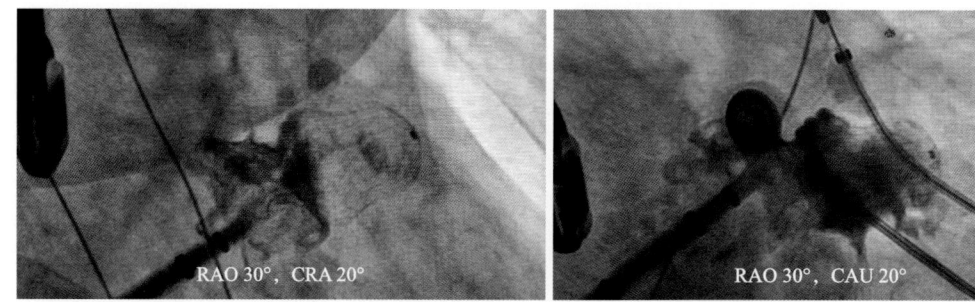

图4-14　封堵器释放后造影（附视频）

术后情况

术后心电图检查

术后心电图提示为窦性心律，心肌劳损，左心房增大，QTc间期延长（图4-15）。

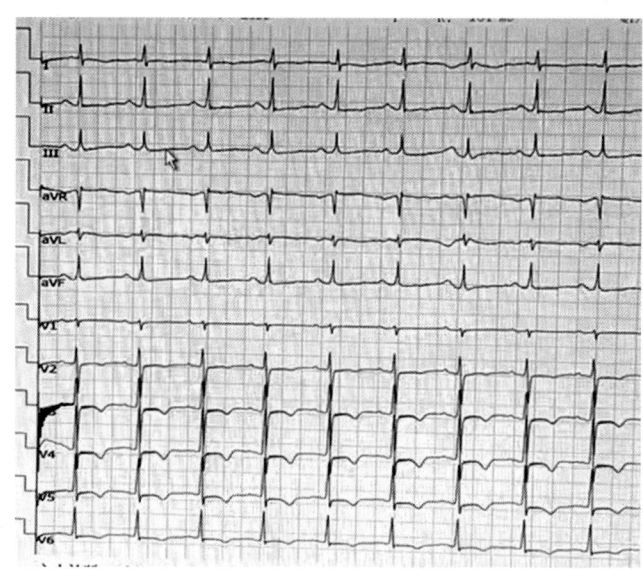

图4-15　术后心电图

术后用药

术后给予利伐沙班15 mg，每日一次，抗凝45天；以及保胃、控制血压等对症治疗。45天后复查TEE调整抗凝方案。

术后随访

术后45天随访，复查增强CT，结果显示有少许造影剂进入左心耳，封堵器四周无残余分流，无器械表面血栓（图4-16），三维重建效果佳（图4-17），故停用抗凝药，改为双联抗血小板治疗。

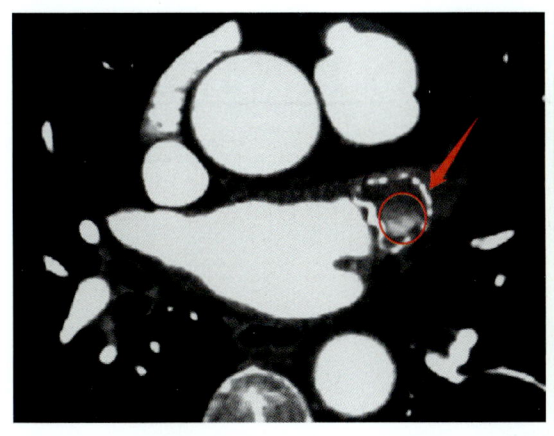
图4-16 术后45天增强CT

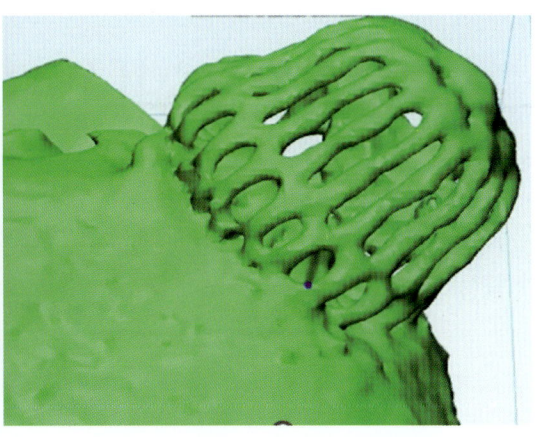
图4-17 术后三维重建（附视频）

术后小结

术前对CT影像的充分评估，预判了偏下、偏中前的房间隔穿刺位点，从而有了极佳的鞘管轴向，助力了高效封堵；术中造影判断左心耳梳状肌发达，实际可用空间狭小，从而精准选择较小型号封堵器。对于反鸡翅型左心耳采用了退鞘四步法，避免了推伞法带来的远端轴向的改变；在封堵器展开后造影发现上缘隐窝未覆盖的情况下，选择微调封堵器位置，达到了最完美的封堵效果。

专家点评

这个病例的手术过程看似很简单，主要是归功于术前做了充分的影像评估、封堵策略分析和型号选择。新一代封堵器WATCHMAN FLX拥有优异的骨架顺应性及贴合性，再加上术者娴熟的操作技巧，最终呈现良好的封堵效果，是一个十分精彩的病例。

（中国人民解放军总医院　郭军教授）

病例 5

菜花型左心耳 WATCHMAN FLX 封堵

郑州市第七人民医院　赵育洁　胥　良

扫码看视频

病例资料摘要

病史
患者男性，49岁。间断性心悸2年余，再发右侧肢体偏瘫2周余。2年前无明显诱因出现心慌，持续10～20分钟自行缓解，未诊治，其间症状多次再发，曾至当地医院按照阵发性房颤接受相关治疗，2周前无明显诱因出现右侧肢体偏瘫，伴失语，遂于当地医院就诊，诊断为急性脑梗死，给予急诊溶栓治疗，患者右侧肢体偏瘫及失语症状缓解，查心电图示房颤，无脑梗死后遗症。否认家族遗传史，家人体健。

体格检查
体温37℃，心率67次/分，血压142/85 mmHg。

实验室检查
（1）血常规：Hb 134 g/L，WBC 7.33×10^9/L，PLT 245×10^9/L。

（2）生化检查：Cr 87 μmol/L，K 4.32 mmol/L。

（3）心脏功能生化标志物：cTNT 0.010 ng/L，proBNP 25 804 pg/mL。

（4）凝血：INR 1.41。

诊断与评估

入院诊断
房颤。高血压病。

术前评估
1. 手术风险评估　使用卒中风险评分（CHA_2DS_2-VASc评分）量表（表5-1）和出血风险评分（HAS-BLED评分）量表（表5-2）进行术前评估。

2. 术前影像检查

（1）CTA：仙人掌型左心耳，远端多分叶，梳状肌发达，主叶远端较窄，容纳封堵器的空间有限（图5-1）。

表 5-1　卒中风险评分（CHA₂DS₂-VASc 评分）量表

指　标	评分
慢性心力衰竭/左心室功能不全（C）	1
高血压（H）	1
年龄≥75岁（A）	0
糖尿病（D）	0
卒中/TIA/血栓栓塞病史（S）	2
血管性疾病（V）	0
年龄65～74岁（A）	0
女性（Sc）	0
合计	4

表 5-2　出血风险评分（HAS-BLED 评分）量表

指　标	评分
高血压（H）	1
肝、肾功能不全（A）	0
卒中（S）	1
出血（B）	0
异常INR值（L）	0
年龄＞65岁（E）	0
药物或饮酒（D）	0
合计	2

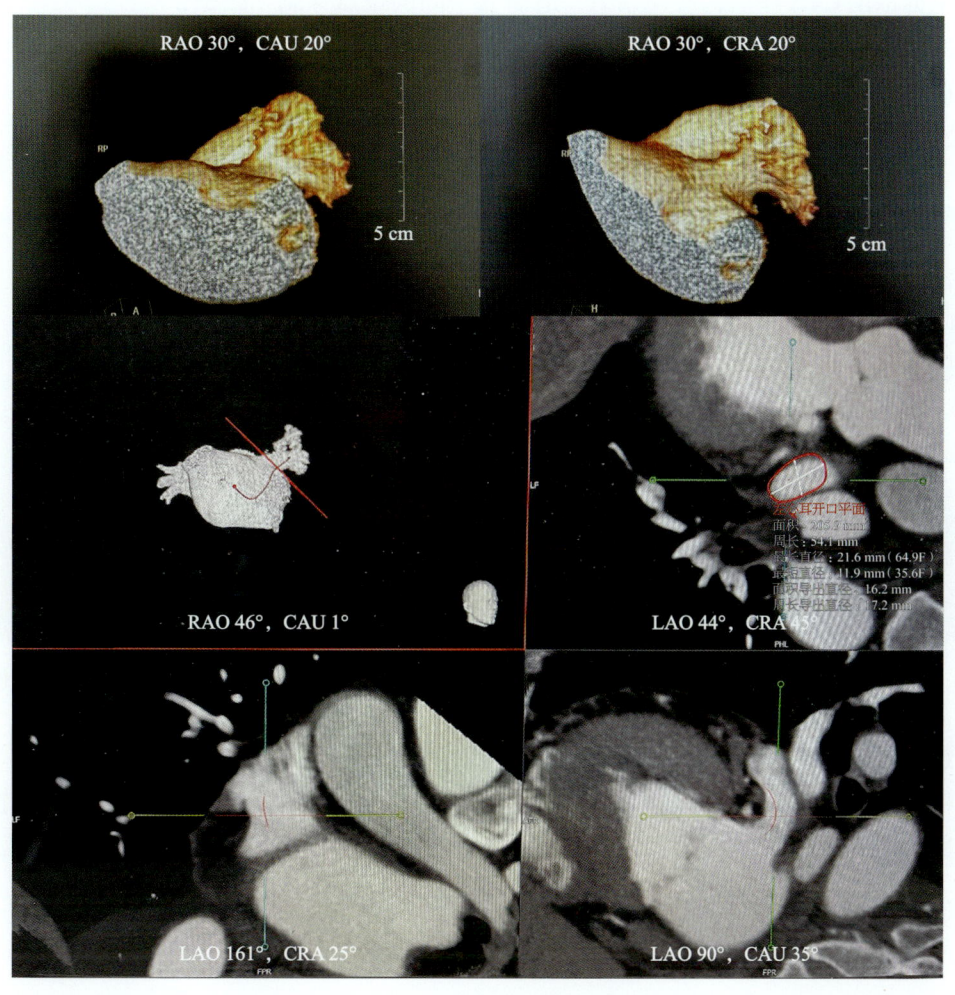

图 5-1　术前 CTA

（2）TTE：左心房前后径为36 mm，EF 42%，余无异常。

（3）动态心电图：提示房颤，房性早搏（同期前收缩），房性早搏二联律，房性早搏成对，短阵房性心动过速；长RR间期，最长为4.85 s。

治疗方案

该患者卒中风险4分（表5-1），出血风险2分（表5-2），符合LAAC适应证。患者有卵圆孔未闭，卒中风险较高，CTA示左心耳远端充盈欠佳且远端分叶较多，梳状肌发达，综合考虑患者的远期获益，建议在ICE指导下行"房颤射频消融+经皮LAAC+卵圆孔未闭封堵术"一站式手术。麻醉方式为局部麻醉。

手术过程

房间隔穿刺

根据术前CTA评估，选择靠下、适当靠中间的位点穿刺（图5-2）。

术中左心耳造影

造影显示为仙人掌型左心耳，远端分叶多，梳状肌较为发达，开口20 mm，深度17 mm（图5-3）。

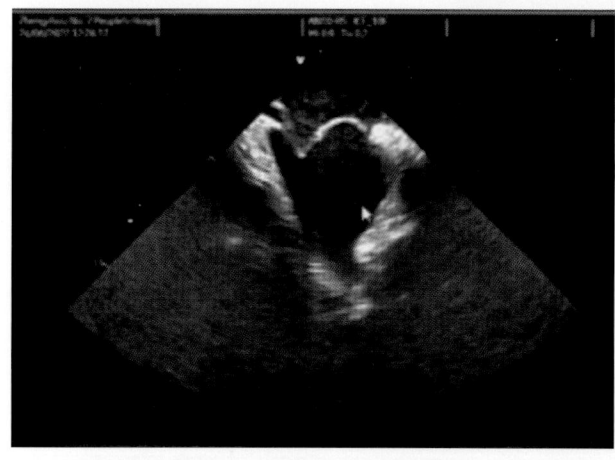

图5-2 ICE指导下房间隔穿刺

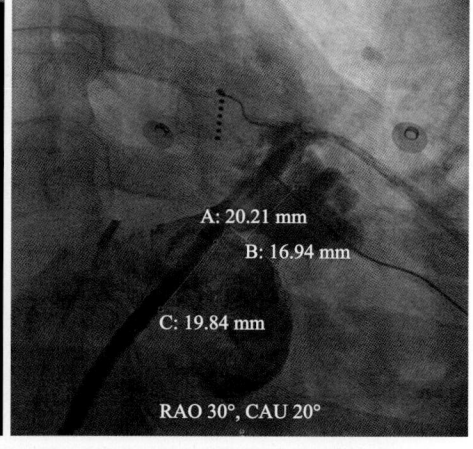

图5-3 术中左心耳造影及测量（附视频）

封堵策略分析

根据测量结果选择27 mm WATCHMAN FLX封堵器，考虑左心耳结构及鞘管轴向，采用退鞘法+进伞法相结合的"毛毛虫法"展开封堵器（图5-4），形成FLX ball后往前进伞，顶到远端左心耳壁，直至封堵器轴向改变时再退鞘，如此进退结合让封堵器肩部在左心耳口部展开。

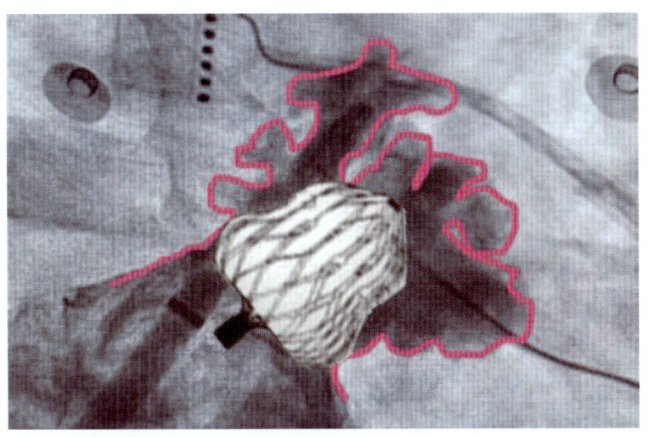

图 5-4 封堵策略示意图

封堵器展开

使鞘管与左心耳同轴,走上叶;缓慢退鞘,形成 FLX ball 后,"进退结合"展开封堵器,同时观察封堵器肩部的位置使其落于左心耳口部,展开即刻顶住钢缆 10 s(图 5-5)。

PASS 原则评估

为保证封堵的安全及效果,通过 ICE 评估 PASS 原则并在 DSA 下造影验证。ICE 探头分别置于上、下肺静脉之间,肺静脉口部,左心房顶部,二尖瓣瓣环处查看封堵器,封堵器位置良好无露肩。牵拉试验中,封堵器稳定无位移。测量不同体位下的压缩比,均在 10%～30%。四个体位残余分流情况提示封堵完全。综上所述,符合释放标准。

释放封堵器

经充分评估,符合 PASS 原则,故释放封堵器(图 5-6)。

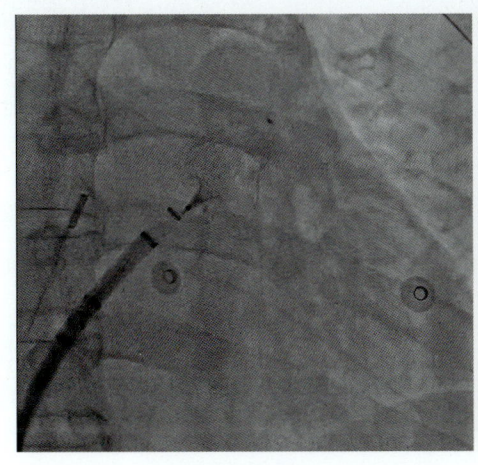

图 5-5 封堵器缓慢展开(附视频)

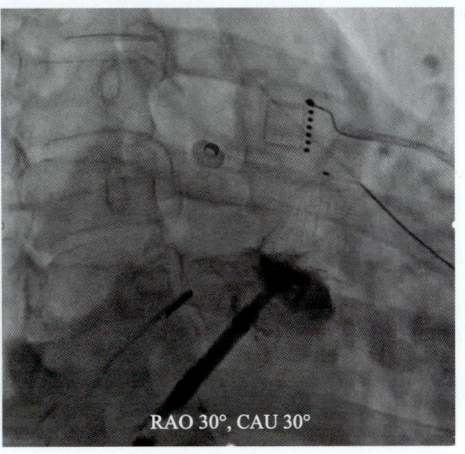

图 5-6 封堵器释放后造影(附视频)

术后情况

术后用药

考虑患者刚发生过卒中以及未来的出血转化风险，术后给予双联抗血小板治疗的同时密切随访。

随访

术后50天CTA随访，示未完全内皮化，造影剂有一定渗入，存在约1 mm的残余分流（图5-7）。

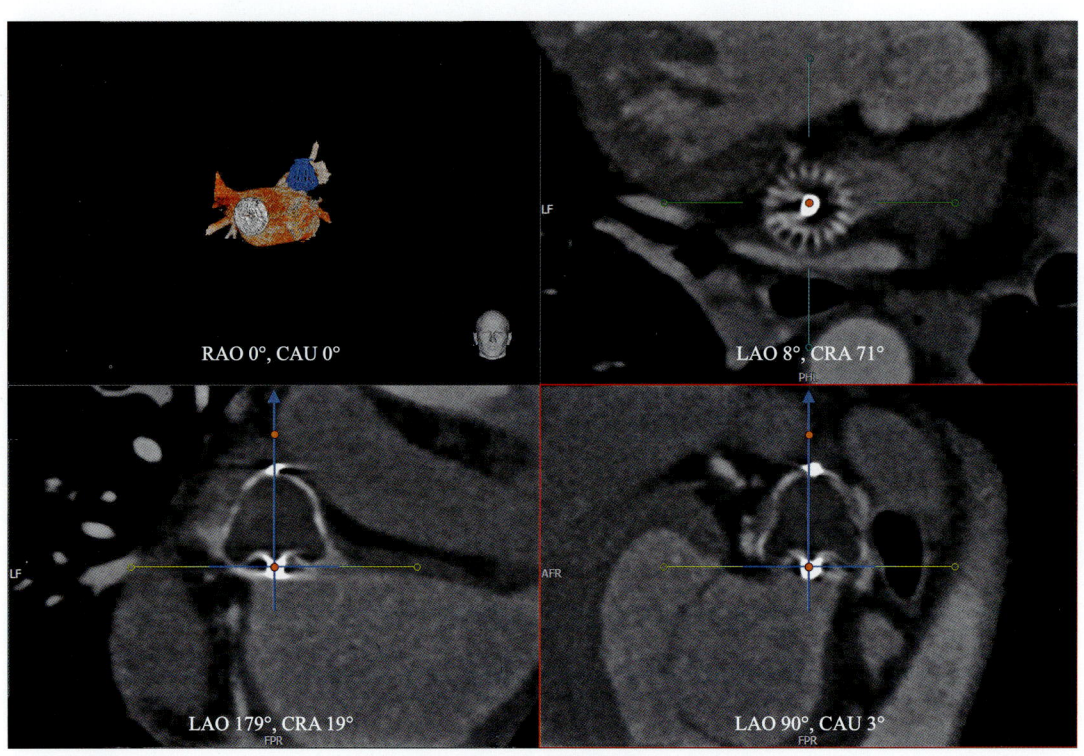

图5-7　术后随访影像

术者小结

本例为阵发性房颤患者，既往有卒中史、高血压病史，卵圆孔未闭，卒中风险评分和出血风险评分分别为4分和2分。考虑左心耳内分叶较多，梳状肌丰富，形成血栓风险较高，建议患者行"射频消融+LAAC+卵圆孔封堵术"。

术前CTA延迟显影排除血栓（注意区分充盈缺损是血栓还是左心耳内流速慢或者延迟时间问题导致扫描时造影剂未充盈至远端），左心耳为多分叶、梳状肌发达的浅左心耳，手术有一定难度。借助塞式封堵器的自适应性，应该能够较好地适应左心耳的结构与形态。房间隔穿刺位点靠下、（前后向）略微靠中间可保证更好的轴向。该左心耳解剖及结构相对常规，WATCHMAN与WATCHMAN FLX都可以进行有效封堵，如使用WATCHMAN可能会需要进行借深度操作。

手术采用ICE指导下的优化术式，WATCHMAN FLX远端的闭合设计让操作更加安全，进退自如；优化的更密的骨架柔顺性更好，与左心耳贴合更好，可进一步提高完全封堵率，给患者带来更好的预后。

专家点评

这个病例很有特点，也有一定难度，但做得很漂亮，左心耳封堵、房颤消融和卵圆孔封堵都做得不错。有一点需要注意——高位卵圆孔封堵需要关注对主动脉瓣的影响。另外，关于合并卵圆孔未闭的LAAC是通过卵圆孔去做还是选择其他位置穿刺进行的问题，可能少部分通过卵圆孔穿刺的病例获得的轴向也不错，但房间隔处对鞘管的支撑力会弱一点，可能影响封堵效果。

（西安交通大学第一附属医院　王海燕教授）

这个病例做得确实挺漂亮，从术前分析、术中封堵策略和操作、术后的随访及随访的影像学分析都做得很精细。关于手术顺序，也可以选择先消融后封堵左心耳，再封堵卵圆孔。当然，对于WATCHMAN FLX这种塞式封堵器，先消融还是先封堵都可以。此外，如果卵圆孔的轴向良好，也可以用卵圆孔通路做LAAC；但如果卵圆孔位置比较高，则不太合适。

（上海交通大学医学院附属瑞金医院　丁风华教授）

病例 6

上下缘不对称、上缘 S 形类鸡翅型左心耳 WATCHMAN FLX 封堵

蚌埠医学院第一附属医院　汤　阳　张先林

扫码看视频

病例资料摘要

病史

患者男性，70岁。因反复胸闷、心悸4年，加重1月余就诊我院。既往有高血压病史10余年，血压控制欠佳，最高为160/100 mmHg；以及冠状动脉粥样硬化。否认吸烟、饮酒史，否认家族遗传史。

体格检查

体温37.3℃，心率92次/分，血压152/89 mmHg。

实验室检查

（1）血常规：Hb 95 g/L，WBC 8.5×10^9/L，PLT 165×10^9/L。

（2）生化检查：Cr 75 μmol/L，K 4.55 mmol/L。

（3）心功能生化标志物：cTNT 0.044 ng/L，proBNP 25 803 pg/mL。

辅助检查

1. 心电图　提示房颤（图6-1）。

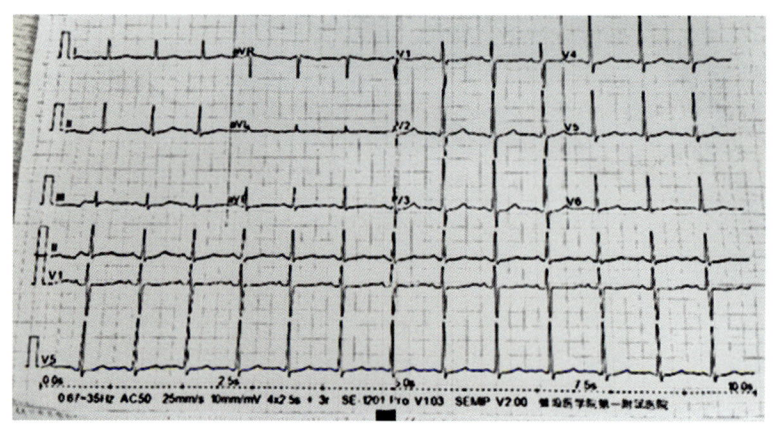

图6-1　12导联心电图

2. 其他辅助检查

（1）心脏彩超：心房增大，主动脉瓣反流（轻度），二尖瓣关闭不全（轻度），三尖瓣关闭不全（轻度）。左心功能异常，左心室收缩功能异常。

（2）动态心电图：房颤心率，可见Ⅱ度房室传导阻滞，平均心率105次/分，总心搏数164 878次。

诊断与评估

入院诊断
持续性房颤、高血压病。

术前评估

1. 手术风险评估 使用卒中风险评分（CHA_2DS_2-VASc评分）量表（表6-1）和出血风险评分（HAS-BLED评分）量表（表6-2）进行术前评估。

表6-1 卒中风险评分（CHA_2DS_2-VASc评分）量表

指　标	评分
慢性心力衰竭/左心室功能不全（C）	0
高血压（H）	1
年龄≥75岁（A）	0
糖尿病（D）	0
卒中/TIA/血栓栓塞病史（S）	1
血管性疾病（V）	0
年龄65～74岁（A）	1
女性（Sc）	0
合计	3

表6-2 出血风险评分（HAS-BLED评分）量表

指　标	评分
高血压（H）	1
肝、肾功能不全（A）	0
卒中（S）	1
出血（B）	0
异常INR值（L）	0
年龄＞65岁（E）	1
药物或饮酒（D）	0
合计	3

2. 术前影像检查

（1）TEE：患者左心房自发显影，未见左心房内血栓；左心耳呈菜花型（有分叶），大角度显示内部梳状肌十分发达且至少有两个分叶；左心耳开口为类水滴形，上缘稍长、下缘较短，且与左心房壁几乎重合（表6-3）。

表6-3 TEE下左心耳测量数据

角　度	开口直径（mm）	深度（mm）
0°	23.7	24.5
45°	18.7	21.5
90°	19.1	21.1
135°	22.0	20.9

（2）左心房增强CT：左、右心房增大，左、右心室大小正常，左心耳呈类鸡翅型，上缘中部有明显凹脊；从高度上看，为中位左心耳。测量左心耳开口26 mm，深度24 mm（图6-2），推荐造影角度"RAO40°，CAU25°"。

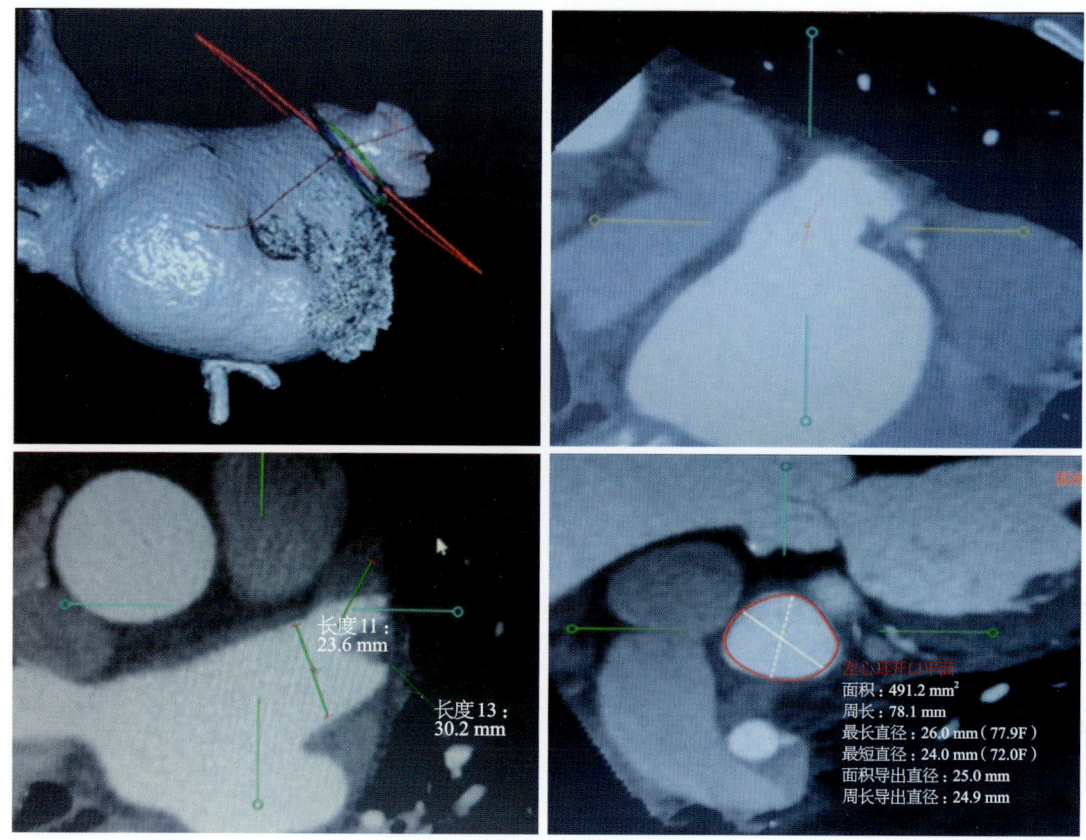

图6-2 术前左心房增强CT

治疗方案

该患者卒中风险3分（表6-1），出血风险3分（表6-2），符合LAAC适应证。患者左心房不大、年纪较轻，考虑患者的远期获益，建议行"房颤射频消融+经皮LAAC"一站式手术，待患者随访再无房颤复发时，酌情考虑行房间隔封堵术。麻醉方式为局麻，备静脉麻醉。手术方式为优化术式，备术中床旁TEE。

手术过程

房间隔穿刺和左心耳造影

选择偏下、偏后的穿刺位点。以冠状窦电极为标志，前后位（AP位）判断上下（方向），RAO40°下判断穿刺位点（前后）位置（图6-3），如红色箭头所示。

正常肝位造影提示左心耳远端及共干分叶显示不清，故加大右前斜角度至约"RAO 40°"，同时将猪尾型血管造影导管送入上叶远端造影，获得较清晰的左心耳结构。造影显示双分叶左心耳，口部较大并且是敞口，深度有限，考虑用盘式封堵器进行试封堵（图6-4）。

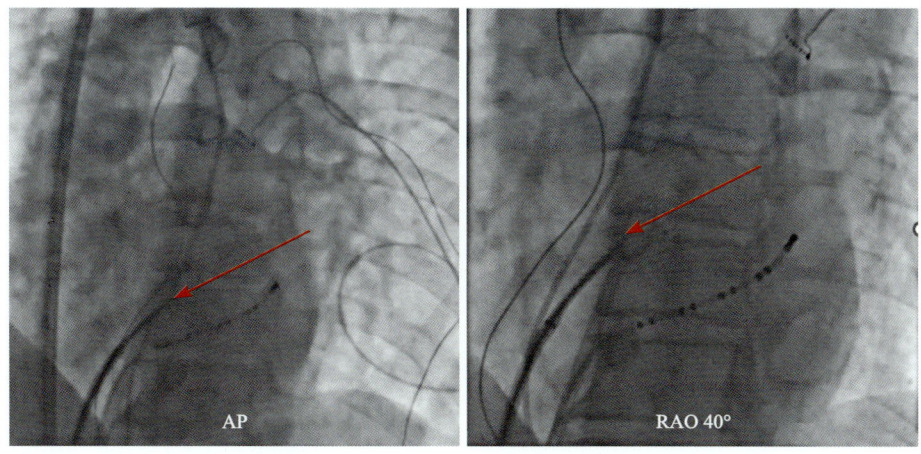

图6-3 超声下穿刺位点判断（附视频）

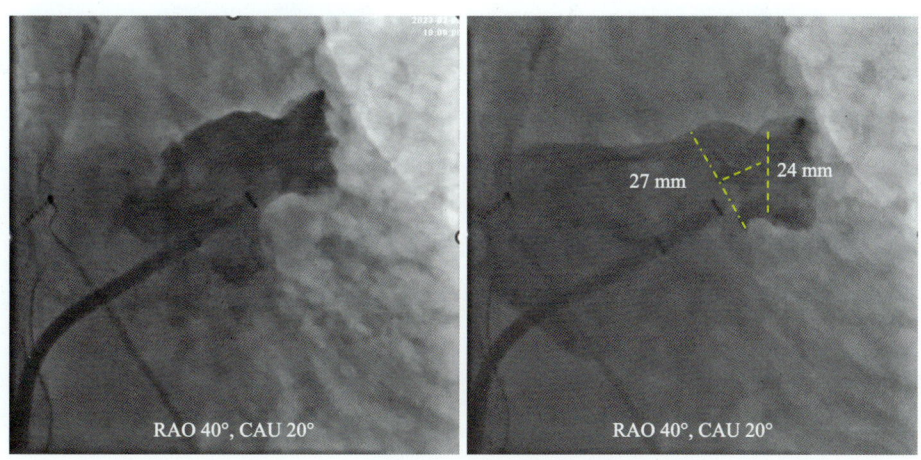

图6-4 术中DSA造影和测量（附视频）

盘式封堵器尝试封堵失败

清晰造影后测量左心耳，内口为24 mm，外口为27 mm，选择26～32 mm的盘式LACbes封堵器进行封堵。

第一次尝试：内盘推出到位展开后随即翻转，尝试多次后仍然翻转（图6-5）。

第二次尝试：换更小（24～30 mm）的封堵器，正常展开，但无法通过牵拉试验，牵拉后器械位移，落至左心房（图6-6）。

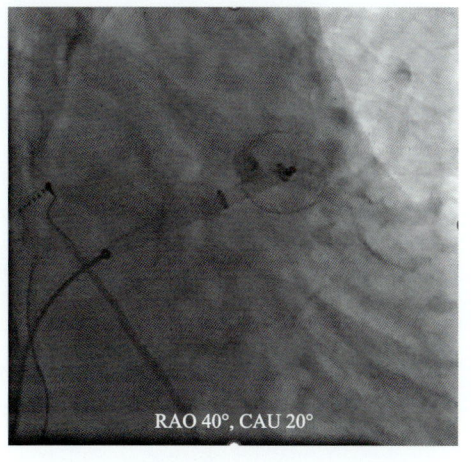

图6-5 固定盘展开后翻转（附视频）

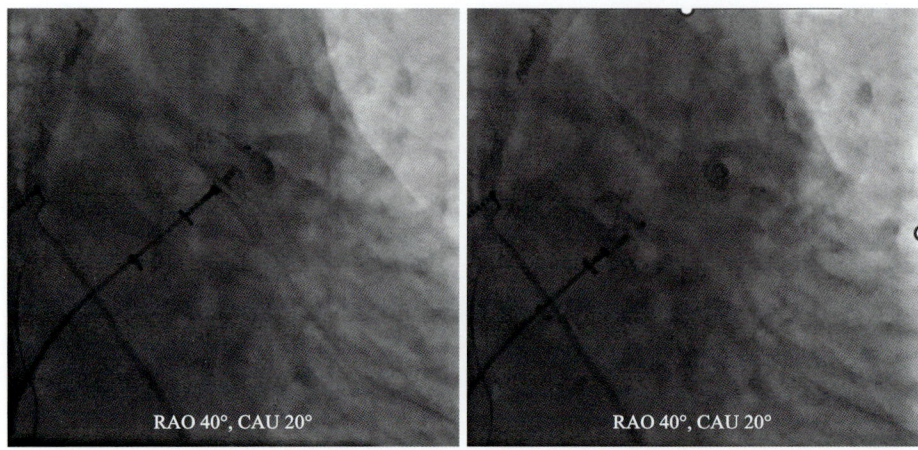

图 6-6　第二次展开盘式封堵器（附视频）

塞式封堵器封堵策略分析

鞘管走向与左心耳同轴，定位上叶，"RAO40°，CAU25°"下造影，开口直径 27 mm，深度 24 mm（图 6-7）。

该左心耳结构复杂，内部空间有限，根据器械长度与植入开口对应表（图 6-8），选择 31 mm WATCHMAN FLX 封堵器，深度要求为 17 mm，预估压缩比能够满足要求。

"毛毛虫法"展开封堵器

考虑到左心耳形态特点，采用退鞘法+进伞法相结合的"毛毛虫法"展开封堵器。"毛毛

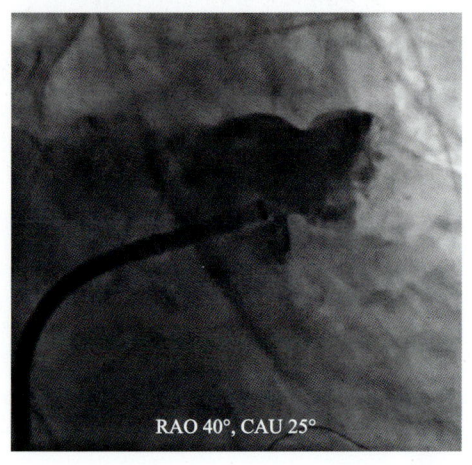

图 6-7　重新造影测量（附视频）

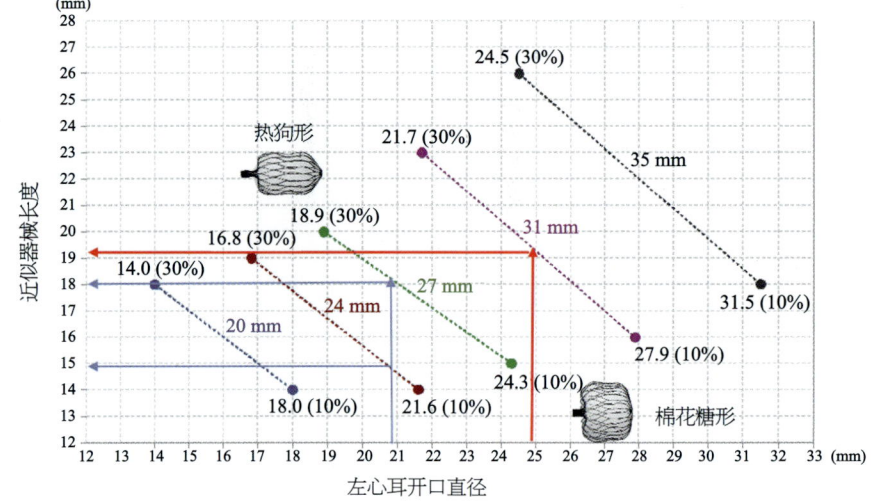

图 6-8　WATCHMAN FLX 型号选择工具图

虫法"最适宜浅左心耳封堵（图6-9）。闭合圆润的FLX ball、顺应性极强的骨架，可充分"压榨"左心耳可用深度。

操作步骤及要点：① 退鞘展开FLX ball，整体推进，使FLX ball贴靠至左心耳壁，必要时造影确认位置（图6-10）；② 退鞘时MARK环不要退出封堵线外；③ 推伞让封堵器横向舒张展开；④ 确保封堵器不弯折，不失去轴向；⑤ 重复先撤鞘，再推伞的操作，如"毛毛虫"般缓慢将封堵器展开（图6-11，图6-12）。

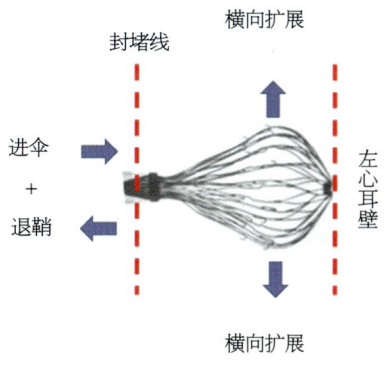

图6-9 "毛毛虫法"示意图

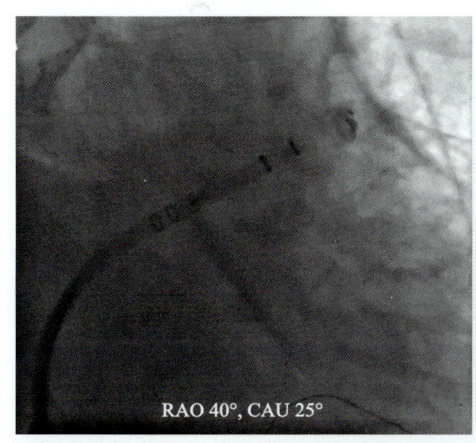

图6-10 退鞘形成FLX ball（附视频）

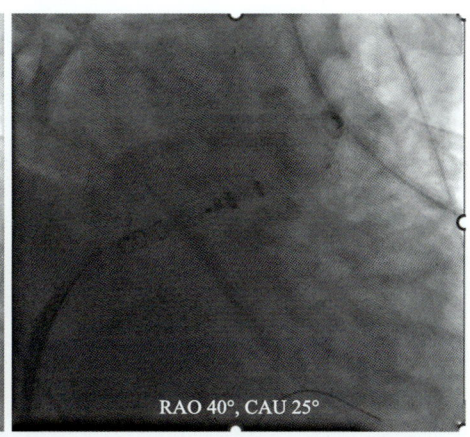

图6-11 按照"毛毛虫法"调整展开

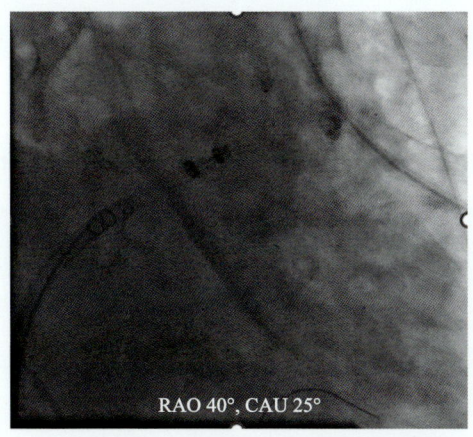

图6-12 展开成功，封堵完全

PASS原则评估

由于导管室条件所限，为患者进行DSA下评估。封堵器位置合适，基本与左心耳口部平齐，下缘无明显露肩且多角度造影提示无明显残余分流（图6-13）。

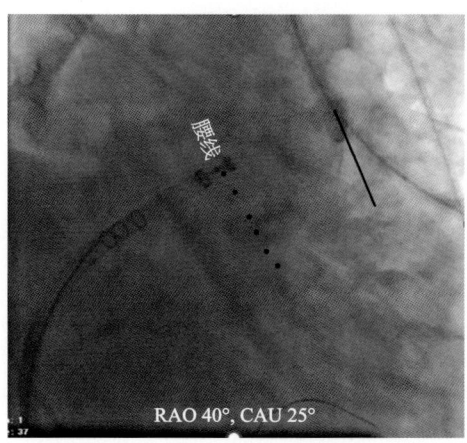

图 6-13 DSA 下评估封堵效果

测量压缩比为 15.6%～20.2%，平均压缩比为 17.3%（图 6-14）。

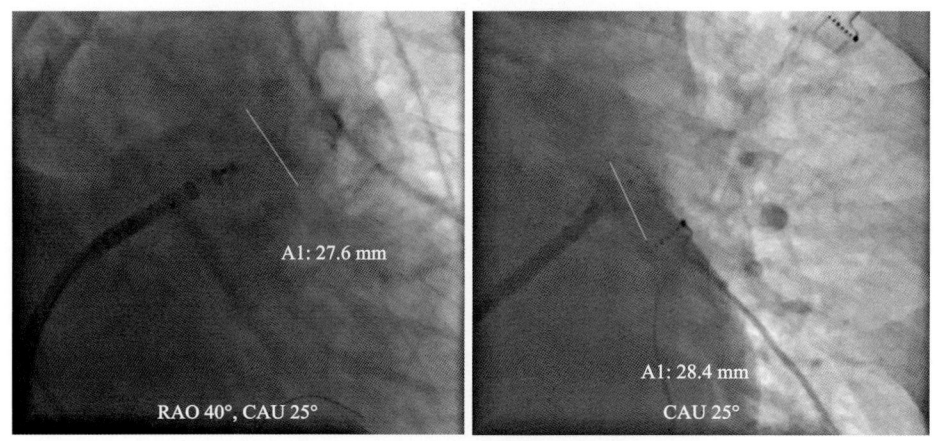

图 6-14 测量压缩比（附视频）

牵拉稳定，回弹有力，DSA 下进行两次牵拉，封堵器无位移（图 6-15）。

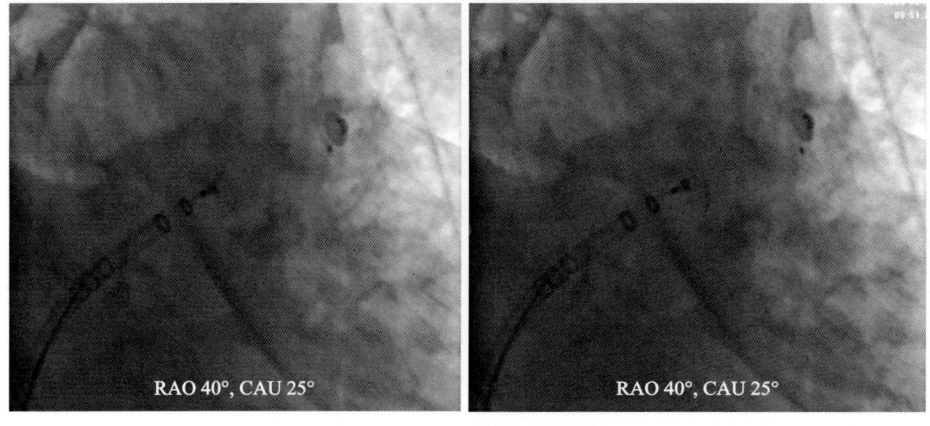

图 6-15 牵拉试验（附视频）

释放封堵器

符合PASS原则，释放封堵器（图6-16）。

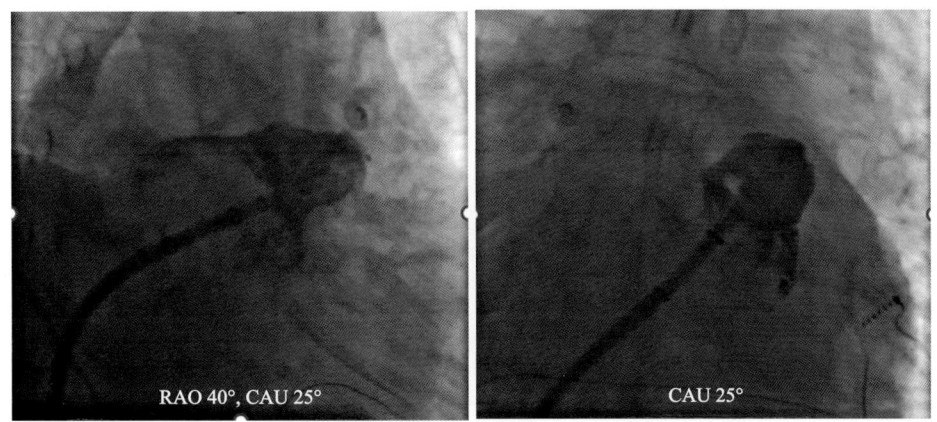

图6-16 封堵器释放后造影（附视频）

术后情况

术后用药

利伐沙班15 mg，每日一次；沙库巴曲缬沙坦钠100 mg，每日两次；呋塞米20 mg，每日两次；螺内酯20 mg，每日一次。

随访

术后6个月随访，增强CT显示封堵器各角度未见残余分流，且封堵器表面与周边组织回声类似，已经开始同质化转变，已初步内皮化（图6-17）。CT示左心耳内见一封堵器影，封堵器位置尚可，未见脱落，增强扫描早期示封堵器近侧左后方左心耳内基本不可见对比剂充填，余左心耳内腔见低密度充盈缺损，延时期示封堵器后左心耳内少量对比剂填充。所及二尖瓣区见高密度影；右心房及左心增大，心包见积液征象。双侧冠状动脉见钙化影。双侧胸腔积液明显，双下肺部分肺组织膨胀不全。

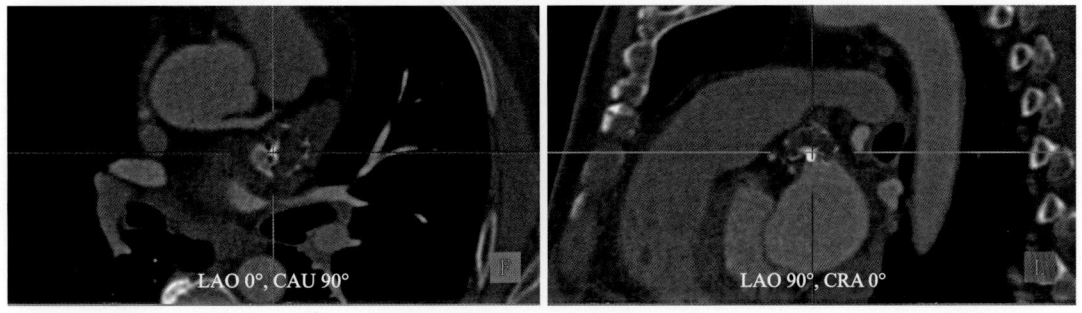

图6-17 术后随访CT影像

术者小结

该患者有持续性房颤，左心房明显增大伴明显症状等，需进行射频消融，同时具有高卒中、高出血（服用抗凝药）风险，具有较强的左心耳封堵手术指征，遂行一站式手术。术前利用增强CT充分评估，发现左心耳结构复杂，手术难度大，提前准备了盘式和塞式两种封堵器。由于术中发现左心耳内部结构有造影无法显露的梳状肌，盘式封堵器内盘翻转，换型号后器械不稳定，故及时更换了器械和封堵策略。

本例左心耳呈S形，且上缘有突出的脊部，内部梳状肌十分发达，可利用空间有限。盘式封堵器内盘位置不合适及封堵器尺寸不适宜时，易发生翻转、脱落。因此，制订合理的封堵策略、准确把握所需要的封堵器、术前确定最佳造影角度以呈现左心耳内部结构至关重要，WATCHMAN FLX超强适应性是解决此类左心耳的首选。

专家点评

该病例是一个十分精彩的病例。术中经历曲折，对于此类管状且内部相对光滑的左心耳，选用盘式封堵器相对困难，更适合塞式封堵器。由于轴向空间问题，盘式封堵器多次调整未果，后改用WATCHMAN FLX采用蠕动式步进展开手法，一次展开到位，手术操作稳健，术中思路逻辑性强。针对这种情况，术前CT重建分析空间是非常重要的，在器械的选择方面可以少走弯路。该病例术中平衡稳定性和封堵效果上做得周到有序，在手术效率上也体现了一定的高效性。

（四川大学华西医院　胡宏德教授）

该病例比较困难，左心耳内部可利用空间有限，封堵器植入较深或较浅均会导致手术失败，术中封堵器多次展开不成功后，术者及时更换WATCHMAN FLX封堵器，调整手术策略，终使得手术取得圆满结果。该患者左心耳上、下缘不对称，上缘中部有一凹脊，呈S形，若口径和深度足够，应用WATCHMAN通过三段式展开技术展开封堵器也能很好地完成封堵。该病例向我们展示了很多评估技巧，体现了术者丰富的实操经验。

（香港大学深圳医院　李海鹰教授）

病例 7

高难度超低位反鸡翅型左心耳封堵

山西省心血管病医院　邢雪琴　白银龙

扫码看视频

病例资料摘要

病史

患者男性，66岁。因间断心悸4年、加重1个月入院。患者于4年前开始出现间断心悸，伴出汗、气短，无胸憋痛、咳嗽、咳痰、反酸、烧心，多于活动时发作，每次持续3～5分钟，休息后症状缓解，未重视及诊治。1个月前患者因心悸症状反复发作就诊于我院，行动态心电图提示房颤，最快心室率185次/分，最慢心室率46次/分，平均心室率84次/分，RR间期大于2.0 s（共87次），最长RR间期2.625 s。建议患者行射频消融术，但左心房肺静脉CT提示左心耳血栓形成，给予抗凝、控制心室率、对症治疗后出院。出院后心悸症状仍间断发作，本次门诊复查左心房肺静脉CT，提示左心耳血栓消失，遂入院拟行介入治疗。高血压病10余年，最高达200/130 mmHg，目前服用盐酸贝尼地平降压，血压控制在130/80 mmHg左右。10余年前曾诊断出脑梗死，治疗后症状好转，目前无明显后遗症。否认手术史、外伤史、输血史，否认肝炎、结核、疟疾病史，否认食物、药物过敏史，否认疫区、疫情、疫水接触史，否认牧区、矿山、高氟区、低碘区居住史，未接触化学性物质、放射性物质、有毒物质，无吸毒史。吸烟30余年，每日半包；无饮酒史。母亲有冠心病史，否认家族性肿瘤史。

体格检查

体温36.2℃，脉搏106次/分，呼吸18次/分，血压132/72 mmHg。神志清楚，体格检查时合作。双侧颈静脉未见充盈及怒张，双肺呼吸音清，未闻及干、湿啰音；心率118次/分，律不齐，各瓣膜听诊区未闻及杂音；腹软，无压痛、反跳痛；双下肢无水肿。

诊断与评估

入院诊断

持续性房颤。高血压病（3级，极高危组）。颈动脉斑块形成，陈旧性脑梗死。

术前评估

1. 手术风险评估 使用卒中风险评分（CHA$_2$DS$_2$-VASc评分）量表（表7-1）和出血风险评分（HAS-BLED评分）量表（表7-2）进行术前评估。

表7-1 卒中风险评分（CHA$_2$DS$_2$-VASc评分）量表

指标	评分
慢性心力衰竭/左心室功能不全（C）	0
高血压（H）	1
年龄≥75岁（A）	0
糖尿病（D）	0
卒中/TIA/血栓栓塞病史（S）	2
血管性疾病（V）	1
年龄65～74岁（A）	1
女性（Sc）	0
合计	5

表7-2 出血风险评分（HAS-BLED评分）量表

指标	评分
高血压（H）	1
肝、肾功能不全（A）	0
卒中（S）	1
出血（B）	0
异常INR值（L）	0
年龄＞65岁（E）	1
药物或饮酒（D）	0
合计	3

2. 术前影像检查

（1）肺静脉CTA：患者左心房增大，左心房及左心耳内未见充盈缺损；左心耳呈超低位反鸡翅型，CT重建显示左心耳开口下缘低于左下肺静脉且为敞口；左心耳开口长径30.3 mm，短径23.2 mm，平均直径25.4 mm（图7-1，图7-2）。

（2）TTE：左心房增大，余房室腔内径正常范围；室间隔基底段稍厚；主动脉、肺动脉内径正常；二尖瓣关闭不全（轻度）；三尖瓣关闭不全（中-重度）；LA 40 mm，LVDd 40 mm，EF 54%。

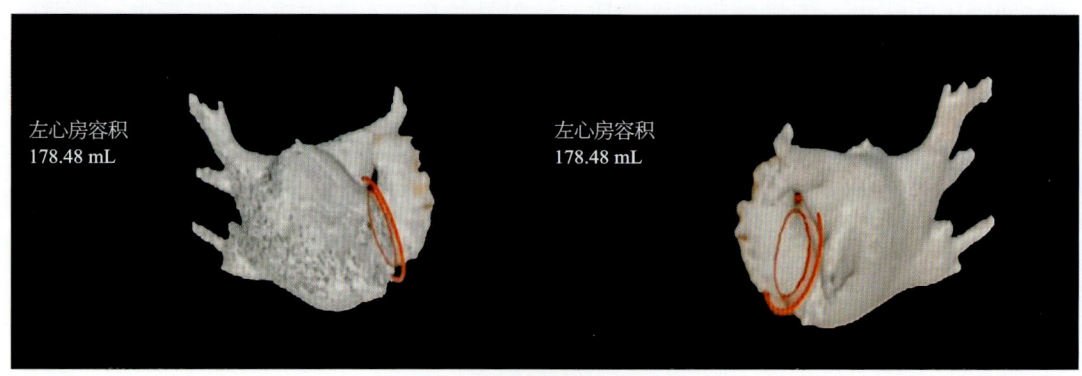

图7-1 肺静脉CTA（附视频）

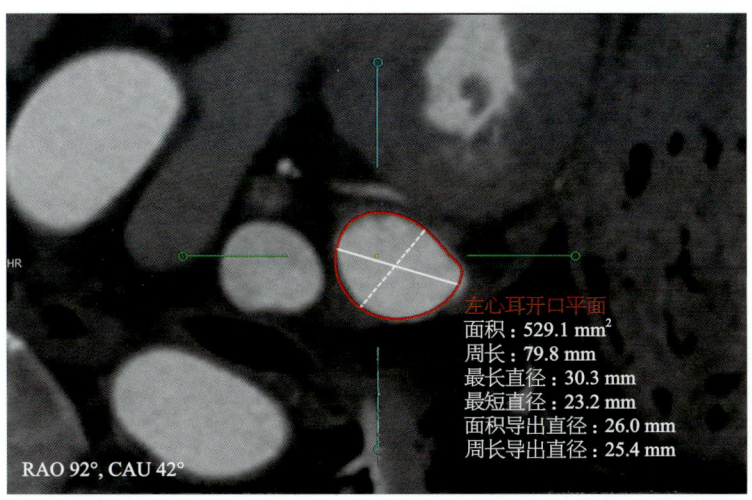

图 7-2 左心耳开口测量图

治疗方案

该患者卒中风险5分（表7-1），出血风险3分（表7-2），符合左心耳封堵术适应证，并且患者1个月前左心耳内血栓形成，考虑患者的远期获益，建议行"房颤射频消融+经皮LAAC"一站式手术。麻醉方式为全麻，手术方式为ICE指导下LAAC一站式手术。

手术过程

ICE下精准房间隔穿刺

CT显示左心耳位置低，呈反鸡翅型，需要精准把握穿刺的位置，在ICE指导下精准偏低、偏前穿刺（图7-3）。

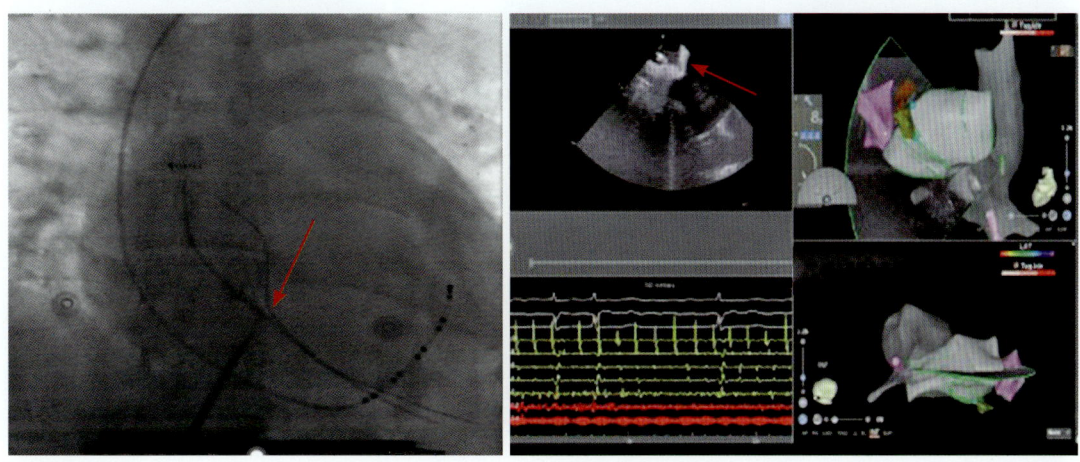

图 7-3 ICE下房间隔穿刺（附视频）

射频消融

射频消融，双肺静脉隔离（图7-4）。

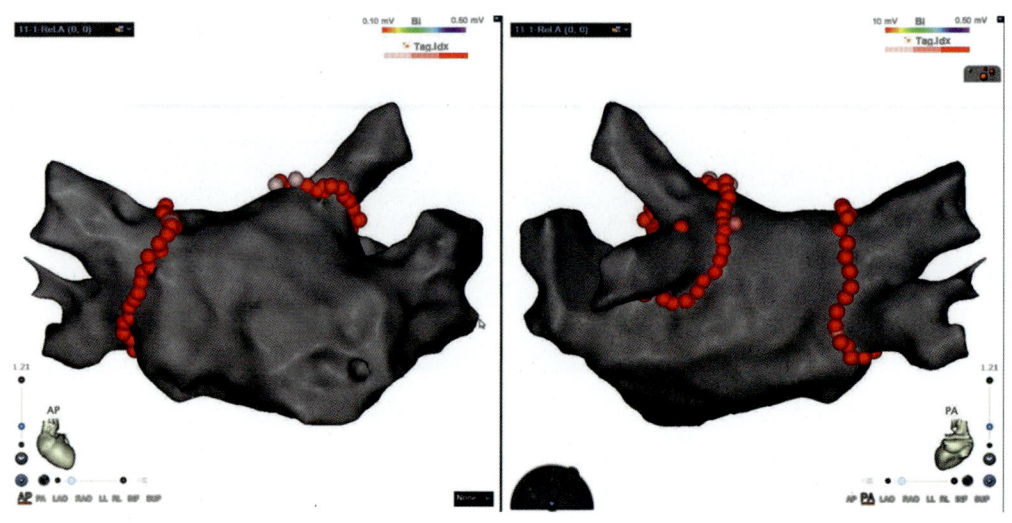

图7-4 射频消融

鞘管塑形

因左心耳开口位置极低，在精准穿刺的基础上，预塑形鞘管，尽量保证鞘管走向与左心耳同轴（图7-5）。

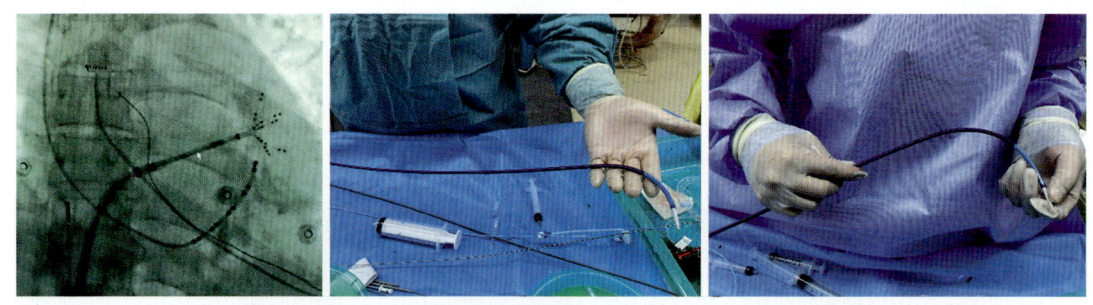

图7-5 鞘管塑形

术中左心耳造影

结合术前CT分析及术中实际造影结果，此例为敞口反鸡翅型左心耳，特点为位置低、开口大、颈部短、下缘开口处梳状肌发达（图7-6），提示在正位下展开效果佳。

封堵难点：①左心耳位置超低且呈反鸡翅型；②开口宽阔，上缘比较短，容易露肩，封堵器稳定性存疑，需尽量向内放置；③开口下缘梳状肌发达，需要全部覆盖；④术中需保持逆时针旋转，需要精准的鞘管操作。

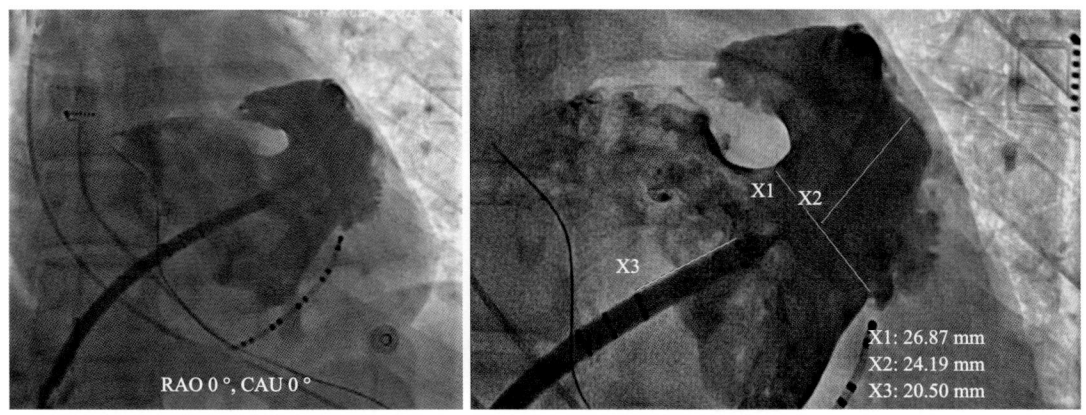

图7-6 左心耳造影及测量（附视频）

第一次展开封堵器

操作步骤：① 开口27 mm，深度24 mm，选择31 mm WATCHMAN FLX封堵器；② 全程保持逆时针旋转鞘管，将鞘管送入左心耳体部10 mm处（无须送到远端），保持轴向，送入输送系统锁合（图7-7）；③ 缓慢退鞘形成FLX ball，前进后退均安全；④ 采用退鞘法展开封堵器，封堵器肩部对准封堵线，缓慢退鞘展开；展开后造影显示上缘封堵完全，下缘梳状肌未完全封堵（图7-8）；⑤ 展开最后需顶住钢缆10 s以上，使得封堵器更好地与左心耳壁贴合、钩挂。

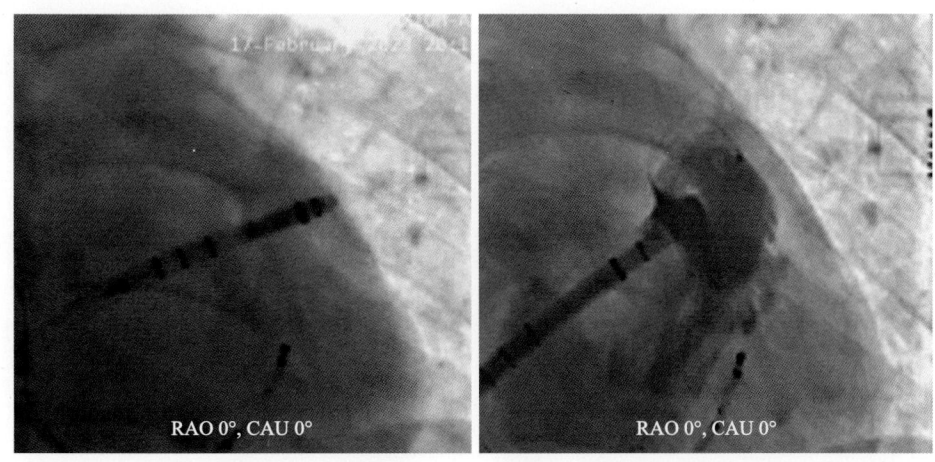

图7-7 封堵器就位（附视频）　　图7-8 封堵器第一次展开造影（附视频）

回收后第二次展开

封堵器位置偏深，下缘有残余分流，选择回收，回收至FLX ball约2倍鞘管直径（图7-9），选择退鞘法+进伞法结合展开封堵器，展开最后顶住钢缆10 s以上，即刻造影，可见封堵器充分适应左心耳形态，呈棉花糖形，上缘贴合佳，下缘梳状肌封堵完全（图7-10）。

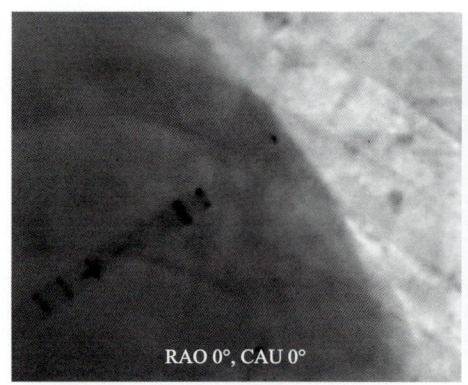 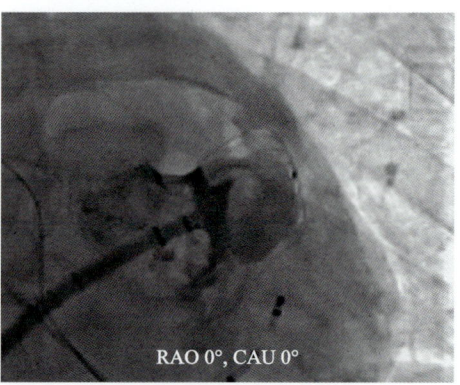

图 7-9　回收至 FLX ball（附视频）　　图 7-10　封堵器第二次展开造影（附视频）

PASS 原则评估

在 ICE 下评估封堵效果。封堵器位置合适，封堵器与左心耳平口，长轴及短轴下均显示无残余分流（图 7-11）。

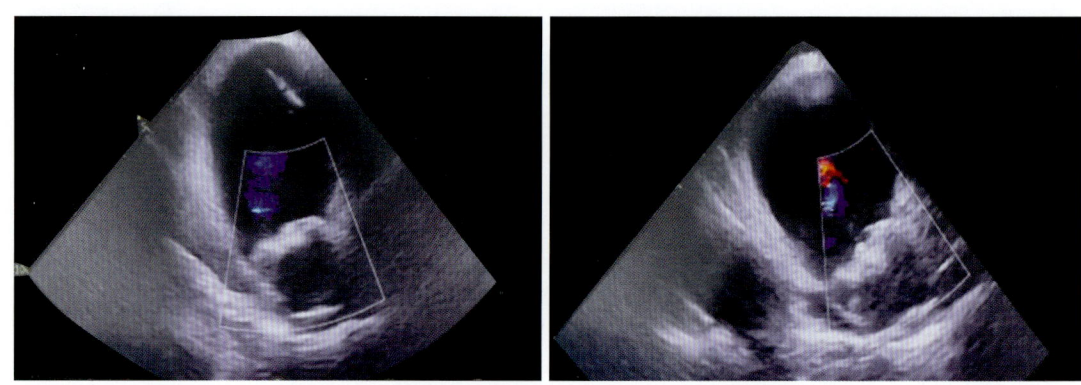

图 7-11　ICE 下评估封堵效果（附视频）

测量压缩比为 19.3%～22.5%，平均压缩比为 20.9%（图 7-12）。

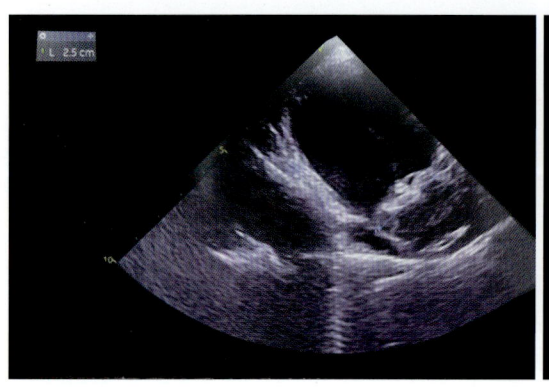 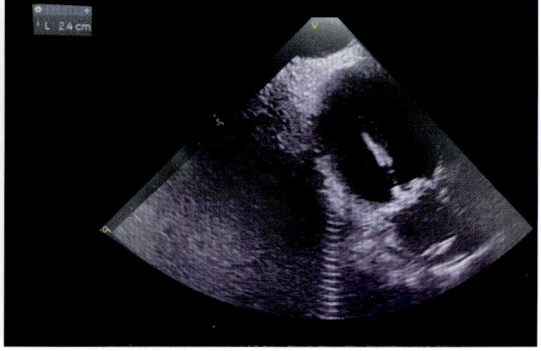

图 7-12　压缩比测量

ICE下牵拉，封堵器无位移（牵拉稳定），回弹迅速（图7-13）。

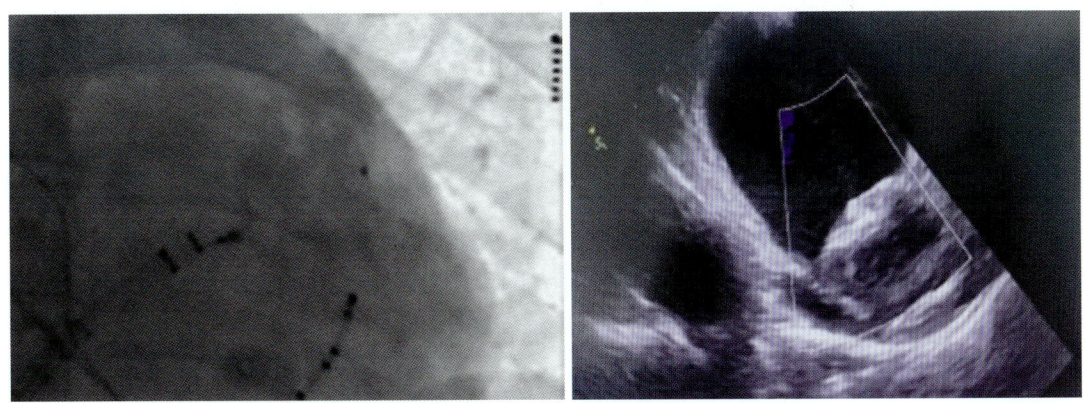

图7-13 牵拉试验（附视频）

释放封堵器

符合PASS原则，释放封堵器（图7-14）。

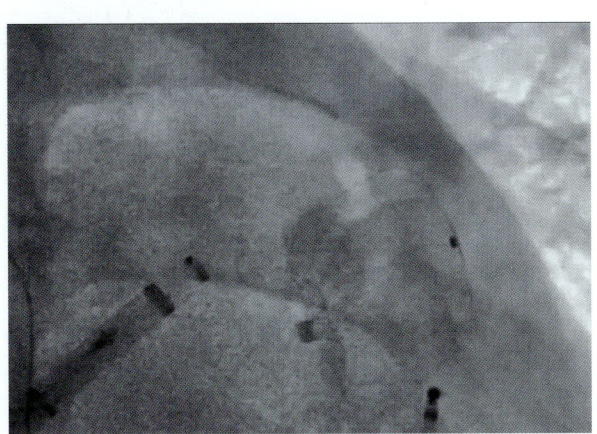

图7-14 封堵器释放

术后情况

利伐沙班15 mg，每日一次；奥美拉唑40 mg，每日一次；盐酸决奈达隆400 mg，每日两次；瑞舒伐他汀钙片10 mg，每日一次；盐酸贝尼地平4 mg，每日一次。

术后小结

术前CT三维重建可以了解到左心耳的形态和开口（高低）位置，可以制订房间隔穿刺的方案；术中ICE可以精准地指导房间隔穿刺，使得鞘管与左心耳的同轴性更好，以便于充分利用深度。针对口部折角反鸡翅型，可采用退鞘法+进伞法相结合的"毛毛虫法",在"翅根"处展开,逆时针或顺时针转动鞘管,使得FLX ball进入远端分叶展开。

WATCHMAN FLX回收成FLX ball之后,可在左心耳内直接再次定位展开,不用重新送入猪尾型血管造影导管辅助定位。WATCHMANF FLX展开的方式非常灵活,形成FLX ball之后可进可退,高度的顺应性使其可随左心耳的内部形态而改变,其易操作性也可以减少医生的学习周期。

专家点评

该病例是一个非常复杂的病例,汇报得很清晰,手术适应证选择合适(患者有卒中史合并房颤并伴高血压)。术前检查充分,通过对术前CT充分的分析,对左心耳已经有大致的了解。左心耳为敞口低位反鸡翅型,开口较大,非常有难度,而术者能够完美封堵,十分精彩。术中操作规范,虽然WATCHMAN FLX比WATCHMAN的成功率更高,但是穿刺的位置依然至关重要。本次手术穿刺非常成功,穿刺位点很低且偏前,结合鞘管塑形,最终轴向非常好,为后续的操作打下了很好的基础。两次操作也很标准,经过两次展开,最终的封堵效果特别好,良好的穿刺位点结合合适的器械,最终得到了完美的结果。ICE下进行了完善的评估,术后用药也非常规范,是一个非常完美的病例。

(天津医科大学总医院　蔡衡教授)

病例 8

敞口浅鸡翅型左心耳 WATCHMAN FLX 封堵

四川大学华西医院　胡宏德　陈　石

扫码看视频

病例资料摘要

病史
患者女性，82岁。因胸闷、心悸5年余入院。5年余前无明显诱因下出现胸闷、心悸，无明显胸痛，无头晕、头痛，无恶心、呕吐等症状，胸闷、心悸呈阵发性发作，持续10分钟至数十分钟不等，可自行缓解，症状反复发作，于外院就诊，完善心电图提示阵发性房颤，予以口服美托洛尔治疗，近5年上述症状仍有反复，来我院就诊。既往有消化道出血史。

体格检查
体温36.3℃，心率78次/分，血压144/69 mmHg，体重44 kg，身高156 cm。

实验室检查
（1）血常规：Hb 107 g/L，WBC 4.52×10^9/L，PLT 97×10^9/L。
（2）生化检查：Cr 79 μmol/L，K 4.55 mmol/L。
（3）心功能生化标志物：cTNT 19.8 ng/L，proBNP 2 425 pg/mL。

诊断与评估

入院诊断
阵发性房颤。高血压病（3级，很高危组）。糖尿病。

术前评估
1. 手术风险评估　使用卒中风险评分（CHA_2DS_2-VASc评分）量表（表8-1）和出血风险评分（HAS-BLED评分）量表（表8-2）进行术前评估。

2. 术前影像检查
（1）TEE：左心房及左心耳内未见明显附壁血栓声像，左心耳呈反鸡翅型，远端梳状肌发达，开口21～25 mm（图8-1）。

表 8-1　卒中风险评分（CHA$_2$DS$_2$-VASc 评分）量表

指　　标	评分
慢性心力衰竭/左心室功能不全（C）	0
高血压（H）	1
年龄≥75 岁（A）	2
糖尿病（D）	1
卒中/TIA/血栓栓塞病史（S）	0
血管性疾病（V）	0
年龄 65～74 岁（A）	0
女性（Sc）	1
合计	5

表 8-2　出血风险评分（HAS-BLED 评分）量表

指　　标	评分
高血压（H）	1
肝、肾功能不全（A）	0
卒中（S）	0
出血（B）	1
异常 INR 值（L）	0
年龄＞65 岁（E）	1
药物或饮酒（D）	0
合计	3

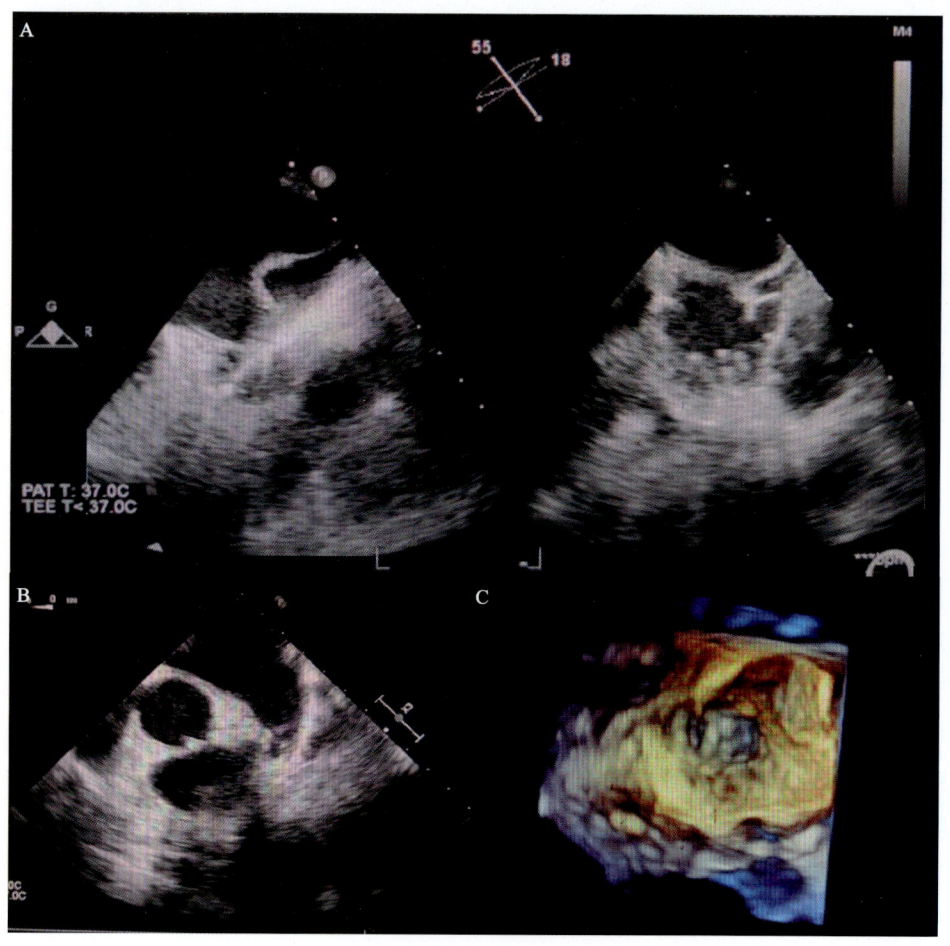

图 8-1　术前 TEE

A. TEE45°和 TEE135°下左心耳成像；B. TEE 0°下左心耳成像；C. 三维图像

（2）TTE：右心房增大，左心房、右心室稍大；室间隔稍增厚，冠状静脉窦增粗；三尖瓣反流（重度），二尖瓣反流（轻度）；左心室收缩功能正常。LA 37 mm，LV 45 mm，RA 46 mm×64 mm，RV 22 mm×31 mm，EF 75%。

3. 其他辅助检查　12导联心电图提示房颤（图8-2）。

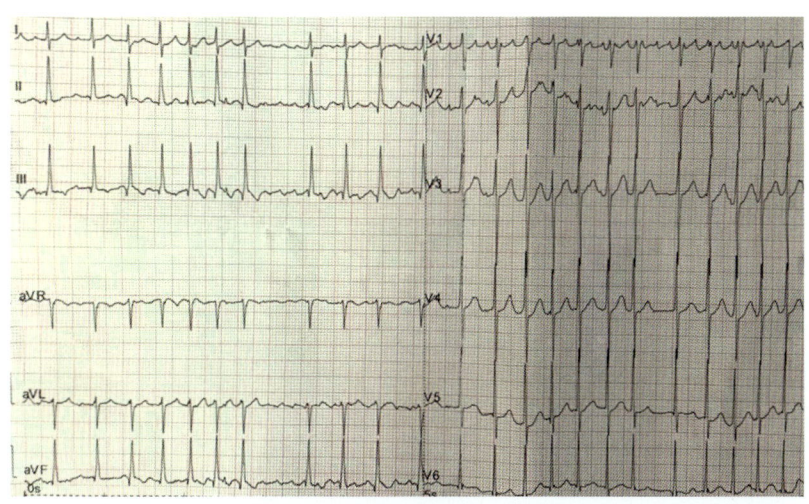

图8-2　术前房颤发作心电图

治疗方案

该患者卒中风险5分（表8-1），出血风险3分（表8-2），符合射频消融及LAAC适应证，与患者及家属充分沟通后，建议行房颤射频消融改善节律，行LAAC预防卒中，即"房颤射频消融+经皮LAAC"一站式手术（图8-3）。麻醉方式采用局麻，手术在ICE引导下进行。

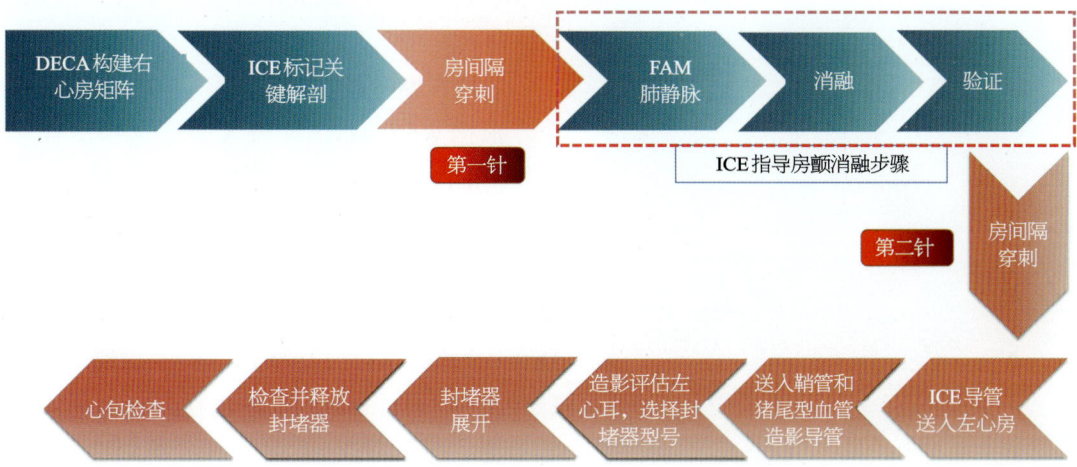

图8-3　华西ICE指导下的一站式手术流程图

手术过程

房间隔穿刺

进行两次房间隔穿刺（图8-4，图8-5），可避免两根鞘管缠绕，也避免穿刺同一个位置（房间隔穿刺点过大，术后可出现医源性的房间隔缺损）。第一次穿刺用于消融以及放置ICE导管，穿刺位置应靠中、偏后。第二次穿刺位点更靠下，一般用于左心耳封堵。

第一次穿刺后，准备三根导丝：0.32'，180 mm（房间隔穿刺鞘自带导丝）；0.32'，260 mm；0.35'，150 mm。将三根导丝依次放入左上肺静脉，取出一根导丝（0.32'，180 mm）以用于第二次房间隔穿刺；另外两根导丝作为ICE导管进入左心房的轨道（图8-5）。

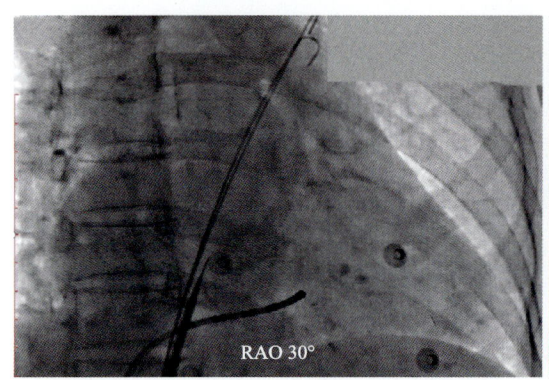 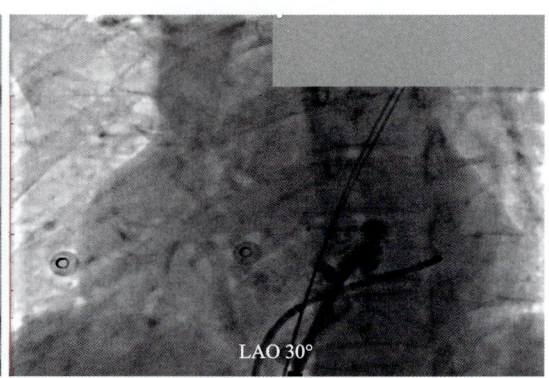

图8-4　ICE指导下房间隔穿刺（附视频）　　　　图8-5　轨道法（附视频）

术中左心耳造影

术中工作体位造影，左心耳呈敞口、浅鸡翅形态（图8-6）。DSA下测量左心耳外口为25.2 mm×17.2 mm，内口为21.8 mm×13.4 mm。

封堵策略分析

根据WATCHMAN FLX型号选择工作表可知（图8-7），25 mm的外口应选择31 mm的封堵伞，需要深度19 mm，压缩比在15%左右；21.8 mm的内口应选择27 mm的封堵伞，需要深度18 mm，压缩比在20%左右；21.8 mm的内口对应选择24 mm的封堵伞，需要深度14～15 mm，压缩比在13%左右。综合考虑，最终决定采用24 mm WATCHMAN FLX封堵器进行封堵。

图8-6　DSA下左心耳造影测量（附视频）

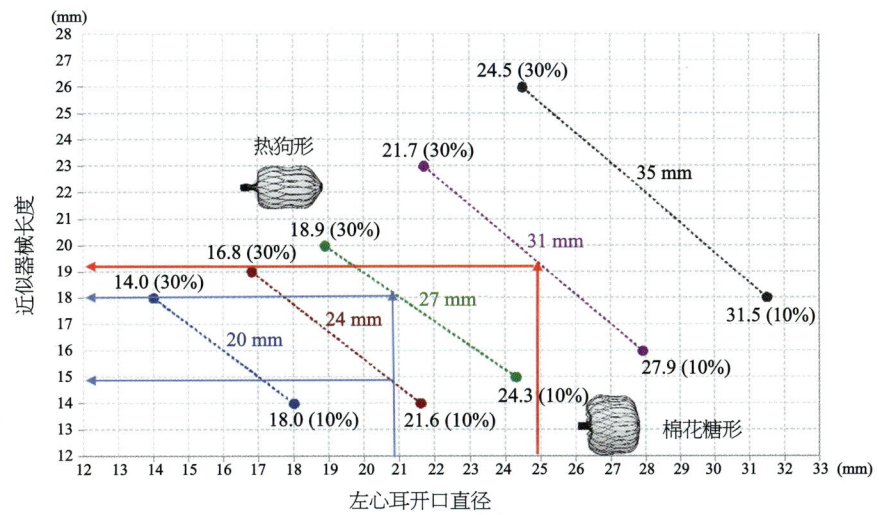

图 8-7　WATCHMAN FLX 型号选择工具图

封堵器展开操作技巧

导引系统在猪尾型血管造影导管的保护下进鞘送至左心耳体部，然后撤出猪尾型血管造影导管，观察鞘管头端 5 mm 保护软端的完整性，稳住导引系统的轴向，送入封堵器输送系统与导引系统锁合（图 8-8）。

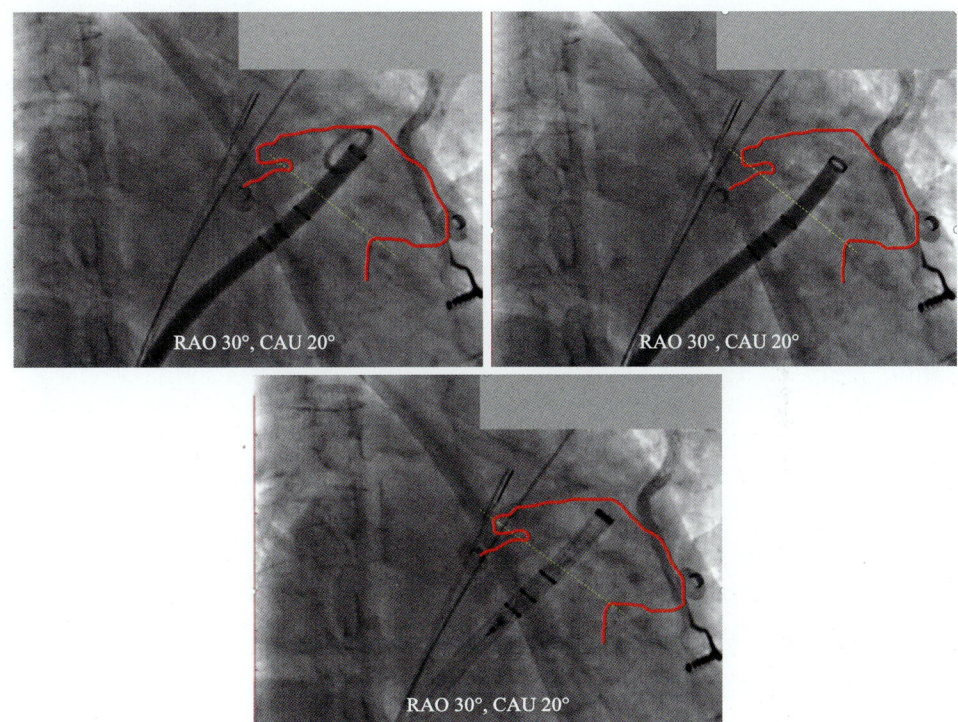

图 8-8　鞘管定位并送入封堵器输送系统（附视频）

在左心耳远端退鞘形成FLX ball（图8-9）。

由于左心耳深度很浅，封堵器展开策略选择退鞘法+进伞法相结合的方式进行，尽可能多地利用左心耳的全部空间。鞘管退至输送系统的MARK环平齐预设着陆线的位置后，推伞展开（图8-10）。

封堵器完全展开后顶住钢缆超过10 s，使封堵器充分贴合左心耳壁展开（图8-11）。

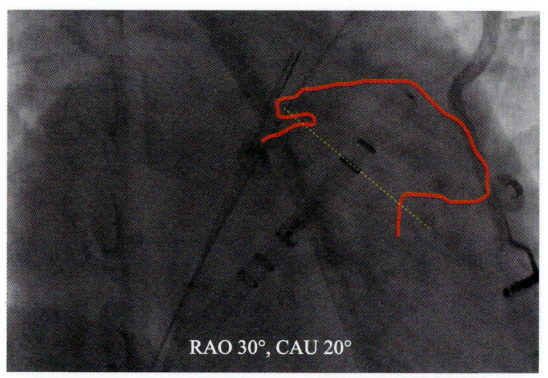

图8-9　退鞘形成FLX ball（附视频）

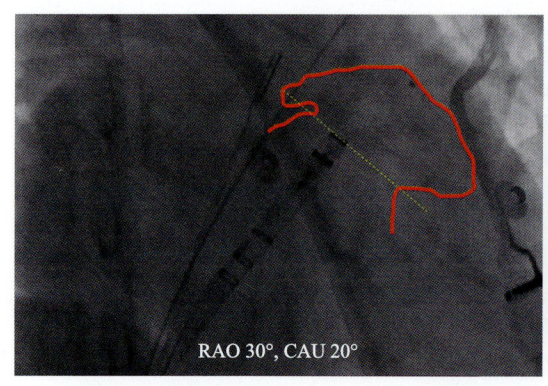

图8-10　退鞘法+进伞法结合（附视频）

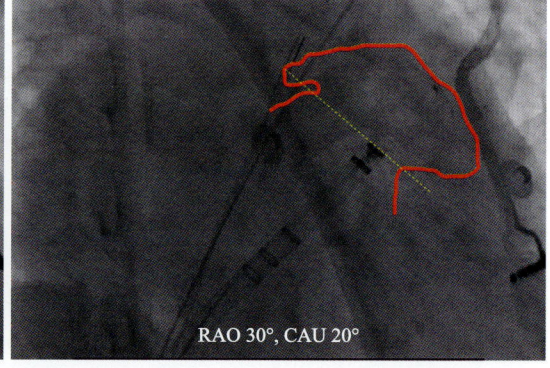

图8-11　展开后顶钢缆（附视频）

PASS原则评估

使用ICE多切面（左上肺静脉切面、左心房中部切面、二尖瓣切面）验证封堵器的封堵效果，封堵器位置合适，基本与左心耳平口，下缘露肩不明显（图8-12）。

DSA下牵拉验证封堵器稳定，回弹明显，封堵器无位移（图8-13）。

ICE下多切面测得压缩比：12.5%～16.7%（图8-14）。

ICE下多切面观察封堵器与左心耳壁接触位置，未发现残余分流（图8-15）。

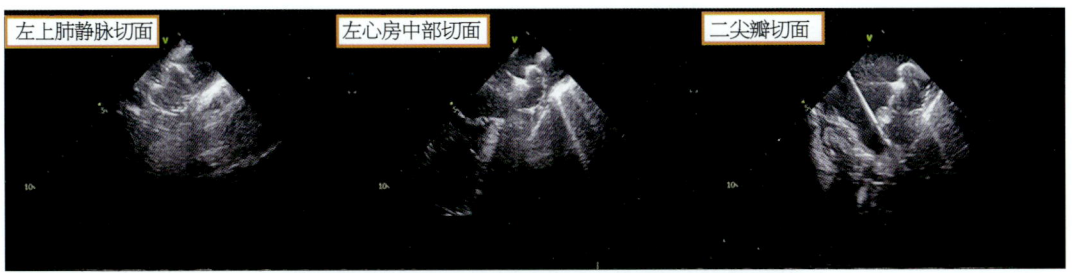

图 8-12　ICE 三个切面分别验证封堵效果（附视频）

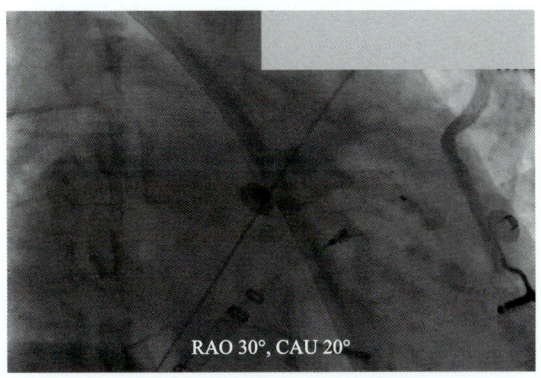

图 8-13　牵拉试验（附视频）

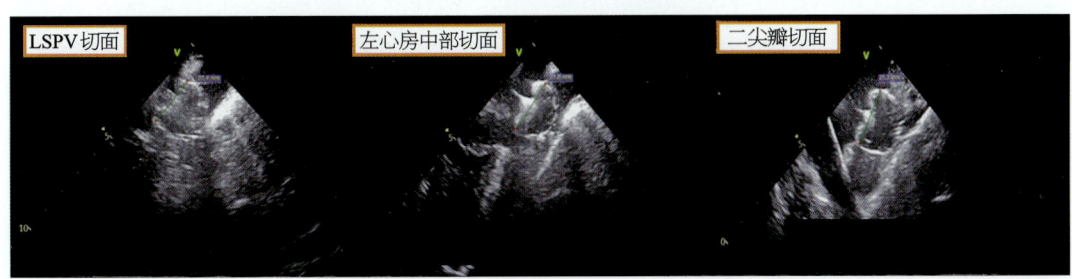

图 8-14　测量压缩比

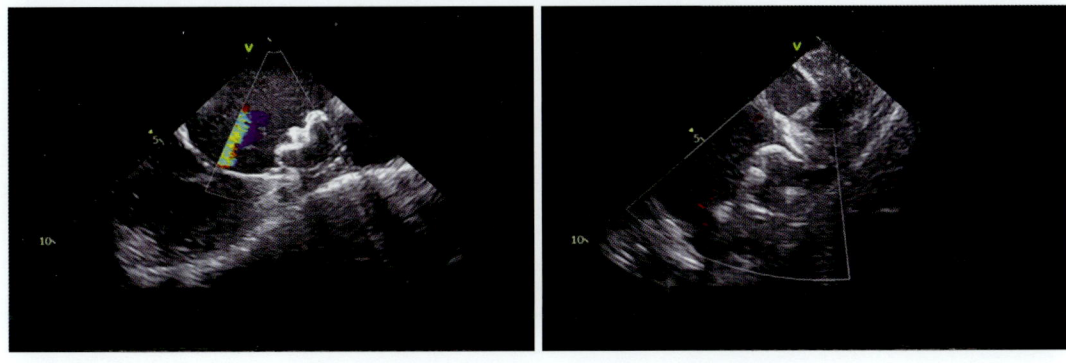

图 8-15　ICE 下评估残余分流情况（附视频）

释放封堵

符合PASS原则,释放封堵器(图8-16)。

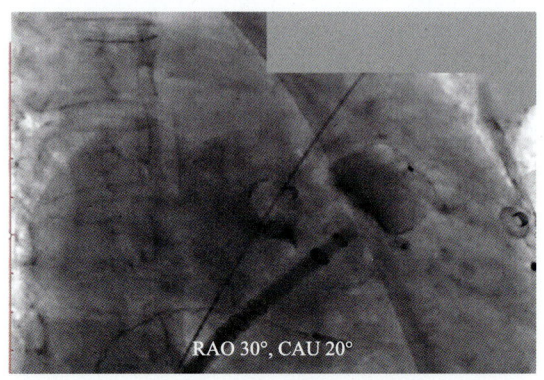

图8-16　封堵器释放(附视频)

术者小结

该病例左心耳呈反鸡翅型,远端梳状肌发达,体部短、浅,可用空间极小,外口偏大,内口较小。手术操作中有如下体会:① WATCHMAN FLX是闭合式设计,封堵时需考虑左心耳内部容积,封堵策略制订时可用"四边形"思维寻找封堵空间(图8-17);② WATCHMAN FLX的选伞更加的灵活和广泛,同样开口大小的左心耳,可以通过分析左心耳容积,选出最合适的封堵器。

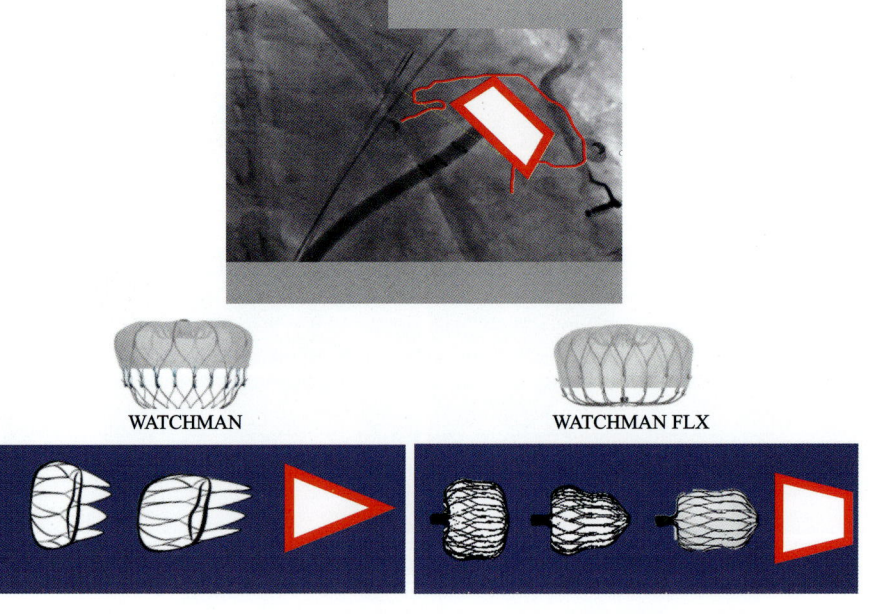

图8-17　WATCHMAN与WATCHMAN FLX封堵策略制订示意图

专家点评

该病例是个敞口、深度很浅的反鸡翅型左心耳，是临床上极难的左心耳形态，通常对轴向、深度的要求很高。WATCHMAN远端非封闭的结构对于浅左心耳相对有挑战，术中可能需要三借深度，增加了难度。WATCHMAN FLX对于这类浅左心耳则如鱼得水，当然仍然需要借助术者的经验，包括术中穿刺点、封堵器型号的选择。虽然相比WATCHMAN，WATCHMAN FLX对于轴向的要求没有那么高，但仍然需要注意同轴性。所以凭借术者丰富的经验以及新技术的应用（ICE指导房间隔穿刺），非常精准地使得轴向达到完美状态，并严格按照封堵规范操作，严格把控PASS原则，反映出术者在左心耳封堵领域扎实的理论基础和丰富的临床经验，整个手术非常精彩。

（南昌大学第二附属医院　陈琦教授）

病例 9

双分叶早分叶菜花型敞口浅左心耳封堵

中南大学湘雅医学院附属株洲医院　欧阳繁　符孝磊

扫码看视频

病例资料摘要

病史

患者老年女性，87岁，因起搏器程控提示电池耗竭、右心室电极阈值升高，建议更换起搏器住院。患者20余年前出现心悸、乏力不适，住院治疗，具体不详。10余年前出现消化道出血，予"利伐沙班15 mg，每日一次"，后改予"利伐沙班10 mg，隔日一次"。既往患有病态窦房结综合征（慢快综合征），予以双腔起搏器植入治疗，术后仍间断心悸，起搏器程控均可见阵发性房颤发作。

高血压病史10余年，血压控制不详，否认糖尿病、脑梗死等病史，无家族遗传病史。

体格检查

体温36.8℃，心率77次/分，血压165/57 mmHg。

实验室检查

（1）生化检查：Cr 140 μmol/L。
（2）心脏功能生化标志物：NT-proBNP 541 pg/mL。
（3）促甲状腺激素 6.86 mIU/L。

辅助检查

起搏器程控：① 电压　2.73V；② 阻抗　5.7 Ω；③ 右心室电极阈值　2.75 V；④ 感知电压　13.9 mV；⑤ 阻抗　263 Ω。

诊断与评估

入院诊断

阵发性房颤。高血压病3级。冠状动脉粥样硬化。起搏器植入术后，右心室电极阈值升高（电池耗竭）。

术前评估

1. **手术风险评估**　使用卒中风险评分（CHA$_2$DS$_2$-VASc 评分）量表（表 9-1）和出血风险评分（HAS-BLED 评分）量表（表 9-2）进行术前评估。

表 9-1　卒中风险评分（CHA$_2$DS$_2$-VASc 评分）量表

指　标	评分
慢性心力衰竭/左心室功能不全（C）	0
高血压（H）	1
年龄≥75岁（A）	2
糖尿病（D）	0
卒中/TIA/血栓栓塞病史（S）	0
血管性疾病（V）	0
年龄65～74岁（A）	0
女性（Sc）	1
合计	4

表 9-2　出血风险评分（HAS-BLED 评分）量表

指　标	评分
高血压（H）	1
肝、肾功能不全（A）	0
卒中（S）	0
出血（B）	1
异常 INR 值（L）	0
年龄>65岁（E）	1
药物或饮酒（D）	0
合计	3

2. **术前影像检查**

（1）肺静脉及左心房 CT：左心耳为菜花型；左心耳口部呈椭圆形，宽约 24.3 mm，深度约 29 mm，其内未见明显肿块及血栓影；左心房未见明显增大，其内未见明显肿块及血栓影，肺静脉内未见明显血栓影（图 9-1）。

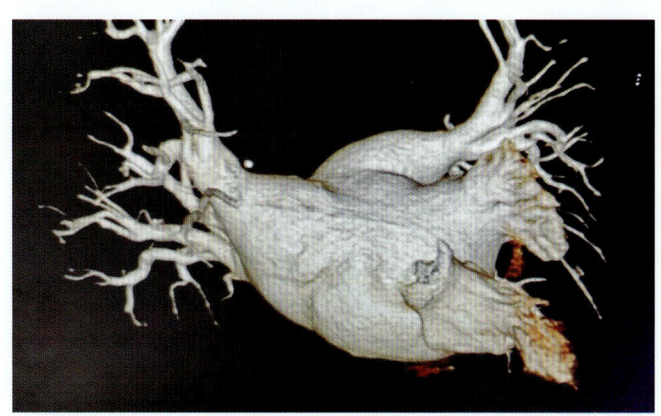

图 9-1　术前 CT

（2）TTE：左、右心房增大；左、右心室大小正常；LA 42 mm；LVDd 40 mm；LVEF 71%；RA 30 mm。

治疗方案

患者老年女性，卒中风险4分（表9-1），出血风险3分（表9-2），符合LAAC适应证，既往有消化道出血史，且原起搏器程控提示电池耗竭、右心室电极阈值升高，考虑患者生活质量及远期获益，建议行"无导线起搏器植入+经皮LAAC"一站式手术。麻醉方式采用局麻，备静脉麻醉。手术方式：优化式。ICE指导下行左心耳封堵。

手术过程

术中左心耳造影

肝位及右肩位造影左心耳清晰可见，呈双分叶早分叶敞口浅菜花型，共干区短，主叶为上叶，内部梳状肌发达，左心耳实际可用空间小。若使用盘式封堵器，无法使用共干进行封堵，单独进入上叶也易导致封堵器内盘压缩过大，无法打开。综合考虑，拟使用WATCHMAN FLX封堵器进行封堵（图9-2）。

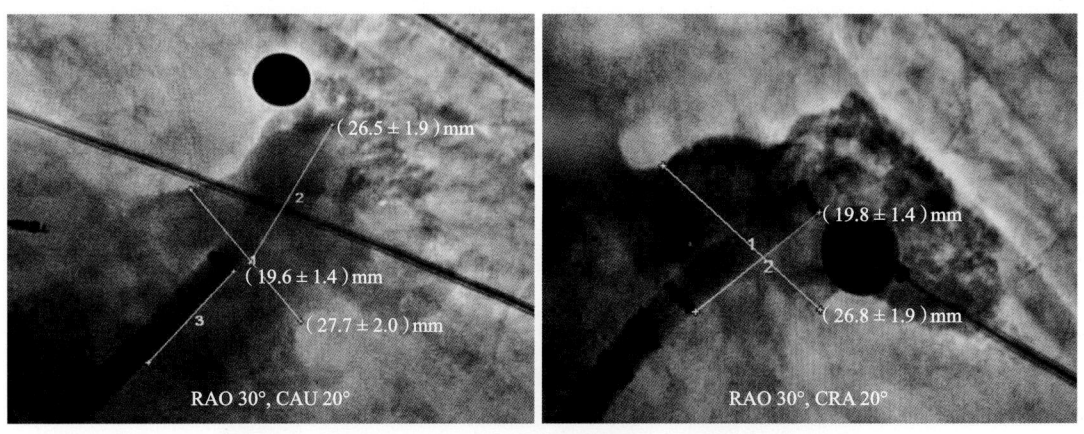

图9-2 术中多体位造影及测量（附视频）

封堵策略分析

测量显示左心耳开口直径27 mm，可用深度26 mm。根据测量结果选择31 mm WATCHMAN FLX封堵器。WATCHMAN FLX封堵器可使用进伞法或推伞法展开，在本例中，考虑主叶轴向朝上，为保证鞘管与左心耳同轴，拟使用退鞘法展开封堵器。造影下发现鞘管轴向尚可，在猪尾型血管造影导管引导下进入上叶，使用退鞘法展开封堵器，注意保持逆时针力量使鞘管与左心耳同轴，展开过程中观察封堵器肩部与封堵线位置关系调整鞘管深度，展开瞬间顶住钢缆10 s，使封堵器充分贴合左心耳，倒钩牢固钩挂于左心耳壁以防止封堵器弹出左心耳，封堵器展开形态预计为铃铛形（图9-3）。

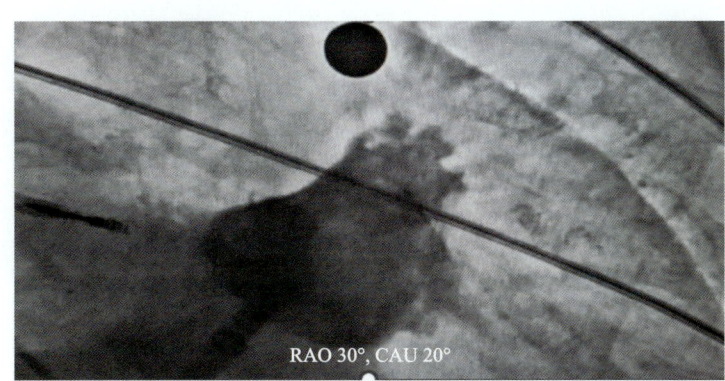

图9-3 预计封堵器展开理想状态示意图

封堵器第一次展开

鞘管在猪尾型血管造影导管引导下进入上叶体部，送入封堵器输送系统，退鞘形成FLX ball（约为鞘管直径的两倍）后观察肩部与封堵器相对位置，缓慢退鞘展开，保持逆时针力稳住鞘管，使鞘管与左心耳上叶同轴，封堵器即将展开时，顶住钢缆10 s。造影观察封堵器位置时，发现封堵器远端弹出上叶，封堵器整体位置稍靠外（图9-4）。

图9-4 第一次封堵器展开造影（附视频）

封堵器第二次展开

左手将鞘管前送至与封堵器连接帽无缝重合处，右手大拇指顶住输送系统止血阀，将封堵器回收至FLX ball形态（图9-5），整体前送使FLX ball进入左心耳上叶（图9-6，箭头），缓慢退鞘展开封堵器。造影观察可见封堵器位置、形态良好，远端在左心耳上叶内，近端下缘平口，上缘少量露肩（图9-7）。

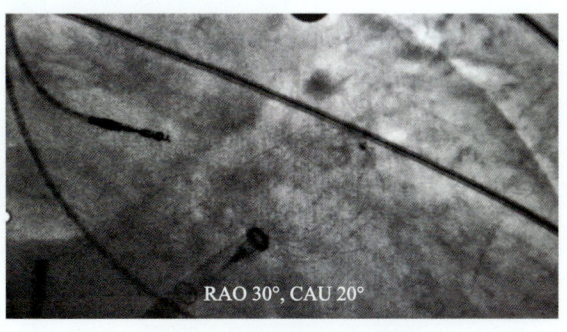

图9-5 回收操作（附视频）

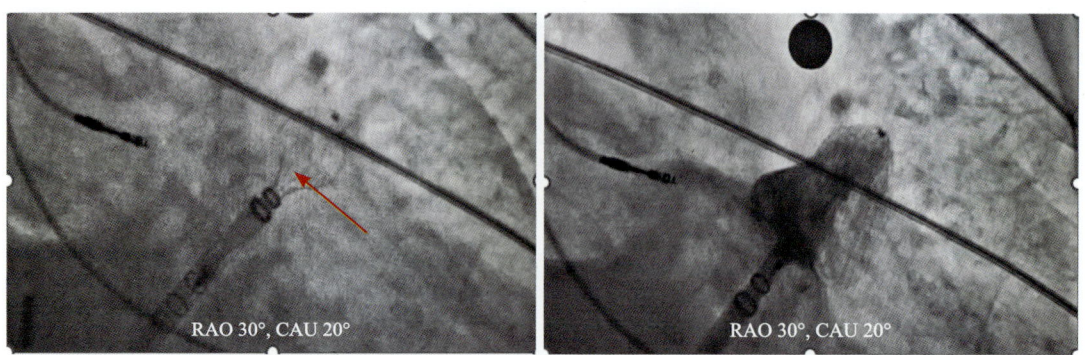

图9-6　FLX ball进入上叶（附视频）　　图9-7　第二次展开后造影（附视频）

PASS原则评估

为验证封堵效果，在DSA与ICE结合下进行进一步评估。DSA下各角度（体位）造影可见封堵器位置、形态良好（图9-8），呈术前预想的铃铛形，除肝位下可见上缘少许露肩（图9-7），其余角度下均示平口封堵。ICE下同样可见封堵器位置、形态良好，未见明显残余分流（图9-9）。

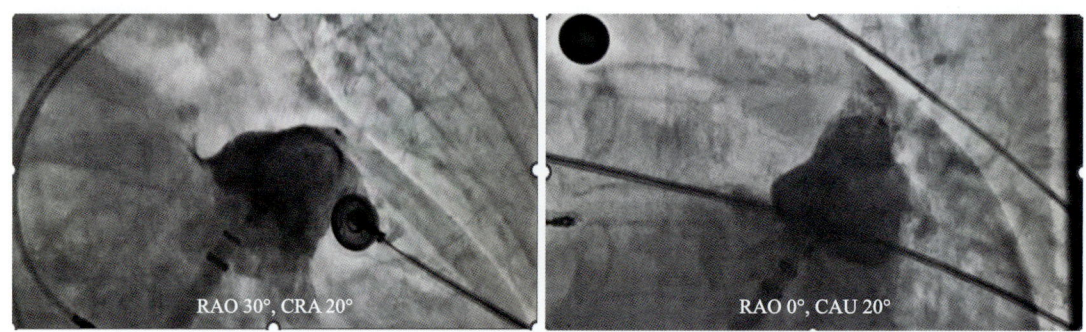

图9-8　展开后右肩位造影（附视频）　　图9-9　展开后纯足位造影（附视频）

后撤鞘管保留1～2 cm牵拉空间，轻轻拉动钢缆1～2 cm，立刻松手，观察封堵器是否自动回弹，进行牵拉试验多次，封堵器回弹明显，稳定性良好（图9-10）。

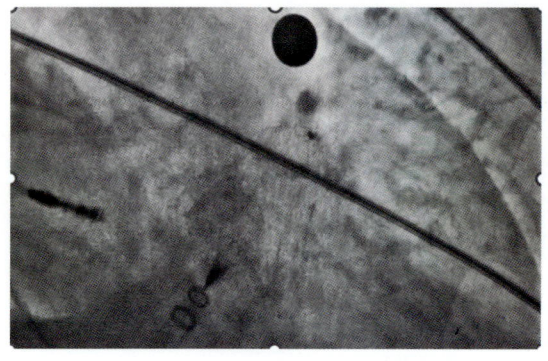

图9-10　牵拉试验（附视频）

ICE下测量封堵器压缩后直径为26.7 mm，压缩比约为13.9%（图9-11）。

综上所述，经DSA与ICE下共同评估，封堵器位置、形态良好，多次牵拉试验稳定，压缩比在合适范围内，多角度均未见明显残余分流，满足PASS原则，予以释放。释放后造影结果显示封堵效果良好（图9-12）。

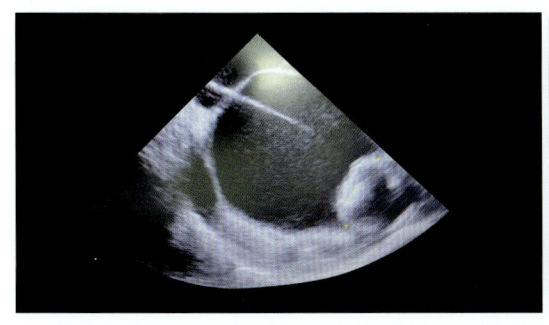 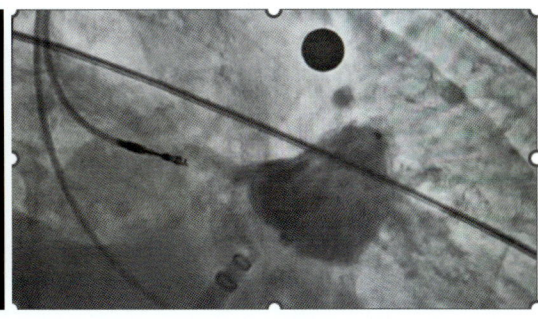

图9-11　ICE下测量封堵器压缩比（右心房切面）　　　图9-12　封堵器释放后造影（附视频）

术后情况

术后用药

抗凝：利伐沙班10 mg，每日一次（建议45天后复查）。3个月后复查TEE调整抗凝方案。抗心律失常：决奈达隆400 mg，每日两次。控制血压：沙库巴曲缬沙坦100 mg，每日一次。阿托伐他汀钙20 mg，每晚一次。

随访

患者近期手术，未到指定随访日期，随访数据暂无。

术者小结

术前检查TEE与CT重建可排除左心耳血栓及观察左心耳位置和形态，有助于穿刺位点的评估。ICE指导下直视房间隔穿刺安全、精准，可代替术中TEE进行心包观察及辅助术中PASS原则评估。WATCHMAN FLX同时具备退鞘法和进伞法两种展开方式，根据左心耳不同形态特征可以灵活使用（单独或结合）两种方法进行手术。对于本例这类对轴向要求较高、内部空间较小的左心耳，选择退鞘法+进伞法相结合的"毛毛虫法"最为合适。WATCHMAN FLX安全的FLX ball、顺应性极强的骨架可充分利用左心耳的深度，其展开形态各异，较常见的有热狗形、铃铛形和棉花糖形等，在不同左心耳内顺应左心耳形态的都是满足PASS原则的，但需注意牵拉试验前后的形态对比，如有改变可能提示封堵器不稳定，需重新放置。

专家点评

本例左心耳形态复杂，属于高难度左心耳封堵手术，应用WATCHMAN FLX封堵器是很好的选择。术前CT要准确分析左心耳内部结构及分叶内具体空间大小，是否可考虑选择小一号的封堵器。患者高龄，是否可以考虑分期做手术，而不是进行"一站式"手术？术中虽使用了ICE，但未进入左心房，更多是在DSA下进行造影评估，对于此类应用ICE的病例，应考虑将ICE导管送入左心房，尽量在ICE下进行PASS原则评估，减少造影剂的使用。

（中国人民解放军总医院　陈韬教授）

此病例左心耳形态复杂，应用WATCHMAN FLX封堵器进行封堵是很好的选择，在选择封堵器型号上，因为左心耳上缘光滑，故可能需要一定的径向支撑力来提供稳定性，31 mm WATCHMAN FLX封堵器应该是较为合适的。另外，在第一次封堵器展开发现其靠外后，回收形成FLX ball将封堵器送回上叶重新展开后，是否可考虑不做过多牵拉试验进行释放。因为多次牵拉之后，在远端小叶内的封堵器头端由于无倒钩易被拉至靠外的位置，导致不好评估牵拉稳定性。总体而言，该病例封堵效果完美，很好地展现了WATCHMAN FLX封堵器的安全性和易操作性。

（贵州医科大学附属医院　周玮教授）

病例 10

口部折角短颈鸡翅型左心耳 WATCHMAN FLX 封堵

陕西省人民医院　寿锡凌　韩稳琦

扫码看视频

--- **病例资料摘要** ---

病史

患者老年男性，76岁，因右侧肢体活动障碍伴言语障碍34小时住院。34小时前无明显诱因晨起后出现右侧肢体活动障碍，伴言语障碍，无法自行言语，听不懂家人言语，伴口角右侧歪斜，无意识不清及抽搐发作。病人无恶心、呕吐，无肢体麻木，无心慌、胸闷、气短，无咳嗽、咳痰，无发热，无大、小便失禁等情况，紧急就诊于当地医院查颅脑MRI+DWI+MRA。检查结果显示：左侧岛叶、颞顶叶梗死（急性期），左侧丘脑软化灶，双侧侧脑室脑白质变性，脑动脉硬化。予药物对症治疗（具体不详）后上述症状逐渐好转，但仍存在言语障碍的情况，现为求进一步诊治来我院，急诊以急性脑梗死收入神经内科。

高血压病10余年，最高190/110 mmHg，口服药物控制血压，结果尚可。2型糖尿病8年，胰岛素结合口服药物治疗，血糖控制尚可。房颤8月余，既往规律服用利伐沙班抗凝治疗，后自觉症状好转自行停药半个月，否认冠心病史。

体格检查

体温37.3℃，心率92次/分，血压132/86 mmHg。

辅助检查

（1）床旁心电图：异位心律——房颤。
（2）TTE：① 双房增大；② 左心室收缩功能正常；③ 二、三尖瓣少量反流。
（3）TEE检查：① 左心房增大；② 左心房、左心耳未见明显血栓回声。

--- **诊断与评估** ---

入院诊断

房颤。急性脑梗死（左侧岛叶、颞顶叶）。脑动脉硬化。

术前评估

1. 手术风险评估 使用卒中风险评分（CHA_2DS_2-VASc 评分）量表（表 10-1）和出血风险评分（HAS-BLED 评分）量表（表 10-2）进行术前评估。

表 10-1 卒中风险评分（CHA_2DS_2-VASc 评分）量表

指　　标	评分
慢性心力衰竭/左心室功能不全（C）	0
高血压（H）	1
年龄≥75岁（A）	2
糖尿病（D）	0
卒中/TIA/血栓栓塞病史（S）	2
血管性疾病（V）	1
年龄65～74岁（A）	0
女性（Sc）	0
合计	6

表 10-2 出血风险评分（HAS-BLED 评分）量表

指　　标	评分
高血压（H）	1
肝、肾功能不全（A）	0
卒中（S）	1
出血（B）	0
异常INR值（L）	0
年龄>65岁（E）	1
药物或饮酒（D）	0
合计	3

2. 术前影像检查 在ICE下从不同角度观察左心耳结构，发现患者左心房自发显影，左心房内未见血栓；左心耳呈敞口折角型，大角度观察到左心耳内部梳状肌发达（图10-1）。

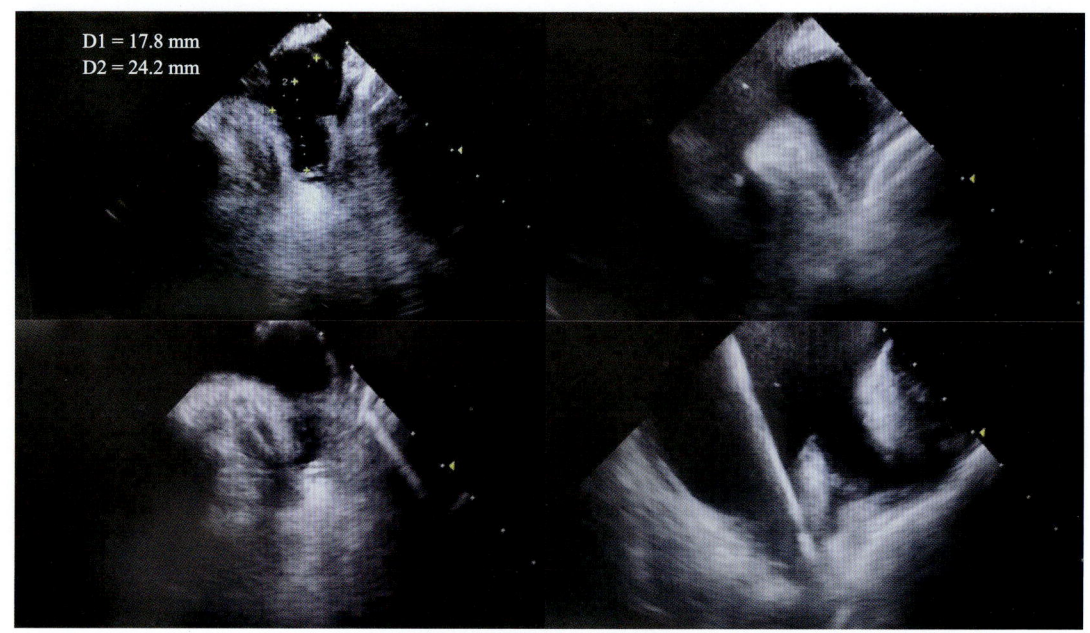

图 10-1　术前ICE（附视频）

治疗方案

该患者卒中风险6分（表10-1），出血风险3分（表10-2），且停药后出现脑梗死，符合LAAC适应证。患者不愿口服抗凝药物，从患者的远期获益考虑，建议行"房颤射频消融+经皮LAAC"一站式手术；麻醉方式选用局麻，备静脉麻醉；手术在ICE指导下进行。

手术过程

术中左心耳造影

肝位造影显示，左心耳为双分叶鸡翅型，口部折角较大且是敞口，深度有限，考虑用WATCHMAN FLX封堵器进行封堵（图10-2）。

封堵策略分析

使用消融既留的穿刺位点进行鞘管置换操作。测量显示左心耳开口25.1 mm，深度19.7 mm。根据测量结果选择31 mm WATCHMAN

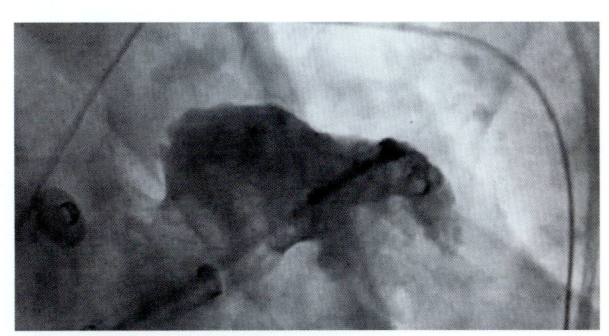

图10-2　术中左心耳造影（附视频）

FLX封堵器。鞘管走上叶，在确保安全的情况下，尽量深放封堵器。在封堵器即将展开时顶住钢缆10 s并给予鞘管逆时针力，确保封堵器不被弹出左心耳（图10-3）。

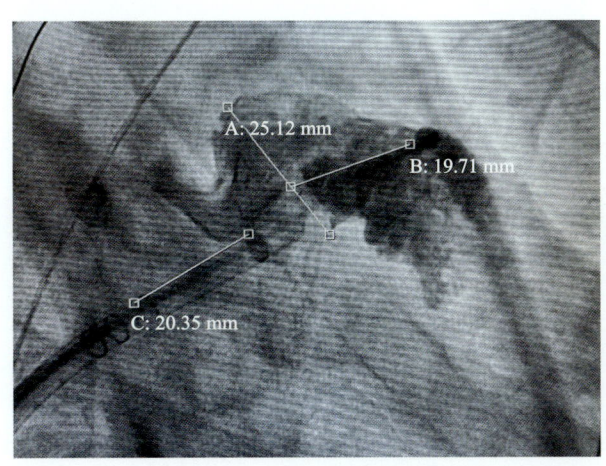

图10-3　封堵策略分析

封堵器展开

使鞘管轴向与左心耳同轴，在猪尾型血管造影导管的引导下进入上叶。封堵器体外预借1.5 mm深度后送入鞘管内，当输送系统到位后，缓慢展开封堵器。封堵器即将展开时顶住钢缆10 s，鞘管稍带逆时针力展开封堵器，确保封堵器不被挤出左心耳（图10-4，图10-5）。

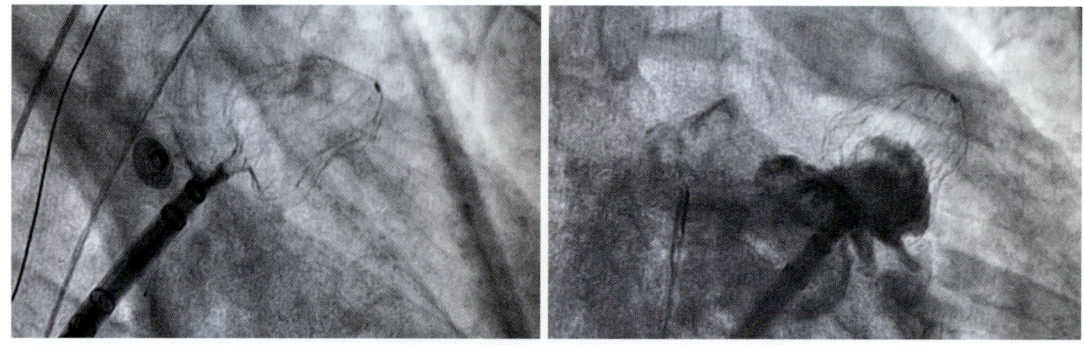

图10-4　封堵器展开后不同体位造影（附视频）

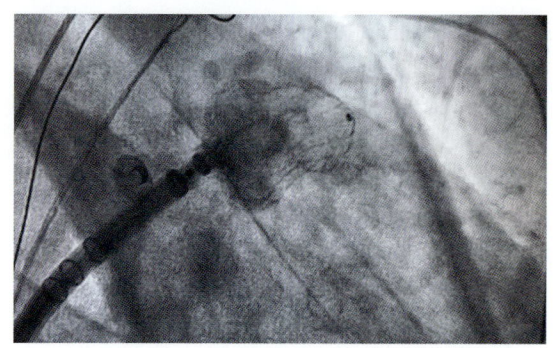

图10-5　封堵完全（附视频）

PASS原则评估

为进一步验证封堵效果，在ICE下多角度评估PASS原则。通过观察，封堵器位置合适，基本与左心耳口部齐平，下缘无明显露肩且多角度显示无明显残余分流（图10-6）。

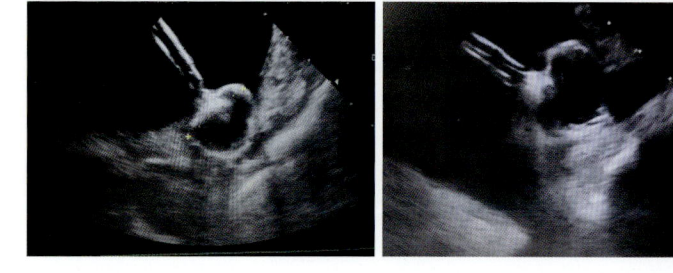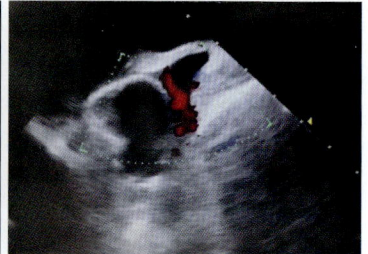

图10-6　ICE下评估（附视频）

测量压缩比为23.8%，DSA下牵拉稳定，回弹迅速，封堵器无位移（图10-7）。

释放封堵器

符合PASS原则，释放封堵器（图10-8）。

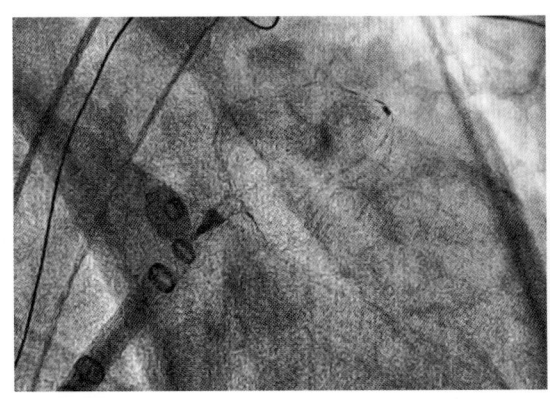
图 10-7　牵拉试验

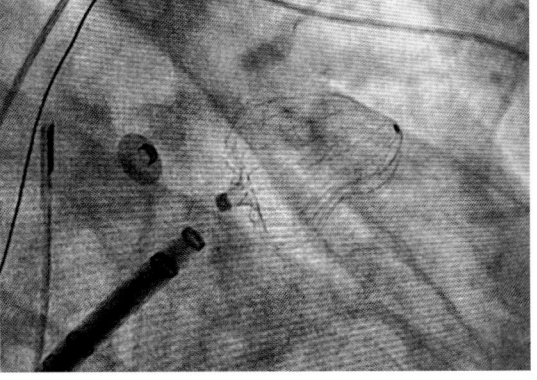
图 10-8　封堵器释放（附视频）

术后情况

1个月内术后抗凝方案为：利伐沙班 15 mg，每日一次（早上）；硫酸氢氯吡格雷，75 mg，每日一次（早上）。1个月后抗凝方案为：阿司匹林 100 mg，每日一次；氯吡格雷 75 mg，每日一次。3个月后复查 TEE。

术者小结

患者卒中高危、出血高危，LAAC指征明确。选择一站式手术预防卒中和控制节律（同步进行），结果实现"1+1＞2"的治疗效果。患者左心耳开口大、深度浅，选择 WATCHMAN FLX 31 mm 封堵器封堵效果较佳。利用 FLX ball 具有强顺应性的特点，结合"毛毛虫法"的展开方式，可以达到更为理想的封堵效果。WATCHMAN FLX 优良的设计特点，给形态各异的左心耳提供不同的封堵方式，大大提高了封堵成功率及手术安全性。

专家点评

该病例的左心耳有两个特点，第一，开口位置较高；第二，折角近端比较短，因此手术操作过程中有一定的挑战。最终的手术结果相当完美，是一个十分精彩的病例。好的结果呈现了医生在术前对病人精细化的分析、判断，手术过程中进退自如的鞘管操作，同时最优的器械选择也为手术成功带来很大帮助。

（武汉亚心总医院　苏晞教授）

该病例的准备工作整体比较规范，在左心耳手术方面有自己的心得体会，左心耳内部可利用空间有限，封堵器植入较深或较浅均会导致手术失败，"毛毛虫法"的进退结合终使得手术取得圆满结果，该病例向我们展示了很多手术技巧，体现了术者精湛的操作能力。

（同济大学附属东方医院　杨兵教授）

病例 11

上缘压脊反鸡翅型左心耳 WATCHMAN FLX 封堵

广西壮族自治区人民医院　邓金龙　卢　锋

扫码看视频

病例资料摘要

病史

患者女性，85岁。因出现阵发性心悸、头晕不适（心悸当时表现为突然发作，每次持续约10 s后突然终止；头晕表现为行走不稳，头重脚轻感）入院。9年前心电图显示异位心律（房颤），最长RR间期5.9 s，诊断为病态窦房结综合征、房颤，当时行单腔心脏永久起搏器植入术，房颤未予射频消融治疗。

体格检查

体温36.3℃，心率72次/分，血压127/65 mmHg。

实验室检查

（1）血常规：Hb 117 g/L，WBC 5.7×10^9/L，PLT 302×10^9/L。

（2）生化检查：Cr 72 μmol/L，K 3.93 mmol/L。

（3）心功能生化标志物：cTNT 0.041 ng/L，proBNP 1 576 pg/mL。

其他辅助检查

（1）TTE：① 双房增大；② 二尖瓣、三尖瓣反流（中度），主动脉瓣反流；③ 轻度左心房舒张功能减低。

（2）动态心电图：① 全程房颤；② 左心室高压；③ 长RR间期（共24次，最长停搏时间5.9 s）。

诊断与评估

入院诊断

房颤。冠心病。高血压病2级。陈旧性脑梗死，后循环缺血。下肢动脉粥样硬化。病态窦房结综合征。

术前评估

1. 手术风险评估　使用卒中风险评分（CHA_2DS_2-VASc评分）量表（表11-1）和出

血风险评分（HAS-BLED 评分）量表（表 11-2）进行术前评估。

表 11-1　卒中风险评分（CHA_2DS_2-VASc 评分）量表

指　　标	评分
慢性心力衰竭/左心室功能不全（C）	0
高血压（H）	1
年龄≥75 岁（A）	2
糖尿病（D）	0
卒中/TIA/血栓栓塞病史（S）	2
血管性疾病（V）	1
年龄 65～74 岁（A）	0
女性（Sc）	1
合计	7

表 11-2　出血风险评分（HAS-BLED 评分）量表

指　　标	评分
高血压（H）	1
肝、肾功能不全（A）	0
卒中（S）	1
出血（B）	0
异常 INR 值（L）	0
年龄＞65 岁（E）	1
药物或饮酒（D）	0
合计	3

2. 术前影像检查

（1）TTE：双房增大，主动脉瓣反流（轻度），二尖瓣反流（重度），三尖瓣反流（中度）；左心房舒张功能减低；LA 44 mm，LVDd 47 mm，EF 62%。

（2）术前左心房增强 CTA：造影剂充盈良好，排除血栓。经三维重建，可见左心耳脊部下压严重，开口为敞口，口径 18～23 mm，可用深度 15 mm。CT 模拟造影推荐最佳造影角度为"RAO40°，CAU10°"（图 11-1）。

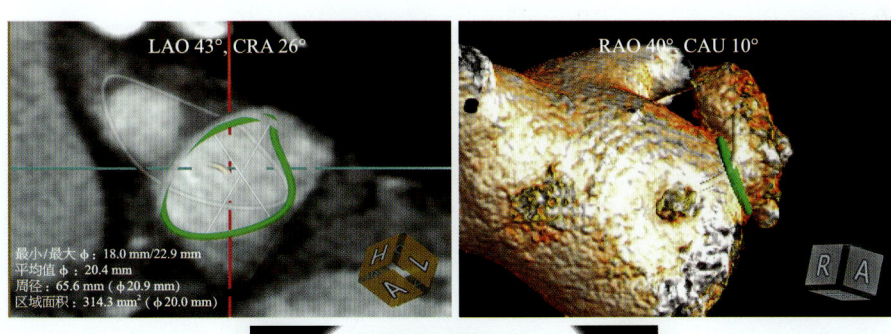

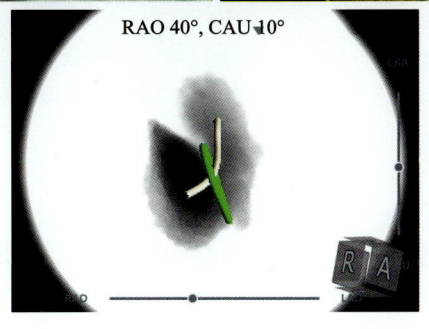

图 11-1　术前 CTA 分析

治疗方案

该患者卒中风险7分（表11-1），出血风险3分（表11-2），具备LAAC适应证。患者左心房不大、药物依从性差，考虑患者的远期获益，建议行"经皮LAAC"，麻醉方式选用局麻，手术方式采用优化式（ICE指导）。

手术过程

术中左心耳造影

DSA下造影显示，左心耳为反鸡翅型，上缘有较大压脊，口部微敞口，深度有限，考虑用WATCHMAN FLX封堵器进行封堵（图11-2）。

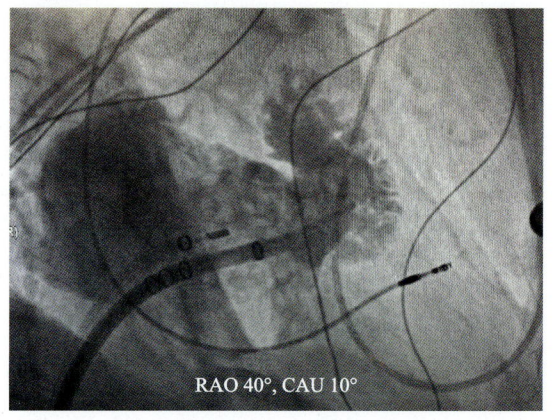

图11-2 术中左心耳造影（附视频）

封堵策略分析

（1）手术难点：反鸡翅型左心耳，左心耳内部梳状肌发达、形态复杂，上缘颈部短、强压脊。

（2）封堵策略：左心耳体部形成FLX ball，使用"四步法"完成封堵，展开瞬间顶住释放手柄10 s以上。测量显示：左心耳开口直径21.5 mm，深度18.9 mm；根据测量结果选择27 mm WATCHMAN FLX封堵器（图11-3）。

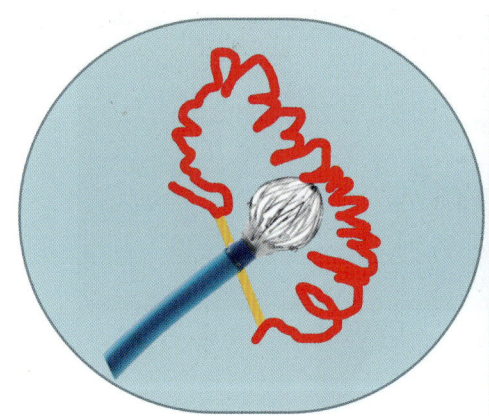
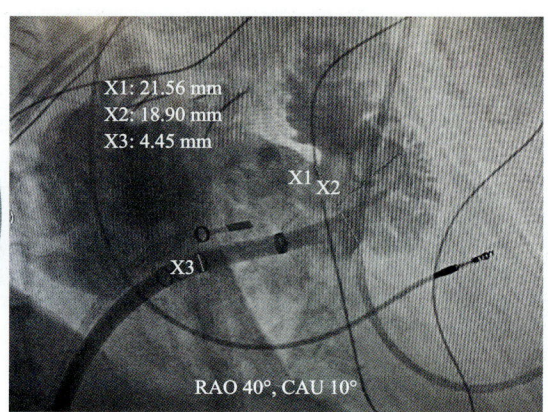

图11-3 封堵策略分析

封堵器第一次展开

鞘管沿猪尾型血管造影导管进入左心耳体部，退鞘形成FLX ball后整体前进至"反鸡翅"深处，使封堵器腰线对准封堵线，退鞘展开封堵器，顶住鞘管10 s以上，确保封堵器与左心耳壁紧密贴合（图11-4）。

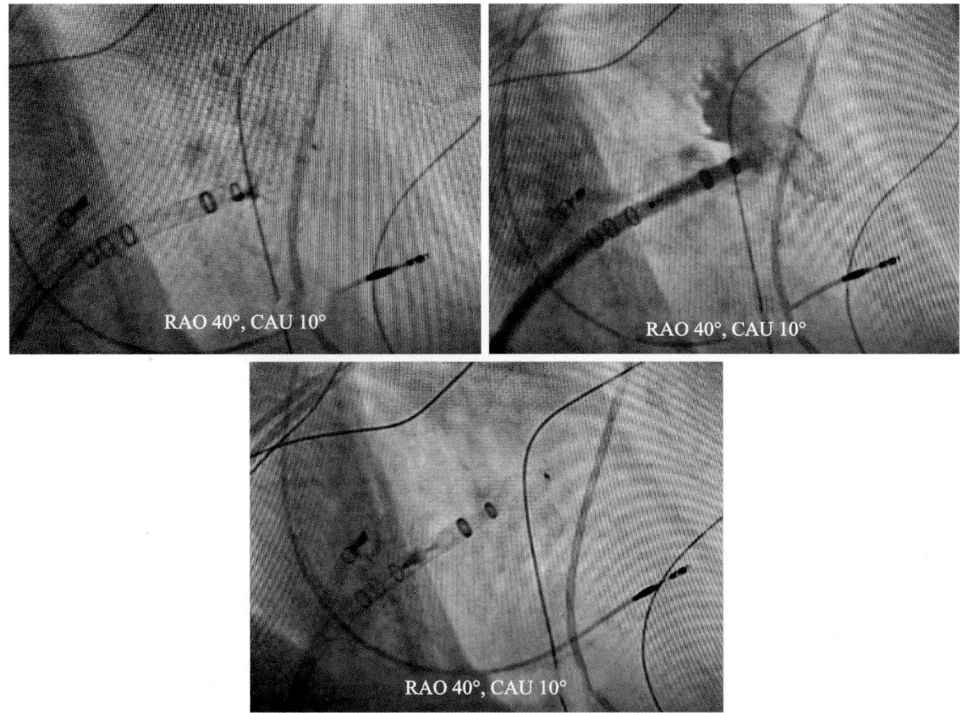

图 11-4　封堵器缓慢展开（附视频）

封堵器展开后造影显示封堵器上、下缘均有露肩，牵拉不稳定（图 11-5），不满足 PASS 原则，决定回收封堵器形成 FLX ball 后重新调整封堵器位置（图 11-6）。

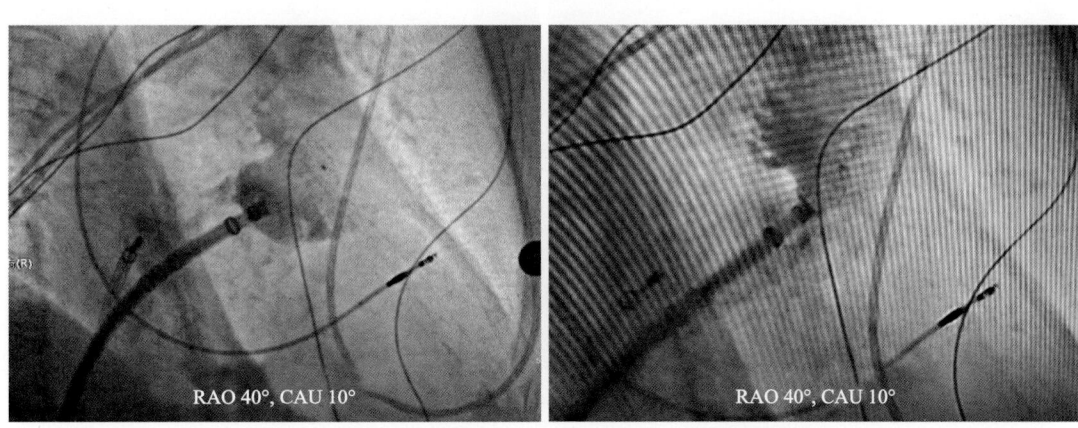

图 11-5　封堵器展开后造影（附视频）　　图 11-6　封堵器回收形成 FLX ball（附视频）

封堵策略调整

调整困难主要在于左心耳上缘强压脊且可用深度较浅，上缘锚定受限制，展开后上、下缘均会露肩，对封堵器稳定性有一定影响（图 11-5）。重新制订封堵策略：走上叶展开，在左心耳体部形成 FLX ball，使用"毛毛虫法"完成封堵。展开瞬间，顶住释放手柄10 s以上。

第二次展开封堵器

封堵器回收形成FLX ball后造影显示，封堵器卡在左心耳远端梳状肌处，调整空间有限。将整个系统回撤至左心耳体部，加大逆时针调整使封堵器尽可能往"反鸡翅翅尖"位置移动，退鞘管的同时推送钢缆展开封堵器。展开后造影显示封堵器上缘卡在脊部以内，下缘平口（图11-7）。

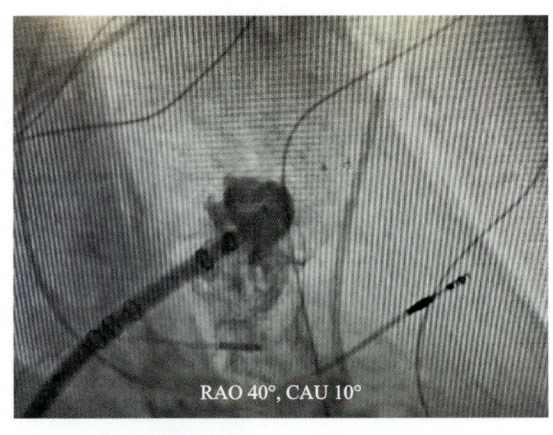

图11-7　再次展开后造影（附视频）

PASS原则评估

为进一步验证封堵效果，ICE下评估PASS原则，封堵器位置合适，基本与左心耳口部齐平，下缘无明显露肩，无残余分流（图11-8），测量压缩比为21%（图11-9）。

牵拉稳定，回弹迅速，封堵器无位移（图11-10）。

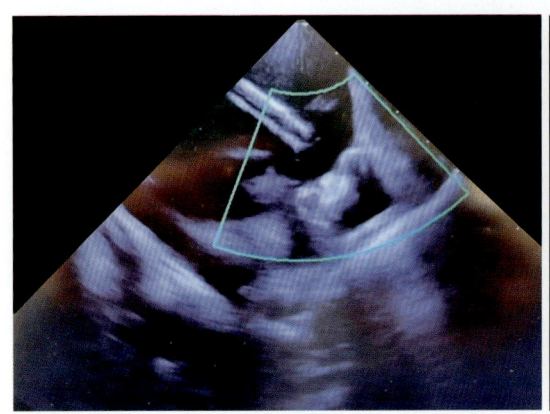

图11-8　ICE下评估封堵效果（附视频）

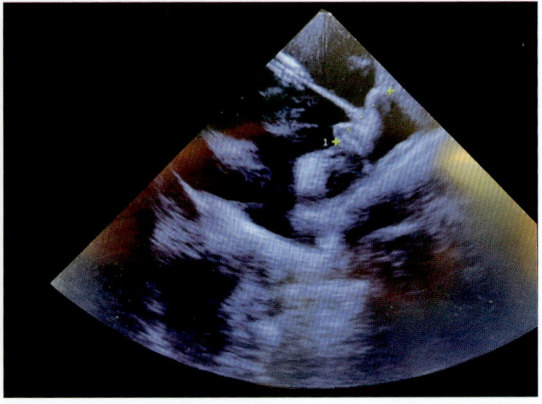

图11-9　测量压缩比

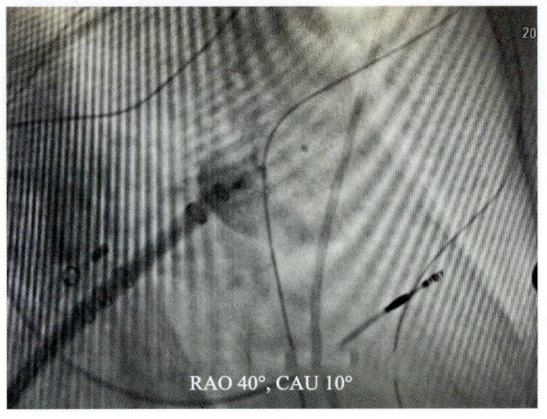

图11-10　牵拉试验（附视频）

释放封堵器

符合PASS原则,释放封堵器(图11-11)。

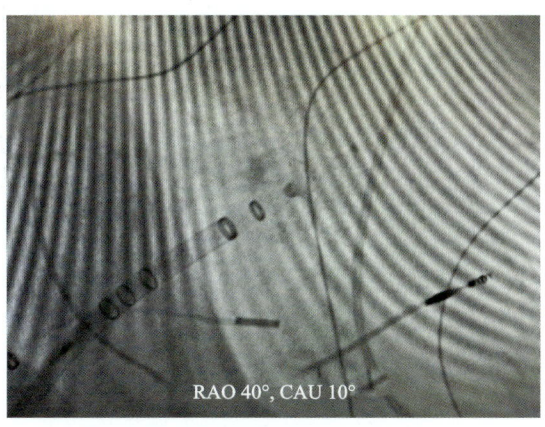

图11-11 封堵器释放(附视频)

术后情况

术后用药

给予利伐沙班20 mg,每日一次,抗凝45天;然后用双联抗血小板治疗3个月。此外,给予控制心率、降脂、降糖等对症治疗。

随访

术后3个月随访,左心房增强CTA显示:封堵器未见残余分流,已初步内皮化(图11-12)。

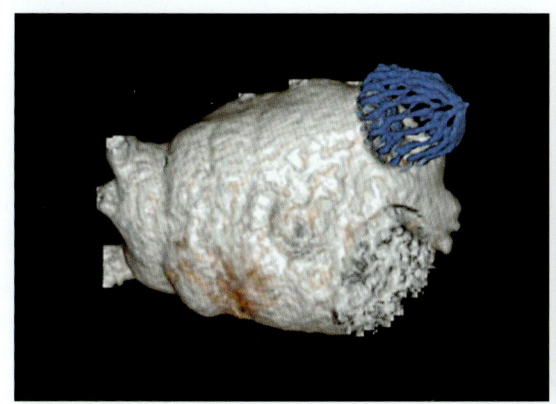 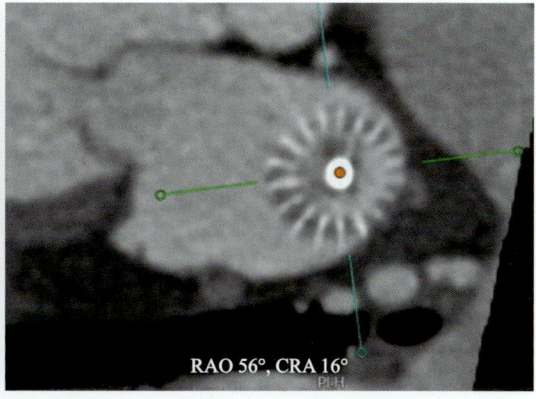

图11-12 术后3个月CTA

术者小结

该患者左心耳为敞口反鸡翅型,上缘存在强压脊且可用深度较浅,内部梳状肌十分发达，可用空间有限。术前CT分析可以直观地了解左心耳位置及形态，有助于术中穿刺位点评估以获得更好的轴向。最佳造影体位的术前模拟评估，可以减少术中造影剂的使用。ICE指导下直视房间隔穿刺更加安全、精准，可代替术中TEE进行心包观察及辅助术中PASS原则评估。WATCHMAN FLX操作方式有进伞法和退鞘法两种，根据左心耳不同形态特征可以灵活使用（单独或结合）两种方法进行手术。对于本例反鸡翅型浅心耳，对轴向要求较高，选择退鞘法+进伞法相结合的"毛毛虫法"最为合适。

专家点评

该病例患者左心耳为反鸡翅型，难度系数较高。能够实现完美封堵实属不易，病例汇报得十分精彩。由于WATCHMAN FLX封堵器较好的操作性，对于以往常规复杂型、难度较大的左心耳，手术将不再是难题。

（上海交通大学医学院附属瑞金医院　丁风华教授）

该病例比较困难，左心耳内部可用空间有限，正如丁教授点评的，该病例难度较大，能够完美封堵离不开优秀的器械，以及术者较为娴熟的操作。

（西安交通大学第一附属医院　王海燕教授）

病例 12

极小左心耳"封颈"堵好

陆军军医大学西南医院　李华康　宋治远

扫码看视频

病例资料摘要

病史

患者老年女性，84岁，因胸闷、气促5年余，加重1个月入院。5年前明确诊断为房颤，长期服用抗凝药物，4月余前患者因右下肢疼痛就诊我院，诊断考虑右下肢动脉栓塞症，于我院行下肢动脉造影及血栓抽吸术（图12-1）。

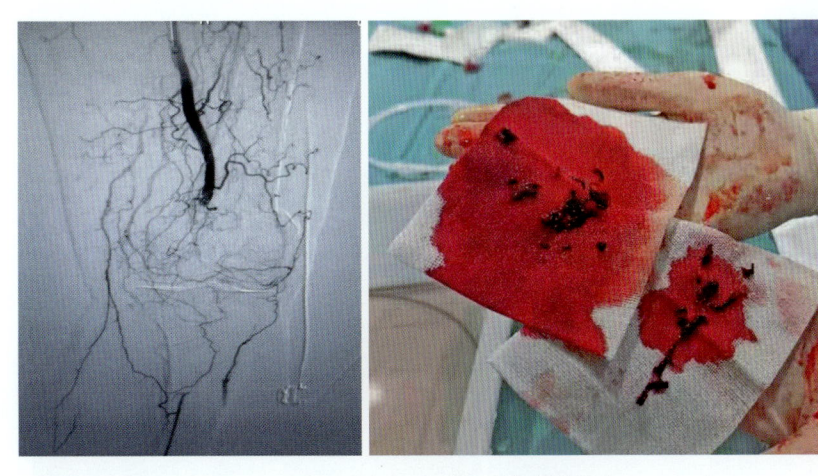

图12-1　右下肢动脉栓塞

体格检查

体温36.5℃，脉搏60次/分，血压120/70 mmHg，颈静脉未见充盈，心率80次/分，律不齐，未闻及杂音，双下肢无水肿。

实验室检查

（1）血常规：WBC 4.76×10^9/L，Hb 126 g/L，PLT 104×10^9/L。

（2）生化检查：Cr 66.90 μmol/L，K 4.25 mmol/L，肝功能正常。

（3）心脏功能生化标志物：cTNT 0.05 ng/L。

（4）糖化血红蛋白7.10%。

（5）凝血指标：PT-INR 1.01。

辅助检查

1. 心电图　心电图（普通）检查提示：① 房颤（平均心室率50 bpm）；② 长RR间期；③ ST-T改变（图12-2）。

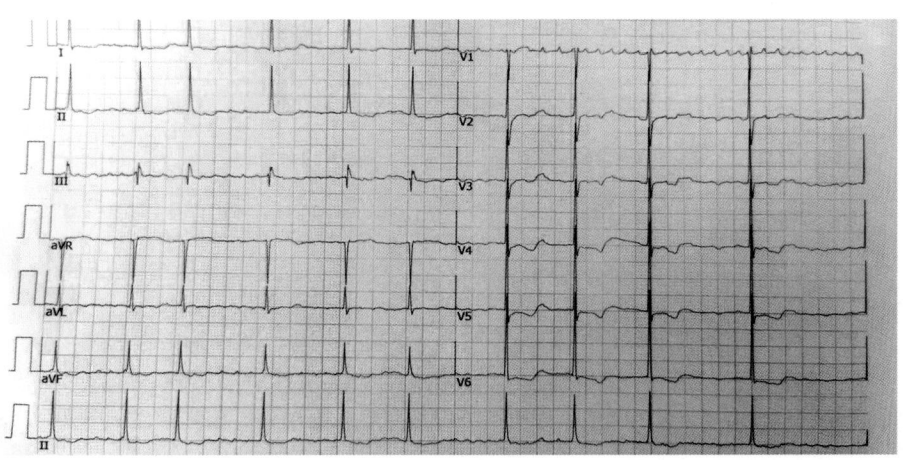

图12-2　心电图

2. 影像学检查　胸腹部X线检查提示：① 双肺纹理增多；② 心影增大，主动脉迂曲、硬化（图12-3）。

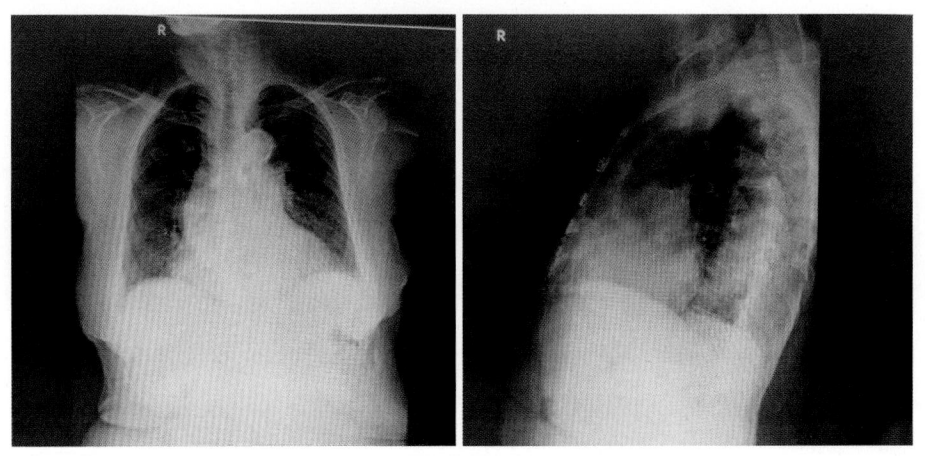

图12-3　胸腹部X线检查

诊断与评估

入院诊断

持续性房颤。右下肢血栓抽吸术后。

术前评估

1. **手术风险评估** 使用卒中风险评分（CHA$_2$DS$_2$-VASc 评分）量表（表 12-1）和出血风险评分（HAS-BLED 评分）量表（表 12-2）进行术前评估。

表 12-1 卒中风险评分（CHA$_2$DS$_2$-VASc 评分）量表

指　　标	评分
慢性心力衰竭/左心室功能不全（C）	1
高血压（H）	0
年龄≥75 岁（A）	2
糖尿病（D）	0
卒中/TIA/血栓栓塞病史（S）	2
血管性疾病（V）	0
年龄 65～74 岁（A）	0
女性（Sc）	1
合计	6

表 12-2 出血风险评分（HAS-BLED 评分）量表

指　　标	评分
高血压（H）	0
肝、肾功能不全（A）	0
卒中（S）	0
出血（B）	1
异常 INR 值（L）	1
年龄＞65 岁（E）	1
药物或饮酒（D）	0
合计	3

2. **术前影像检查**

（1）TEE：患者左心房自发显影，未见左心房内血栓；TEE 下左心耳貌似缺如，彩色多普勒下仅看到一丝血流。在 TEE 135°下测量左心耳开口 8 mm，深度 7 mm（图 12-4）。

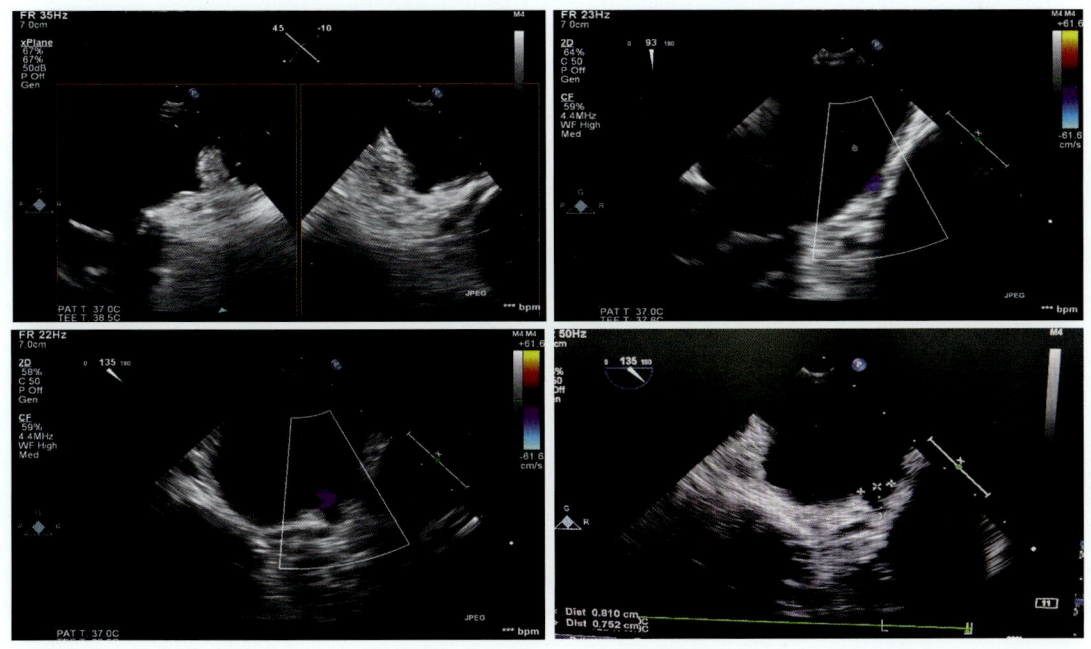

图 12-4　术前 TEE（附视频）

（2）TTE：LA 50 mm，LV 52 mm。

（3）心脏CTA：左心耳充盈良好，无血栓（图12-5）。

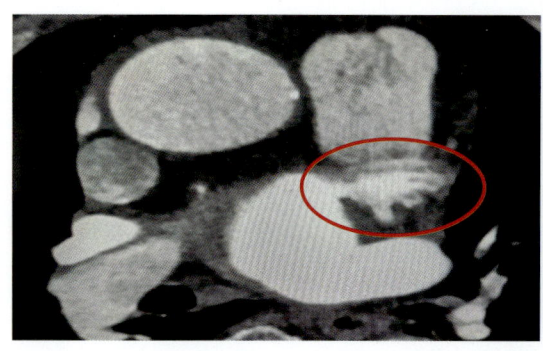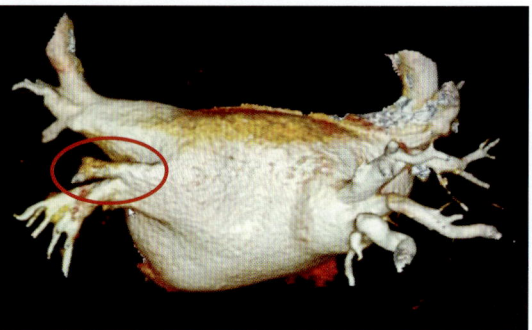

图12-5　术前CTA与左心房三维重建

治疗方案

患者明确诊断为非瓣膜性房颤，房颤持续时间5年余，心脏超声示左心房前后径50 mm，CHA_2DS_2-VASc评分6分（表12-1），HAS-BLED评分3分（表12-2）。与患者及家属充分沟通后，患者及家属表示不愿意行射频消融术及长期口服抗凝药，选择LAAC来预防卒中；术前TEE未能清晰显示左心耳；心脏CTA检查排除左心耳内血栓，无明显手术相关禁忌。拟在（全麻）TEE引导下行LAAC。

手术过程

房间隔穿刺

在（全麻）TEE监测下行房间隔穿刺，根据术前检查，判断左心耳开口位置较高，因此房间隔穿刺位点正常靠下、靠后即可（图12-6）。

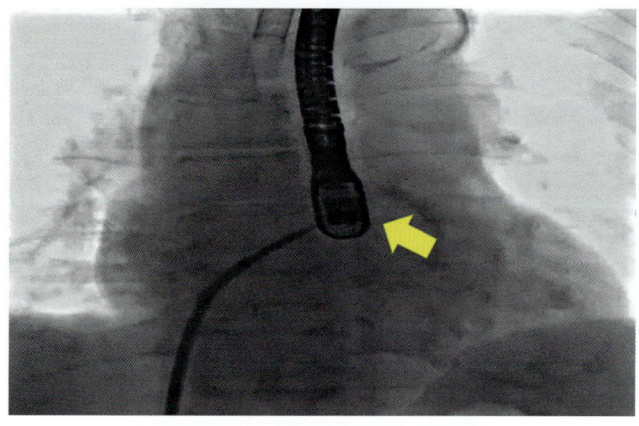

图12-6　房间隔穿刺位点（附视频）

术中左心耳造影

造影显示左心耳极小,在正常肝位下造影,左心耳显示不清,该体位下左心耳非最大展开面,故减少足位角度并增加头位角度,在右肩位下,获得较清晰的左心耳结构(图12-7)。

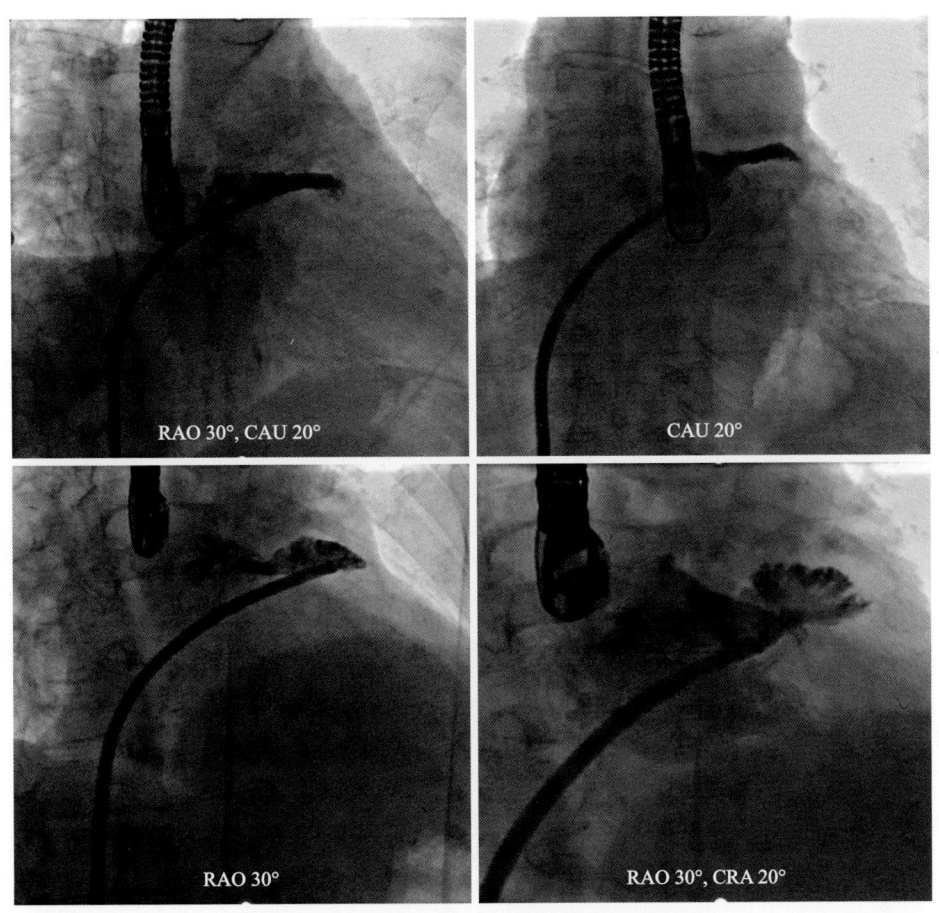

图12-7 术中多体位左心耳造影(附视频)

清晰造影后发现,该患者左心耳为窄口菜花型,远端分叶较多,梳状肌发达,测量左心耳开口13 mm,深度约12 mm,术中TEE再次测量左心耳开口(8 mm),决定选择20 mm WATCHMAN FLX封堵器进行封堵(图12-8)。

封堵器展开

在(DSA)屏幕上画出左心耳形态水印,明确伞器的着陆区(图12-9)。

鞘管在猪尾型血管造影导管的保护下进入左心耳体部,撤出猪尾型血管造影导管,送入输送系统,输送系统和导引系统锁合,缓慢退鞘展开;退鞘形成FLX ball后向前推送。FLX ball推送至合适位置后,缓慢退鞘展开封堵器,封堵器完全展开后,顶住释放手柄10 s以上。保持封堵器尾端呈苹果底部一样内陷状(图12-10)。

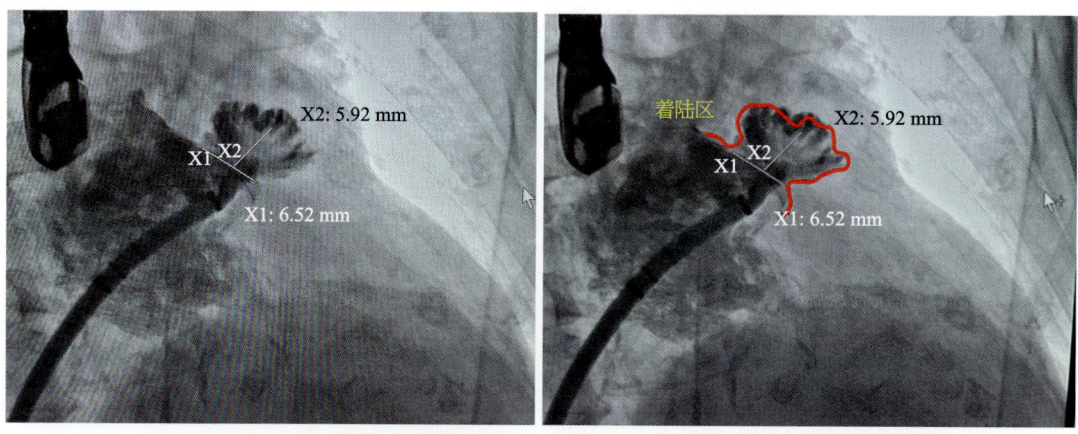

图12-8 左心耳最大展开面造影及测量　　图12-9 左心耳形态水印

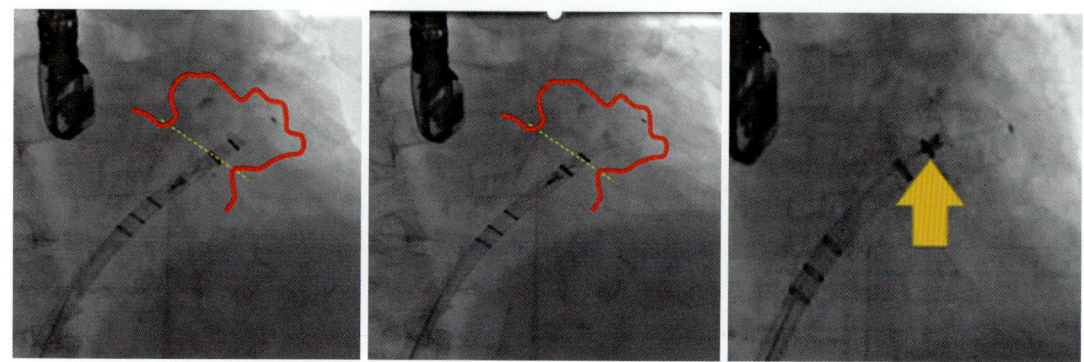

图12-10 封堵器展开过程（附视频）

PASS原则评估

为进一步验证封堵效果，在TEE与DSA监测下综合运用PASS原则。

DSA下多角度造影观察，封堵器位置合适，基本与左心耳开口齐平，下缘无明显露肩，且多角度显示无明显残余分流（图12-11）。

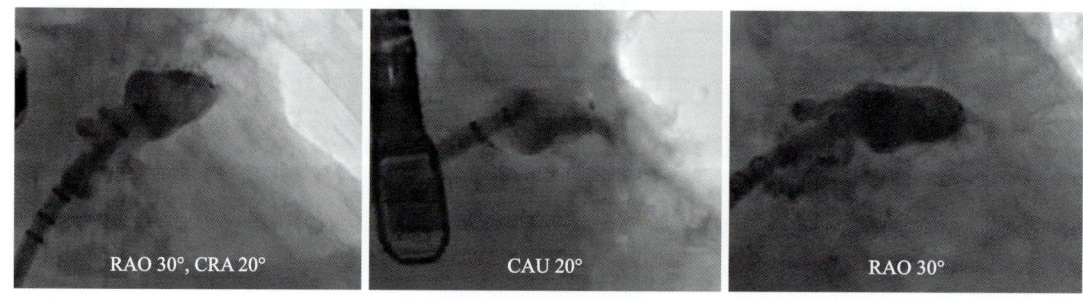

图12-11 DSA下评估封堵效果（附视频）

牵拉稳定，回弹迅速，DSA下牵拉，封堵器无位移（图12-12）。

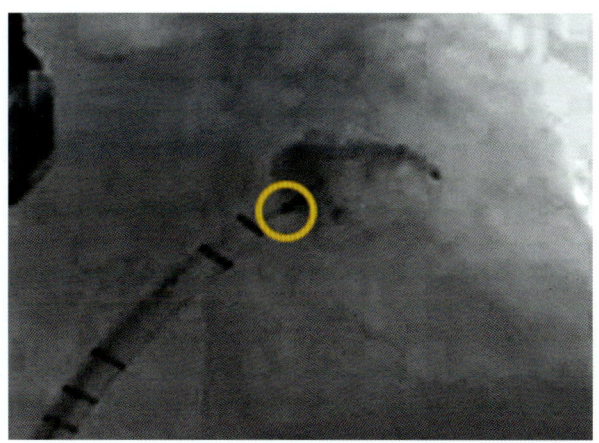

图 12-12　牵拉试验（附视频）

TEE 下测量多角度压缩比均为 25%（图 12-13，表 12-3）。

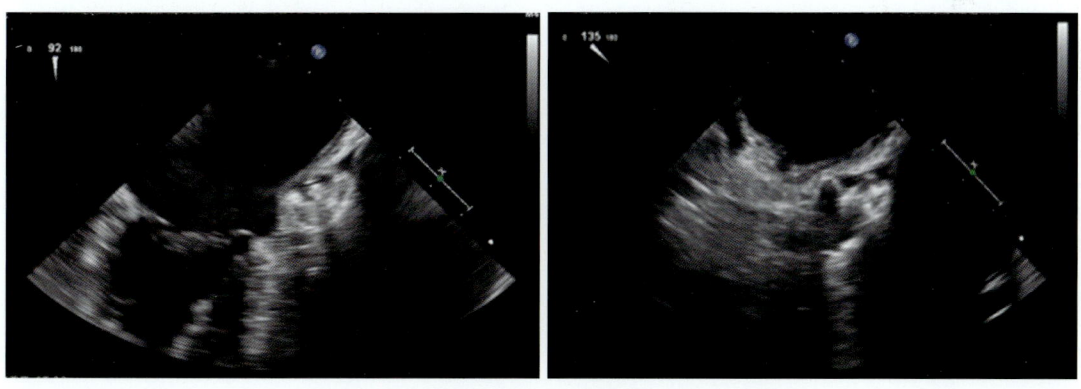

图 12-13　TEE 下评估封堵效果（附视频）

表 12-3　压缩比测量数据

角　度	长度（mm）	压缩比
0°	—	—
45°	15	25%
87°	15	25%
135°	15	25%

TEE 多角度下未发现残余分流，符合 PASS 原则（图 12-14）。

释放封堵器

符合 PASS 原则，释放封堵器（图 12-15）。

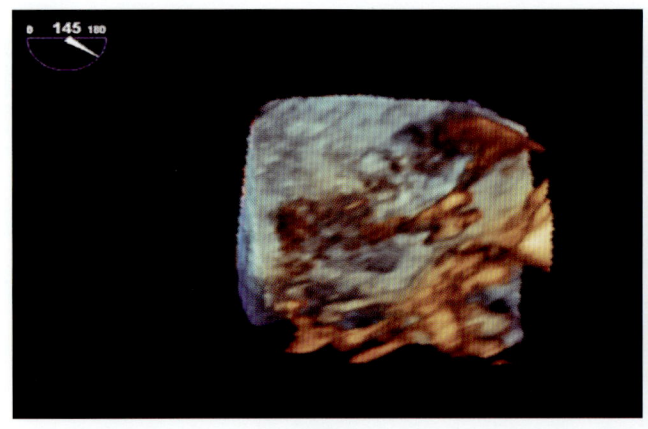
图12-14 三维TEE下评估残余分流（附视频）

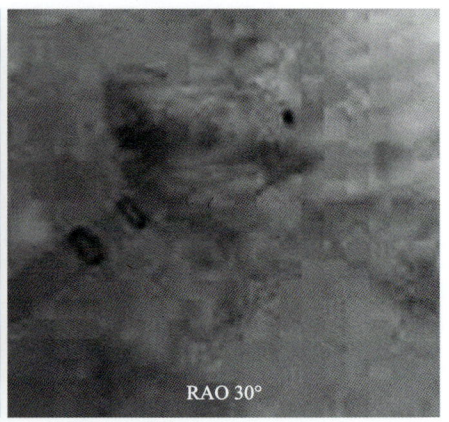
图12-15 封堵器释放（附视频）

术后情况

术后用药

结合患者意愿以及出血、中风风险，决定术后服用利伐沙班45天。

随访

术后45～60天TEE随访，封堵效果良好，未见封堵器相关血栓，未见残余分流。将利伐沙班换为拜阿司匹林+硫酸氢氯吡格雷双联抗血小板治疗至术后6个月，后单用硫酸氢氯吡格雷治疗。

术者小结

（1）本例患者为极小左心耳，常规TEE不能清楚显示左心耳的形态和大小，心脏CTA能清楚显示左心耳的形态结构并制订对应的封堵策略。

（2）术中寻找一个合适的工作体位很重要，常规体位不能清楚显示左心耳情况时，可以多角度造影左心耳，适当调整造影体位找到合适的工作体位。

（3）WATCHMAN FLX的展开方式多样，形成FLX ball之后可进可退，展开和回收操作非常丝滑，安全性高，术者的操作空间更大；其型号由原来的21～33 mm五种型号，调整为20～35 mm五种型号；压缩比是10%～30%，兼容性更大，具有更宽的治疗范围。

专家点评

左心耳封堵适应证评估中很重要的一点是，多大的左心耳可以通过手术封堵。原来的WATCHMAN 2.5适用于14～28 mm的左心耳，更大的左心耳是不可以用WATCHMAN 2.5封堵的，但有了WATCHMAN FLX之后，原来不敢做、不能做的现在也敢做、能做了，这一点在此病例中也得到了充分的体现，显示出WATCHMAN FLX

诸多优秀的器械性能，最终使这例左心耳达到了非常棒的封堵效果，结局是非常完美的。我们也遇到过类似的、很小的左心耳，确实普通WATCHMAN 2.5还真做不了，只能使用WATCHMAN FLX完成手术，结果都很不错。

（珠海市人民医院　姜小飞教授）

此病例非常精彩！因为极小左心耳确实不一定适合封堵；但造影后再看，我们永远无法想象左心耳里面究竟如何，小小的空间里面也可能会藏着血栓。这样的小、浅左心耳，给封堵手术带来了很多的挑战。通过这个病例我也学到很多，在这种情况下，优选WATCHMAN FLX来做策略预判和设计，可以让困难的病例变得简单，让困难病例的封堵也变得完美。

（同济大学附属东方医院　杨兵教授）

病例 13

早分叶大开口浅深度反鸡翅型左心耳 WATCHMAN FLX 封堵

同济大学附属上海市第四人民医院　陈　维　李　双

扫码看视频

病例资料摘要

病史

患者男性，84岁。因反复心慌10余年，加重1天入院。患者10余年前于外院确诊房颤，不规律服用华法林，不规律监测INR，否认明显出血。

高血压病史10余年，血压控制欠佳，最高为180/100 mmHg。10余年前曾因肺恶性肿瘤行外科根治术，未见复发。有腰椎疾病，曾行外科手术，目前能稍微行走。否认规律吸烟、饮酒。否认家族遗传性疾病史。

体格检查

体温36.8℃，心率72次/分，血压142/89 mmHg。

实验室检查

（1）血常规：Hb 123 g/L，WBC 7.69×10^9/L，PLT 198×10^9/L。

（2）生化检查：Cr 122.5 μmol/L，eGFR 52（根据CKD-EPI公式），LDL-C 2.66，K 4.56 mmol/L。

（3）凝血指标：INR 1.42，D-二聚体 0.54 mg/L。

（4）心脏功能生化标志物：cTNT 0.033 ng/L，cTNI 0.025 ng/L，NT-proBNP 2 232 pg/mL。

辅助检查

（1）TTE：① 左心房增大；② 多瓣膜反流（轻度）。

（2）动态心电图：持续性房颤心率，平均心率80次/分（图13-1）。

诊断与评估

入院诊断

房颤，不稳定性心绞痛，心功能不全。肺恶性肿瘤术后。腰椎外科手术后。高血压病。

术前评估

1. 手术风险评估　使用卒中风险评分（CHA_2DS_2-VASc评分）量表（表13-1）和出

血风险评分（HAS-BLED评分）量表（表13-2）进行术前评估。

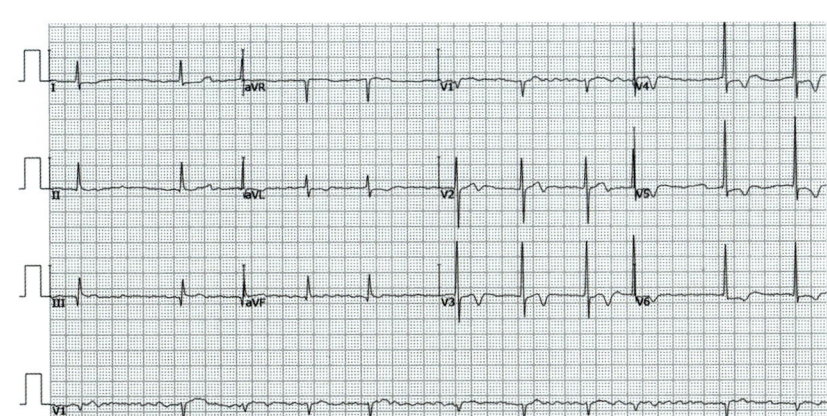

图13-1　入院心电图

表13-1　卒中风险评分（CHA$_2$DS$_2$-VASc评分）量表

指　　标	评分
慢性心力衰竭/左心室功能不全（C）	1
高血压（H）	1
年龄≥75岁（A）	2
糖尿病（D）	0
卒中/TIA/血栓栓塞病史（S）	2
血管性疾病（V）	0
年龄65～74岁（A）	0
女性（Sc）	0
合计	6

表13-2　出血风险评分（HAS-BLED评分）量表

指　　标	评分
高血压（H）	1
肝、肾功能不全（A）	1
卒中（S）	1
出血（B）	0
异常INR值（L）	0
年龄＞65岁（E）	1
药物或饮酒（D）	0
合计	4

2. 胸部CT及增强　两肺多发小结节（直径3～4mm）；右侧胸腔积液（少量）；心包少量积液（图13-2）。

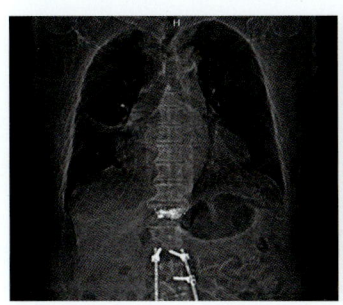 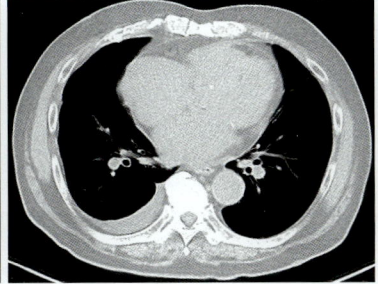 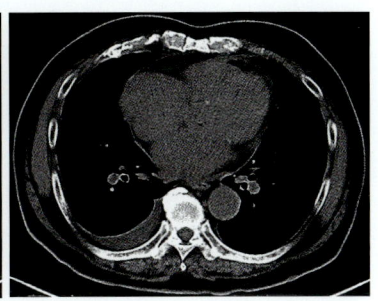

图13-2　胸部CT定位图及断层图

3. 头颅MRI 脑内多发腔隙性梗死病灶及缺血灶，老年脑改变，脑白质变性（图13-3）。

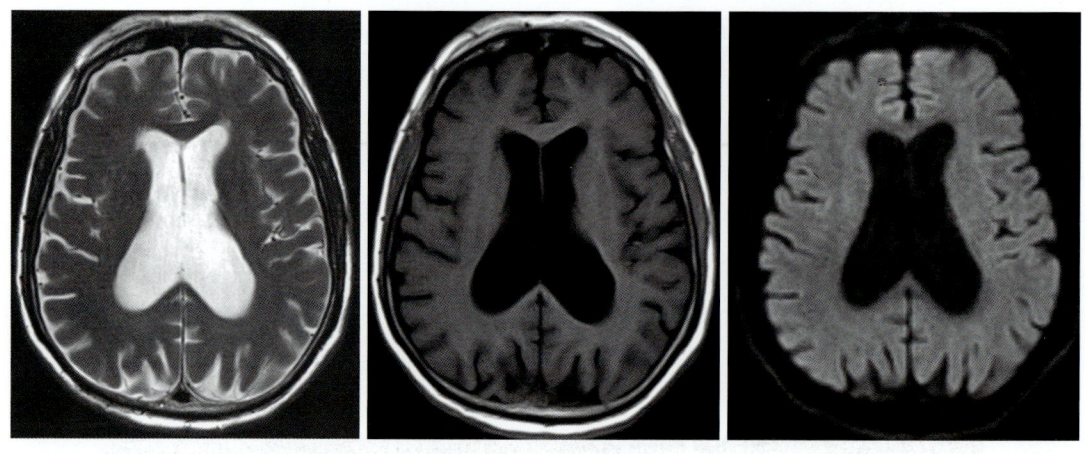

图13-3 头颅MRI

4. TTE ① 左心房增大；② 二尖瓣纤维化伴少量反流；③ 主动脉瓣纤维化伴少量反流；④ 三尖瓣少-中量反流；⑤ LA 49 mm，LVEF 63%，LVDD 52 mm，LVSD 34 mm。

5. CTA LAD近段混合斑块，管腔轻中度狭窄；LCX及RCA多发斑块，轻微狭窄（图13-4）。

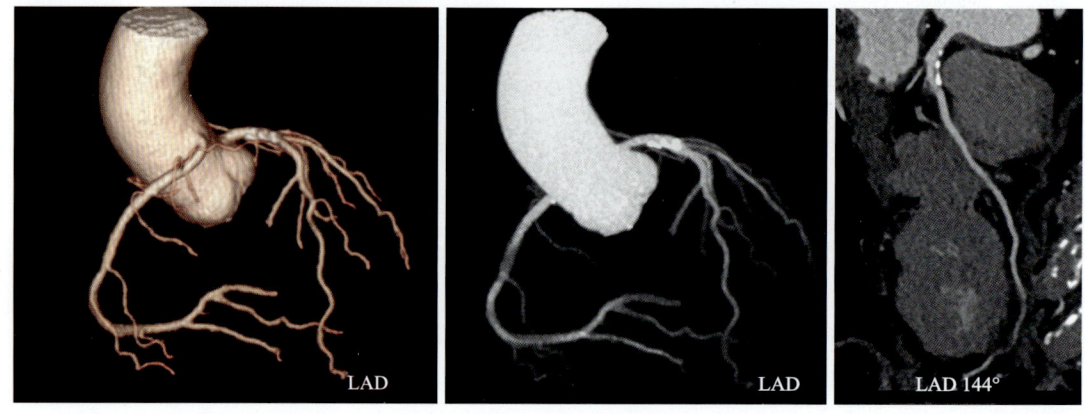

图13-4 冠脉CTA检查

CTA断层分析提示左心耳类似菜花型，左心耳远端有多个分叶，可用深度不大，未见血栓形成（图13-5）。

三维重建左心耳影像（图13-6），提示左心耳开口长径×短径为28.37 mm×16.56 mm，呈椭圆形，深度为19.6 mm（实际深度可能更浅），左心耳远端有多个分叶，里面的可用空间有限，根据CTA重建及WATCHMAN FLX尺寸选择表，预计选择35 mm的WATCHMAN FLX封堵器。由于左心耳内部空间有限，选择31 mm的封堵器作为备选方案，结合术中的造影情况确定最终选择。穿刺靠下、靠前，尽量走上叶以获得更好的轴向。最佳造影体位：RAO20°，CAU20°。此左心耳难点：大开口、浅深度、反鸡翅型、早分叶。

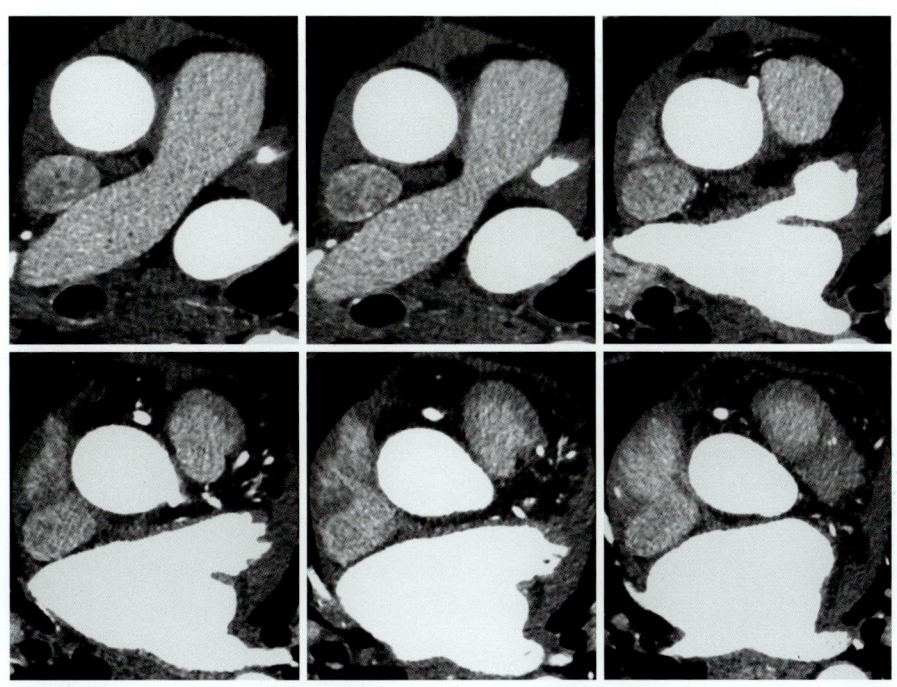

图 13-5　冠脉 CTA 检查

其中，左心耳出现共计 60 层，每层 0.75 mm，选择第 1、第 5、第 30、第 43、第 50、第 60 层展示

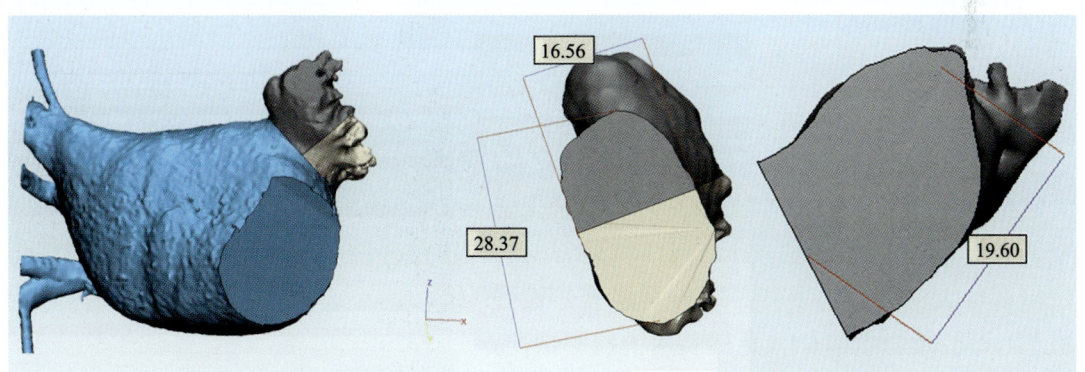

图 13-6　左心耳三维重建（附视频）

治疗方案

该患者为 80 岁以上老年男性，长程持续房颤，有高血压病、慢性肾脏病、心力衰竭、肿瘤外科术后、骨科外科术后等，这些临床特点提示其脑卒中风险高、出血风险

高，而多种疾病多重服药提示服药依从性低和手术耐受性较低（三"高"两"低"——高龄、高卒中风险、高出血风险，低手术耐受性、低服药依从性）；考虑患者的远期获益，建议行"经皮LAAC"。麻醉方式：局麻。手术方式：简化式，术前评估、术中操作及术后随访均不采用TEE。

本例患者的左心耳为敞口，可利用空间有限、分叶较多。如果封堵器放置过深会导致大部在上叶展开而开口封闭不全，放置较浅则会无法稳定锚定而直接弹出左心耳。因此，制订合理的封堵策略，准确把握展开时机，优化器械位置，这些尤为重要。

手术过程

术中左心耳造影

造影显示为多分叶左心耳，口部较大并且是敞口，深度有限，多角度测量开口最大可能在29.3 mm左右（图13-7），最终决定采用WATCHMAN FLX 35 mm尝试进行封堵。

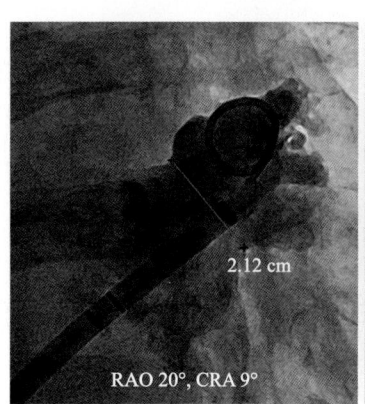 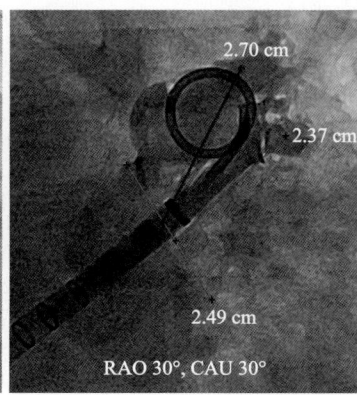 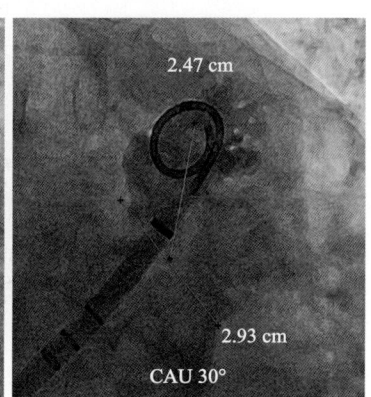

图13-7 术中左心耳造影（附视频）

封堵策略分析

左心耳多分叶，深度不够而开口相对较大，决定使用上分叶进行释放（图13-8）。在确保安全的情况下，尽量深放。封堵器即将展开时顶住钢缆加大逆时针力展开，确保封堵器不被弹出左心耳。结合术前CTA重建和术中造影情况，决定首先采用35 mm WATCHMAN FLX。

封堵器第一次展开

鞘管轴向与左心耳同轴，走上叶；在封堵器展开过程中，通过造影剂定位封堵器远端始终在该分叶的最远端，以便充分利用可用深度。释放封堵器后，通过造影发现下缘贴合效果欠

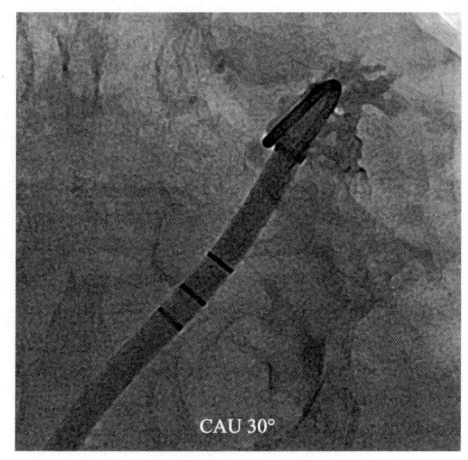

图13-8 封堵策略分析（附视频）
鞘管远端进入左心耳上分支

佳，仍存在较大残余分流，因此需要进行回收调整（图13-9，图13-10）。

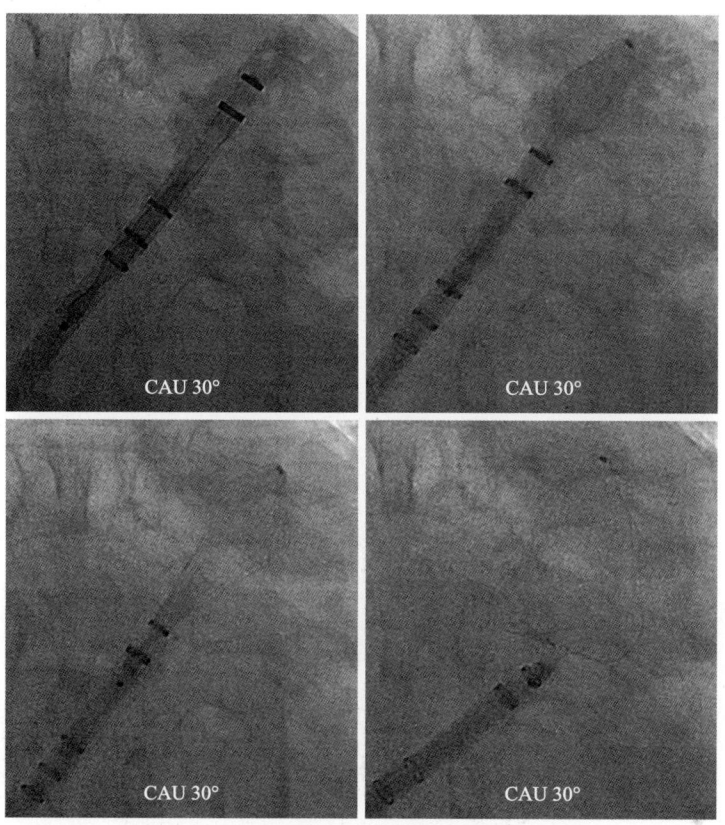

图13-9　封堵器第一次缓慢展开（附视频）

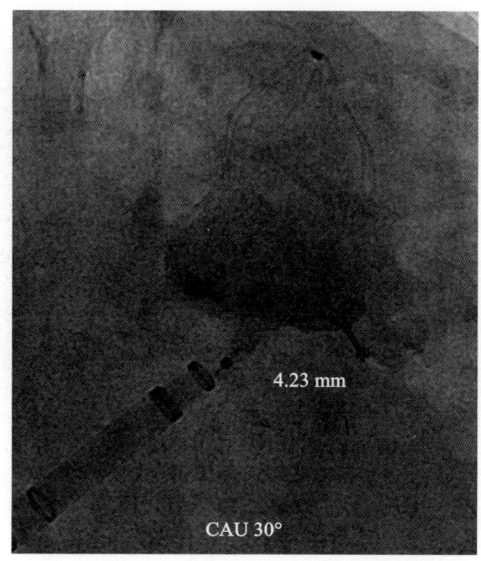

图13-10　术中造影定位（附视频）

封堵器第一次展开后回收

封堵器第一次展开后第一次回收调整，回收过程中封堵器远端由上分叶整体掉落，微打造影剂提示封堵器上缘明显突出左心耳外，需要进行全回收（图13-11）。

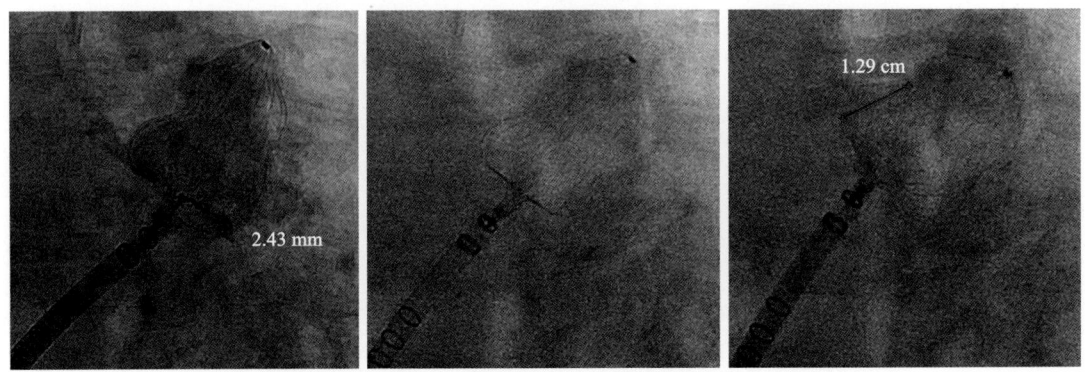

图13-11　封堵器第一次展开后第一次回收调整（附视频）

所示角度为"RAO36°，CAU 6°"

封堵策略调整

调整困难主要是因为35 mmWATCHMAN FLX若过分深入左心耳上分叶远端，导致封堵不完全；若不充分借用深度，则封堵器不能保持稳定，因此拟采用31 mm WATCHMAN FLX适当浅放，在保证稳定性的同时亦可保障封堵的有效性。

更换封堵器并展开

封堵器体外预借1 mm，仍然顺左心耳轴向走上叶，缓慢展开封堵器，待封堵器即将完全展开时，稍顶住钢缆，保持10 s以上（图13-12）。

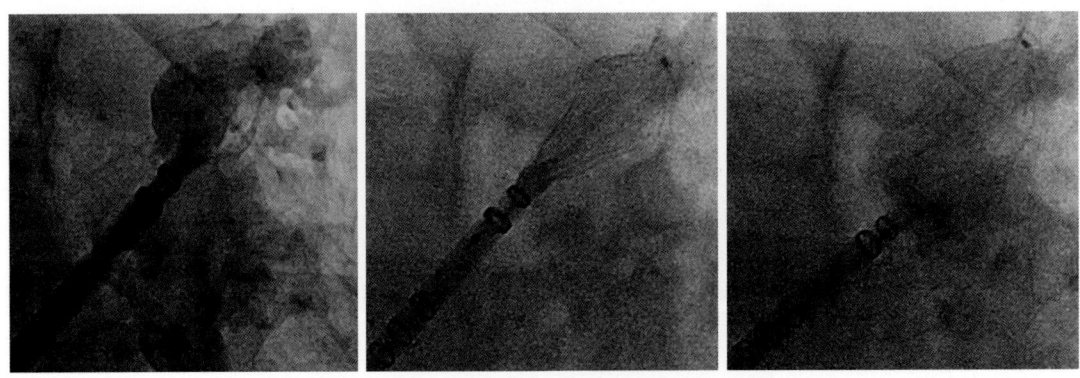

图13-12　31 mm WATCHMAN FLX封堵器缓慢展开（附视频）

术中采用造影剂精确定位（所示角度为"RAO35°，CAU22°"）

PASS原则评估

"简化式"手术方案中，要求在不少于三个角度下评估PASS原则（图13-13）。封堵器位置合适，稍稍露肩，牵拉试验提示固定效果好，封堵器下缘露肩不明显，且多角度显示无明显残余分流，测量压缩比18%～23.8%。

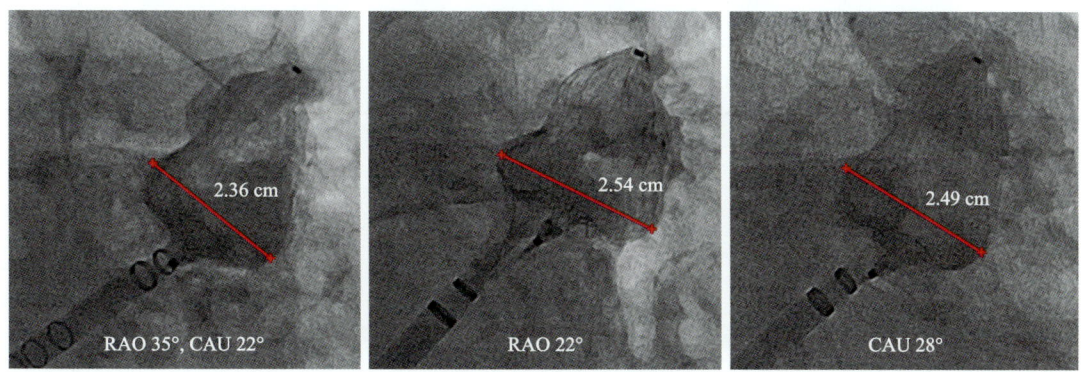

图13-13 封堵器释放前多角度评估PASS

释放封堵器

符合PASS原则，释放封堵器，并再次进行多角度造影复查封堵效果。造影显示左心耳封堵效果好，压缩比17%～18%（图13-14）。

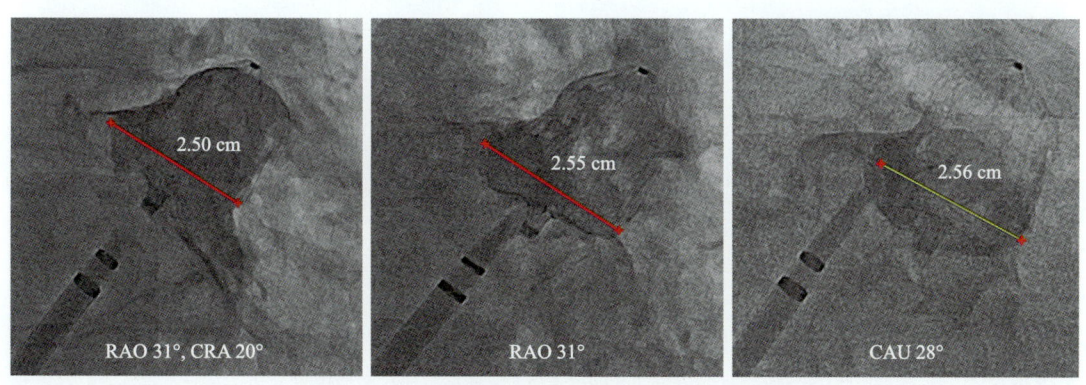

图13-14 封堵器释放后再次进行多角度评估

术后情况

术后用药

给予甲磺酸艾多沙班30 mg，每日一次。不予抗心律失常药物治疗。予利尿、控制血压等对症治疗。

随访

患者于术后约2个月随访，无明显不适。本次随访继续采用增强CTA检查，封堵器各角度未见残余分流且封堵器表面与周边组织回声类似，提示已初步内皮化（图13-15，图13-16）。

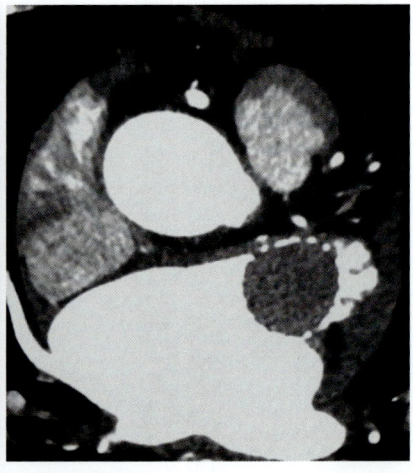

图 13-15　随访 CTA 对比

术前 CTA（左）和术后 2 个月 CTA（右）对比，提示封堵器位置合适，左心耳封堵完全，大部分已经实现内皮化

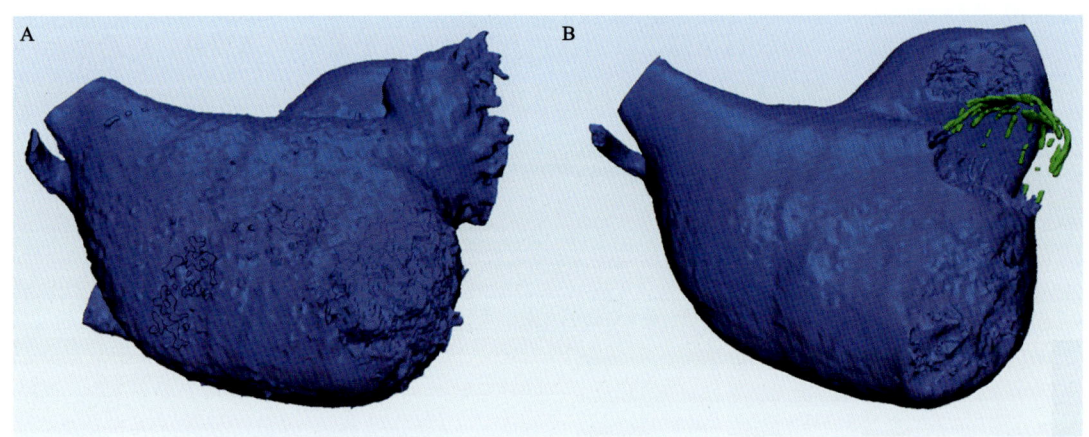

图 13-16　CTA 三维重建（附视频）

A. 术前 CTA；B. 术后 2 个月 CTA。对比术前 CT，提示术后 2 个月左心耳封堵器位置合适，左心耳基本上已经实现内皮化

术者小结

本例患者采用简化式左心耳封堵策略，且术前至随访均避免使用不易耐受的 TEE。目前看来，患者的治疗较为顺利。本例提示，对于高龄患者可全程不采用 TEE，不需要全麻，患者的手术体验好。术者通过技术优化、选择合适的封堵器类型及精细的操作，可以实现对左心耳的完美封堵。

专家点评

该病例比较困难，患者具有很强的左心耳封堵适应证，同时左心耳为敞口，内部空间有限且远端的分叶较多。在使用35 mm的封堵器未封堵成功后及时调整封堵策略并选择小一型号的31 mm封堵器，顺利完成封堵，封堵效果很好。该患者在术前和术后均采用CTA完成影像评估，在术中仅采用优化式完成了封堵手术，并且在术后CTA随访中看到了良好的封堵效果。该病例向我们展示了很多临床技巧，并且体现了术者丰富的LAAC相关经验，以及精益求精的精神和精湛的操作能力。

（陆军军医大学西南医院　宋治远教授）

病例 14

敞口浅心耳 WATCHMAN FLX 封堵

六盘水市人民医院　李勇军　张苡榕

扫码看视频

病例资料摘要

病史

患者老年男性，80岁，因反复胸闷、气促10余年，加重1个月入院。1个月前患者因受凉出现活动耐力明显下降，轻体力活动即有胸闷、气促，情绪激动及劳累后感心悸，休息后症状可稍有缓解，但易反复，可平卧。为求进一步诊治入院。

有高血压病史10余年。20余年前曾被诊断出急性肝炎。

诊断与评估

入院诊断

慢性阻塞性肺疾病，急性加重期。慢性肺源性心脏病。冠状动脉粥样硬化性心脏病？心律失常，房颤。左下肺局限性肺不张，肺部感染？左肾小囊肿。

术前评估

1. **手术风险评估**　使用卒中风险评分（CHA_2DS_2-VASc 评分）量表（表14-1）和出血风险评分（HAS-BLED评分）量表（表14-2）进行术前评估。

2. **术前心电图检查**　RR间期不等，无明显P波，房颤（图14-1）。

3. **术前影像检查**

（1）TTE：① 左心房增大；② 二尖瓣轻度反流；③ 主动脉瓣轻度反流；④ 右心房增大；⑤ 三尖瓣中度反流，肺动脉收缩压约49 mmHg；⑥ LA 43 mm × 58 mm, LV 45 mm, RA 60 mm, EF 58%。

（2）TEE：① 多切面未见左、右心房，左、右心耳内团块状回声；② 左心耳排空速度30 cm/s，左心耳及左心房内血流呈云雾状；③ 左心耳开口直径16～22 mm（表14-3）。

（3）术前CT：敞口浅左心耳，内部比较光滑（图14-2）。穿刺点选择建议靠下、靠后。术中工作体位建议"RAO30°，CAU20°"。

表 14-1 卒中风险评分（CHA$_2$DS$_2$-VASc 评分）量表

指　标	评分
慢性心力衰竭/左心室功能不全（C）	1
高血压（H）	1
年龄≥75岁（A）	2
糖尿病（D）	0
卒中/TIA/血栓栓塞病史（S）	0
血管性疾病（V）	0
年龄65～74岁（A）	0
女性（Sc）	0
合计	4

表 14-2 出血风险评分（HAS-BLED 评分）量表

指　标	评分
高血压（H）	1
肝、肾功能不全（A）	0
卒中（S）	0
出血（B）	0
异常INR值（L）	0
年龄＞65岁（E）	1
药物或饮酒（D）	0
合计	2

表 14-3　TEE 下左心耳测量数据

角　度	开口直径（mm）	深度（mm）
0°	21	15
45°	22	17
90°	16	10
135°	21	13

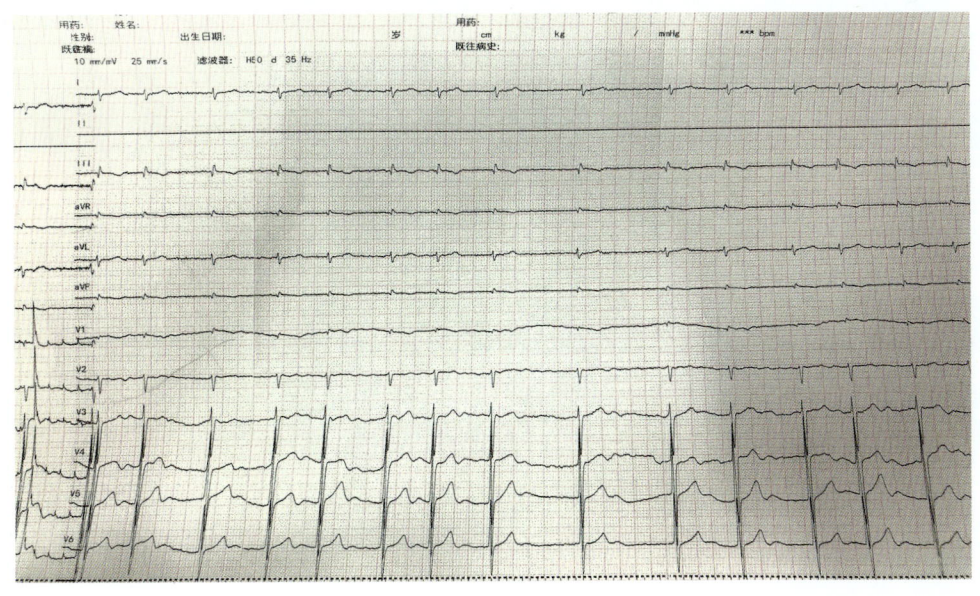

图 14-1　术前心电图

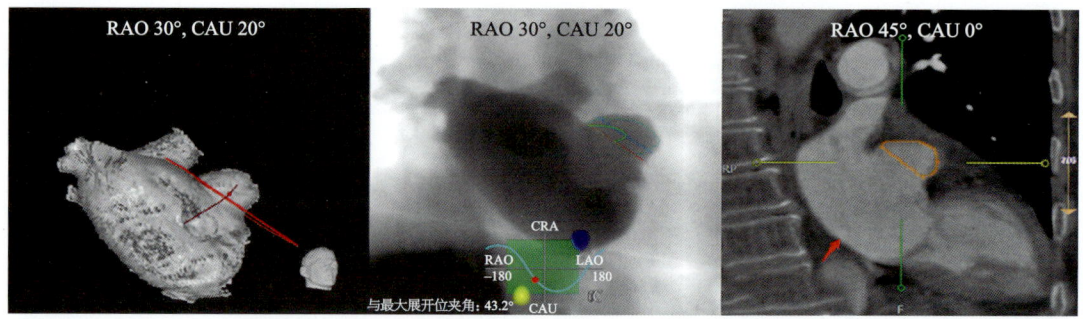

图14-2　术前CT分析左心耳形态

左心耳开口测量过程及结果见图14-3和表14-4。

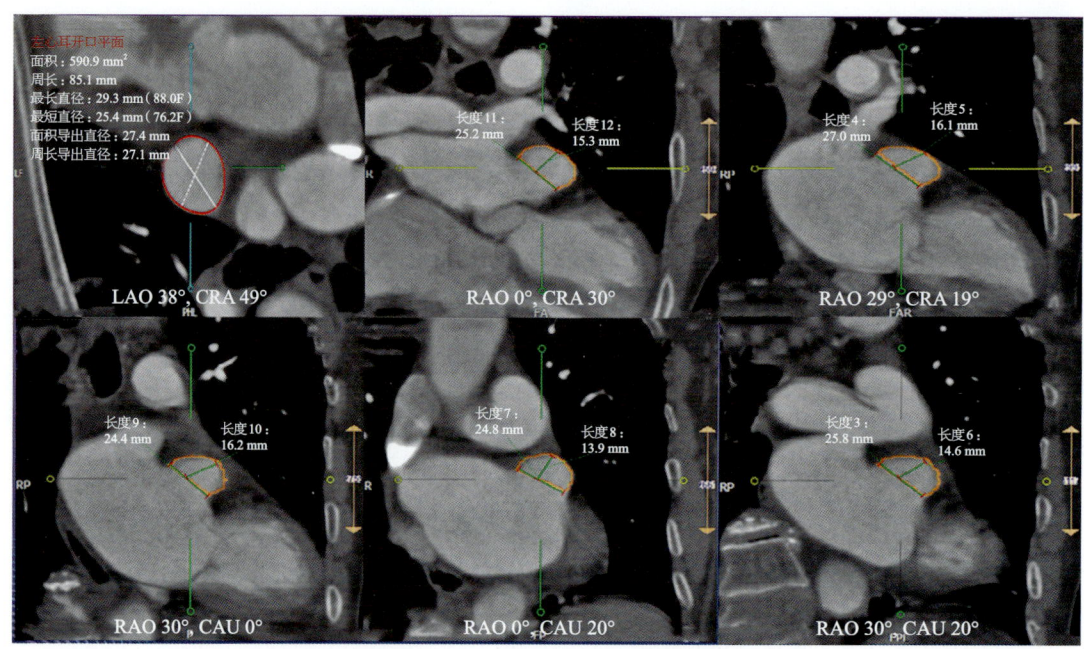

图14-3　术前左心耳开口测量

表14-4　术前CT多角度测量左心耳

体　位	开口直径（mm）	深度（mm）
CRA30°	25.2	15.3
RAO30°，CRA20°	27.0	16.1
RAO30°，CAU20°	25.8	14.6
RAO30°	24.4	16.2
CAU20°	24.8	13.9

治疗方案

该患者属于非瓣膜性房颤患者,卒中风险4分,出血风险2分,符合LAAC适应证。患者年纪较大且患者及家属表示不愿长期口服抗凝药,考虑患者的长期获益,选择经皮LAAC来预防卒中。完善术前检查,术前CT及TEE检查排除左心耳内血栓,无明显手术相关禁忌。拟全麻下行TEE指导下LAAC。

手术过程

房间隔穿刺

DSA下过房间隔(图14-4),术中按体重(100 U/kg)给予肝素。

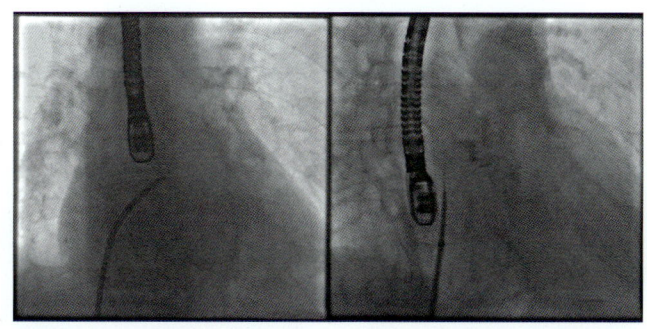

图14-4 房间隔穿刺(附视频)

左心耳造影及封堵策略

1. 封堵策略制订　术前CT预估"RAO30°,CAU20°"(工作体位)下左心耳展开良好,所以直接采用该体位造影。术前CT示左心耳开口大于25 mm,TEE下测量左心耳开口16～22 mm,术中DSA测量左心耳外口25 mm(图14-5);左心房压大于10 mmHg。综合判断:术前CT与术中DSA测量结果匹配度较高,选择31 mm的WATCHMAN FLX封堵器。手术难度:穿刺点略高,轴向不佳。

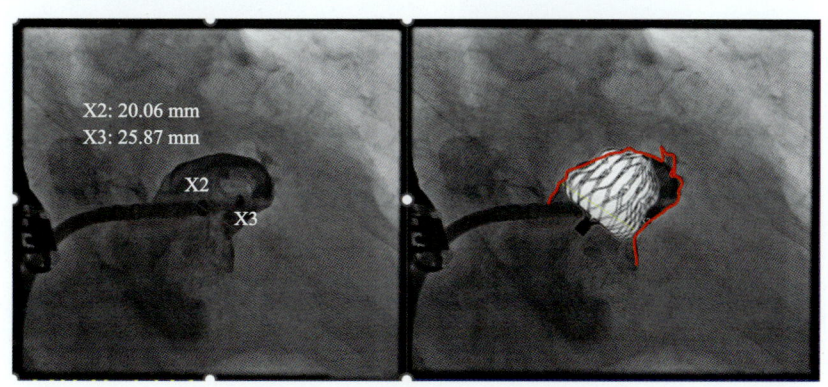

图14-5 左心耳造影与封堵策略制订

2. 器械展开方法 在DSA屏幕画出左心耳形态水印，确定伞器的着陆区（图14-6），明确器械展开方法（图14-7）。

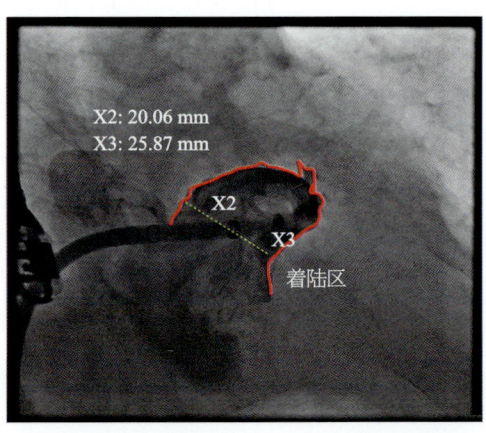

图14-6 左心耳形态水印与着陆区

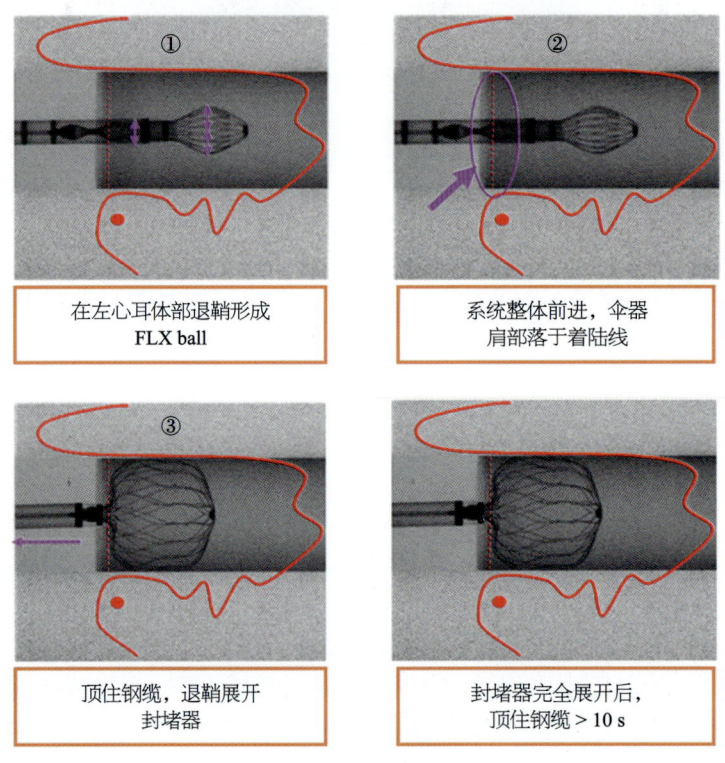

图14-7 器械展开方法

3. 展开过程 左心耳工作体位下，退鞘形成FLX ball；逆时针转鞘，系统整体前进；封堵器肩部落于着陆区后，稳住钢缆，退鞘展开（图14-8）。由于轴向不佳，伞器展开后，下缘完全置于左心耳外（图14-9）。全回收，重穿房间隔。

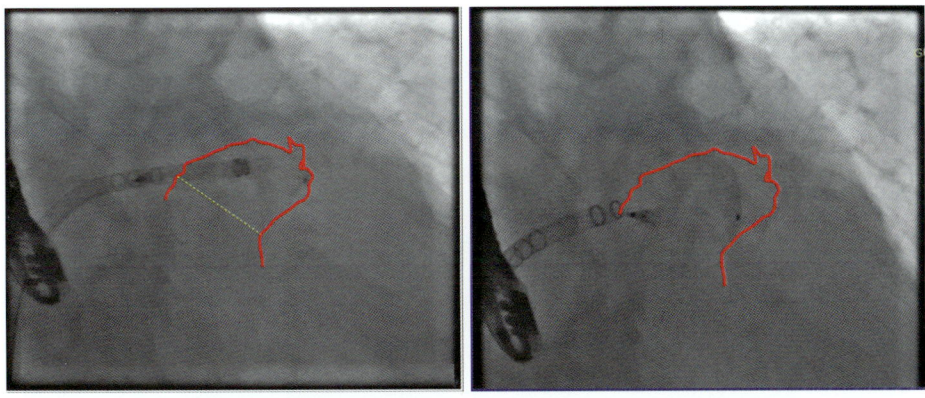

图 14-8　封堵伞肩部落于着陆区（附视频）　　图 14-9　封堵伞下缘置于左心耳外

4. 重新房间隔穿刺　TEE指导下重穿房间隔，于短轴切面和长轴切面确定最佳穿刺位点（图 14-10）。

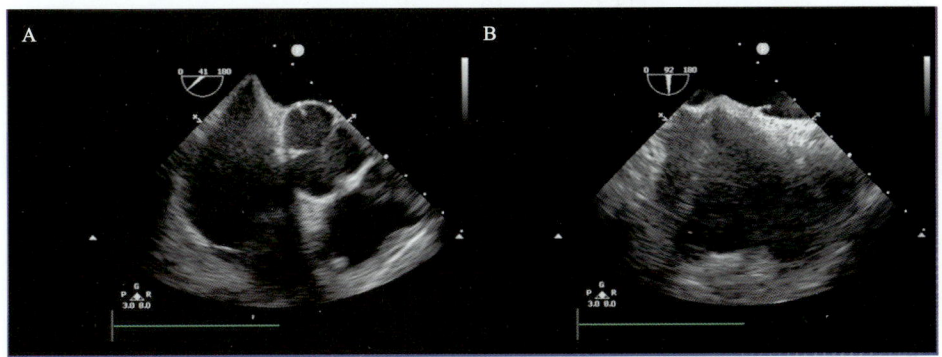

图 14-10　TEE下重新穿刺房间隔（附视频）

A. 短轴平面；B. 上下腔平面

重新穿刺后，两次轴向对比（图 14-11），确保穿刺位置合适，避免因鞘管轴向过高或过低导致实际可用深度不足。

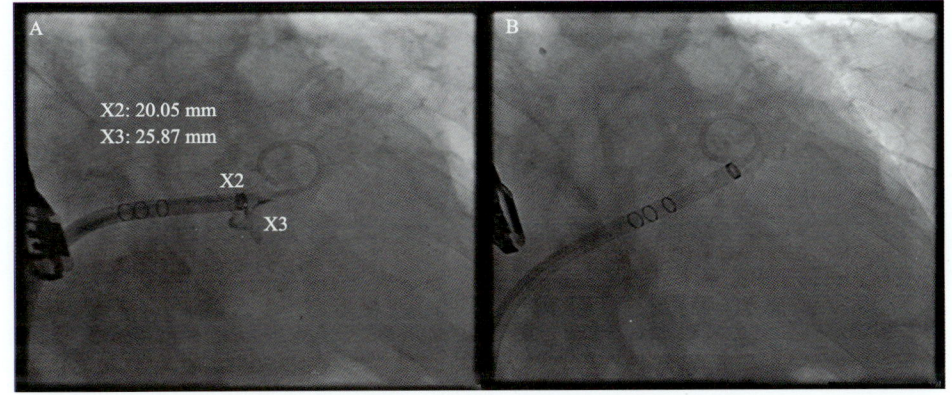

图 14-11　两次轴向对比（附视频）

A. 第一次；B. 第二次

5. 重新制订封堵策略 TEE引导下，轴向较第一次更加靠下、靠后穿刺房间隔；测量左心耳开口25 mm，深度15 mm；总结第一次封堵器展开的情况，敞口浅左心耳、内部较光滑、远端空间不大，决定更换27 mm的WATCHMAN FLX进行封堵（图14-12）。

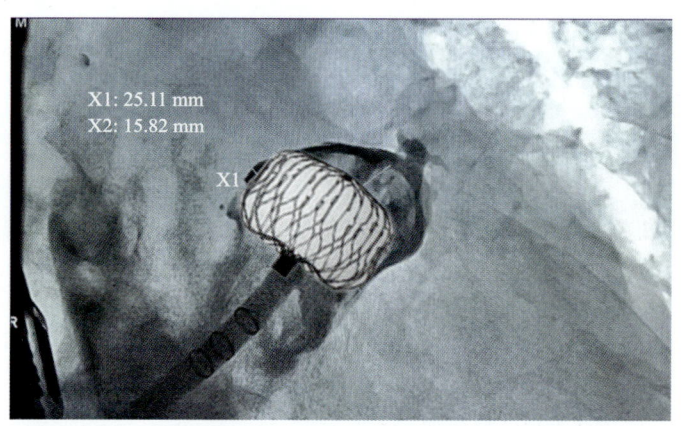

图14-12 重新制订封堵策略

器械展开

按封堵策略展开封堵器（图14-13）。

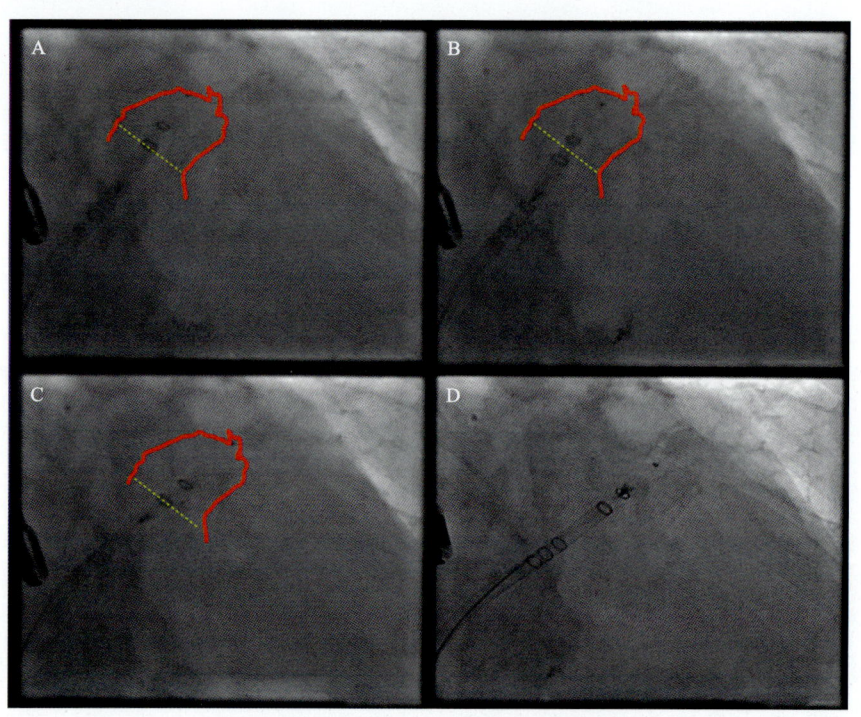

图14-13 封堵伞展开过程（附视频）

A. 在左心耳体部退鞘形成FLX ball；B. 系统整体前进，封堵伞肩部落于着陆线；C. 顶住钢缆，退鞘展开封堵器；D. 封堵器完全展开后顶住钢缆＞10 s

PASS原则评估

术中多角度造影确认位置，器械均位于左心耳口部（图14-14）。

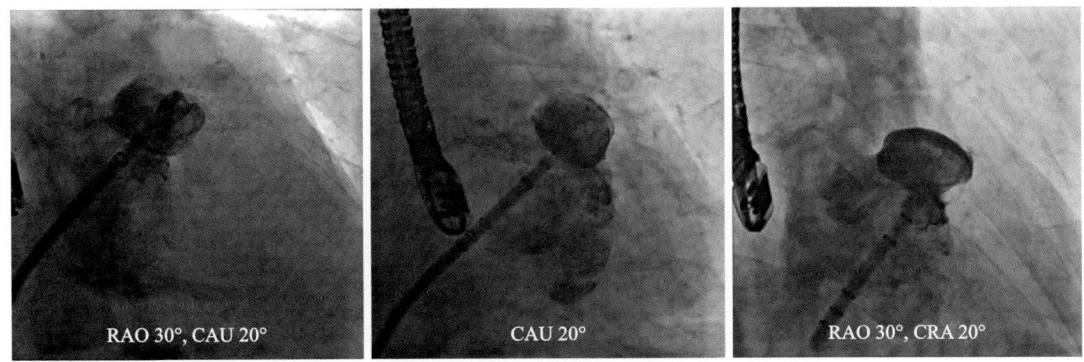

图14-14　封堵伞位置评估（附视频）

器械牵拉试验，稳定性好（图14-15）。

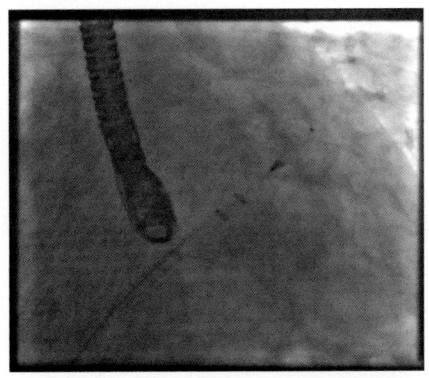

图14-15　牵拉试验（附视频）

TEE下测量器械压缩后尺寸，压缩比11.8%～16.7%（图14-16，表14-5）。

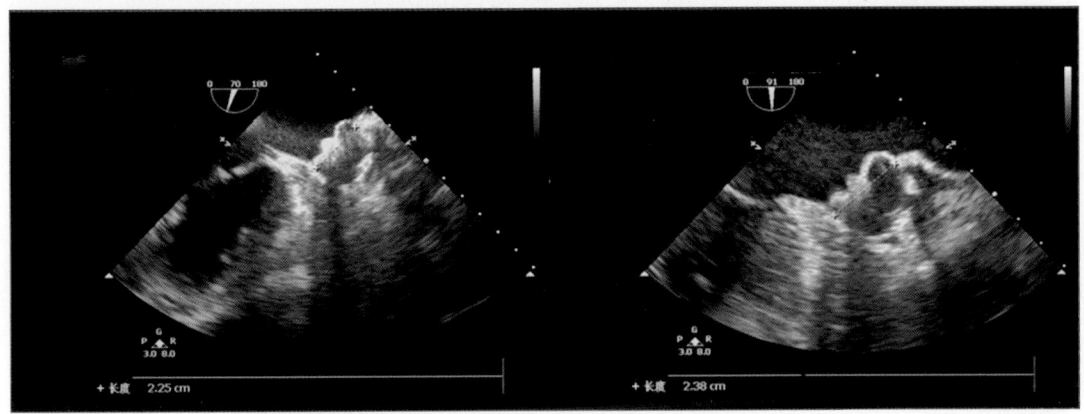

图14-16　TEE下测量压缩后直径

表 14-5　计算器械压缩比

角　度	压缩后直径（mm）	压缩比（%）
0°	—	—
45°	22.5	16.7
90°	23.8	11.8
135°	—	—

多角度未见明显残余分流（图14-17）。

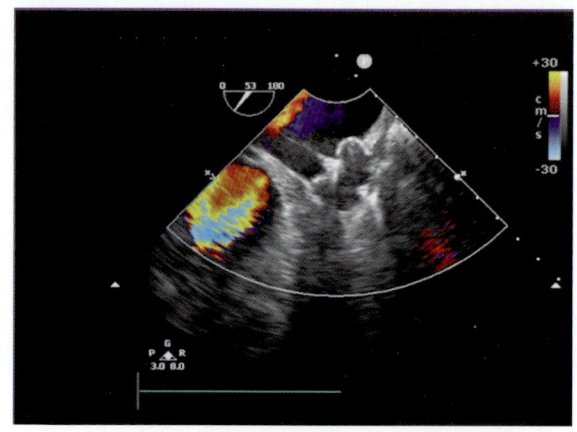

图14-17　TEE下未见残余分流（附视频）

释放封堵器

符合PASS原则，释放封堵器。释放后造影确认封堵器位置，并于TEE下复查心包积液（图14-18）。

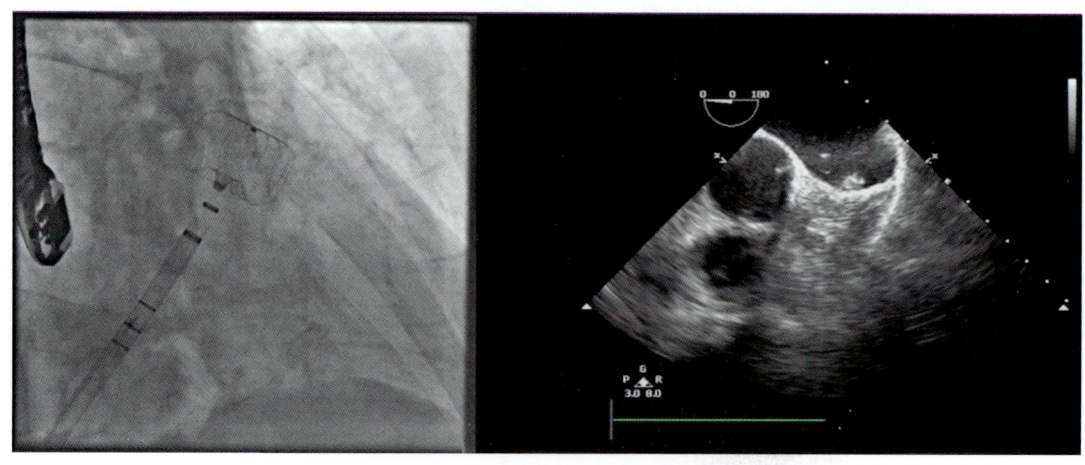

图14-18　释放封堵器并复查心包积液（附视频）

术后情况

植入封堵器术后予利伐沙班15 mg，每日一次，持续3个月。术后定期门诊随访。

术者小结

该病例为敞口浅左心耳。患者长程持续性房颤，双房增大，左心耳为敞口，体部较短，内部较光滑。手术整体操作体会：① 利用术前CT的预判，术中在TEE引导下行房间隔穿刺，既安全又可以获得一个与左心耳同轴的穿刺轴向，更利于手术操作；② 针对浅左心耳，保持鞘管与左心耳的同轴性，是不增加手术难度的重要因素，可充分使用左心耳实际深度；③ WATCHMAN FLX的展开方式多样，形成FLX ball之后可进可退，非常安全；④ WATCHMAN FLX的骨架柔软，可随左心耳的内部形态变化，顺应性和贴合度高，更加稳定。

专家点评

该病例左心耳为类圆形开口的敞口浅左心耳，多角度测量开口均在25 mm左右，深度很浅。术中若封堵器选择不恰当，则可能出现下缘露肩较多，稳定性不佳等情况，WATCHMAN FLX对这类有挑战性的左心耳是很好的选择。该病例在案例选择、术前CT分析、封堵策略制订、术中操作及TEE应用等多方面向大家展示了标准化的手术流程，尤其是术中利用TEE指导房间隔重新穿刺，选择更靠下的位置，确保了鞘管与左心耳的同轴性。

（首都医科大学附属北京安贞医院　李松南教授）

病例 15

折角浅菜花型左心耳WATCHMAN FLX封堵

首都医科大学附属北京朝阳医院　刘　铮　刘兴鹏

扫码看视频

病例资料摘要

病史

患者女性，80岁，因心悸4年，间断胸闷、气喘2周，加重5天入院。既往高血压病史10年，血压控制欠佳；脑梗死病史10年余，遗留左侧下肢肢体无力；2型糖尿病史1年余；高脂血症1年余。2年前因腰椎压缩性骨折行外科手术治疗，7年前诊断出输尿管恶性肿瘤，遗留肾功能不全。否认家族遗传性疾病史，家人体健。

体格检查

体温36.7℃，心率89次/分，血压139/88 mmHg。

诊断与评估

入院诊断

心动过缓，房颤。心功能不全，心功能Ⅳ级（NYHA分级）。高血压病（3级，极高危组）。2型糖尿病。陈旧性脑梗死。肾功能异常。高脂血症。腰椎压缩性骨折。

术前评估

1. 手术风险评估　使用卒中风险评分（CHA_2DS_2-VASc评分）量表（表15-1）和出血风险评分（HAS-BLED评分）量表（表15-2）进行术前评估。

2. 术前影像检查

（1）TEE：患者左心房自发显影，未见左心房内血栓；左心耳呈菜花型，远端梳状肌十分发达；上缘口部可见较大隐窝，下缘体部有折角分叶（图15-1）。左心耳测量数据如下（图15-2，表15-3）。

（2）TTE：左、右心房增大，左、右心室大小正常；主动脉瓣反流（轻度）；二尖瓣关闭不全（轻度）；三尖瓣关闭不全（轻度）。左心室舒张功能降低；LA 41 mm，LVDd 42 mm，EF 66%。左心耳排空速度29 mm/s。

表 15-1　卒中风险评分（CHA₂DS₂-VASc 评分）量表

指　　标	评分
慢性心力衰竭/左心室功能不全（C）	1
高血压（H）	1
年龄≥75 岁（A）	2
糖尿病（D）	1
卒中/TIA/血栓栓塞病史（S）	2
血管性疾病（V）	0
年龄 65～74 岁（A）	0
女性（Sc）	1
合计	8

表 15-2　出血风险评分（HAS-BLED 评分）量表

指　　标	评分
高血压（H）	1
肝、肾功能不全（A）	1
卒中（S）	1
出血（B）	0
异常 INR 值（L）	0
年龄＞65 岁（E）	1
药物或饮酒（D）	0
合计	4

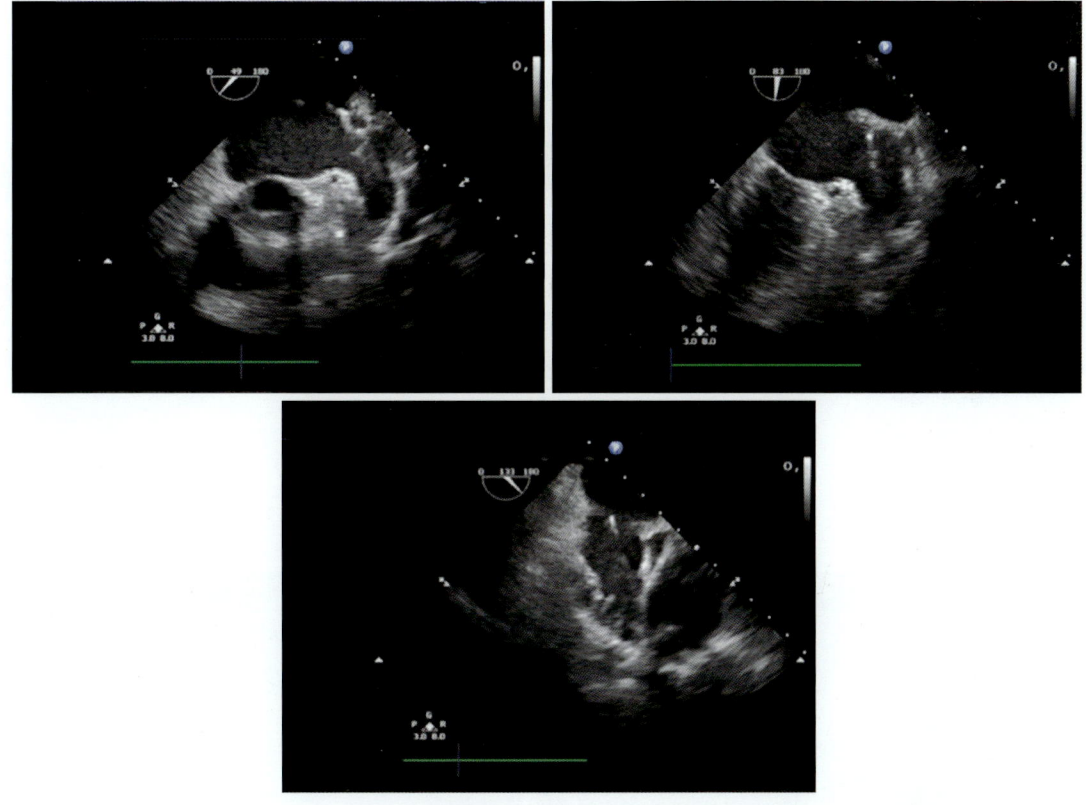

图 15-1　TEE 下左心耳（附视频）

（3）CT 三维重建：中位左心耳（图 15-3B），主轴向朝上。左心耳为菜花型，上缘有隐窝，下缘近口部有折角分叶（图 15-3A）。指导房间隔穿刺点应靠下、靠中间。

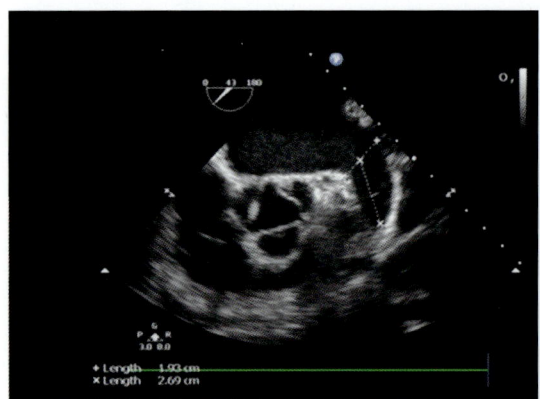 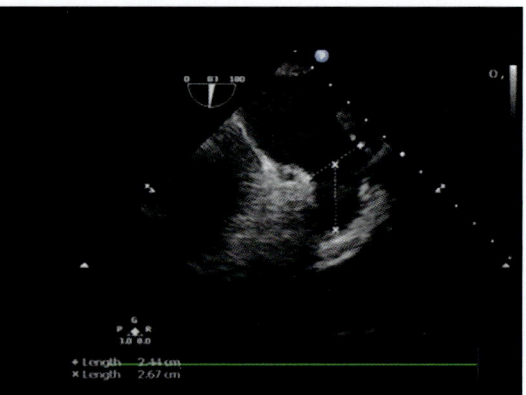

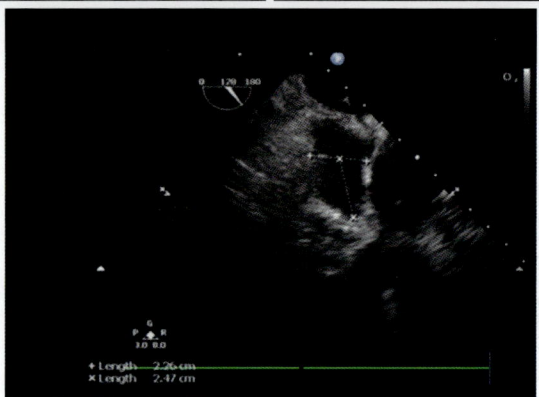

图 15-2　TEE 下左心耳测量

表 15-3　TEE 下左心耳测量数据

角　度	开口直径（mm）	深度（mm）
45°	19	26
90°	24	26
135°	22	24

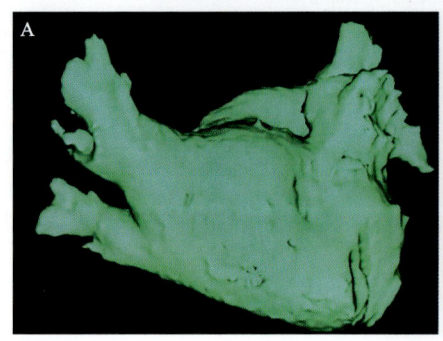 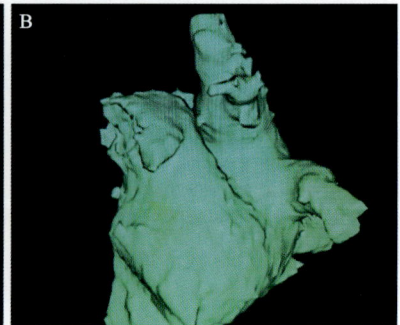

图 15-3　左心耳 CT 三维重建

A. 中位左心耳；B. 菜花型左心耳

治疗方案

该患者卒中风险评分8分（表15-1），出血风险4分（表15-2），符合LAAC适应证，考虑患者意愿及远期获益，建议行经皮LAAC。麻醉方式：全麻。手术方式：TEE指导下LAAC。

手术过程

房间隔穿刺

术中靠下、靠中间行房间隔穿刺（图15-4）。

肝位（RAO 30°，CAU 20°）造影，上缘折角隐窝、下缘折角菜花（偏鸡翅）型左心耳；开口25 mm，深度21 mm（图15-5）。

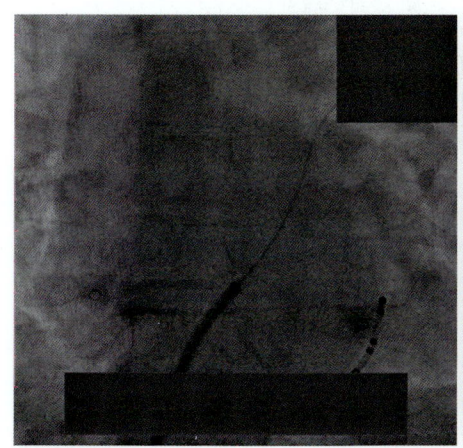
图15-4　房间隔穿刺（附视频）

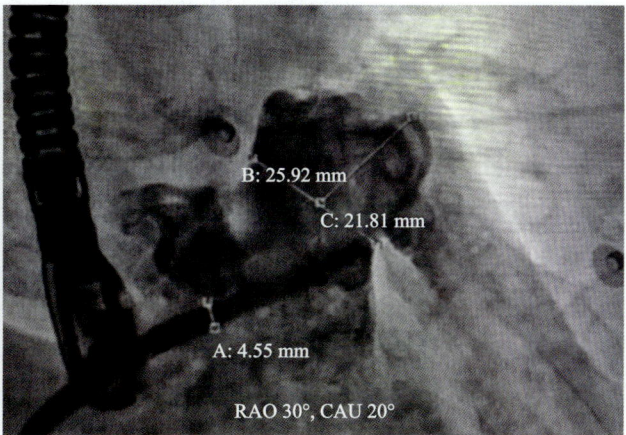
图15-5　肝位造影

封堵策略分析

1. **调整轴向**　此左心耳主轴向朝上，在形成FLX ball前应先固定轴向：逆时针旋转鞘管至左心耳体部，固定工作轴向。

2. **展开方法**　左心耳较浅，深度仅为21 mm。展开时应采取"毛毛虫法"的方式，退鞘形成FLX ball，边进封堵器边退鞘让FLX ball贴紧左心耳壁，再重复退鞘+前推结合的动作，最终使封堵器肩部对齐左心耳口部，展开封堵器，顶住钢缆10 s（图15-6）。

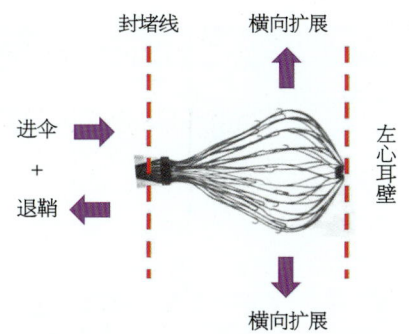
图15-6　"毛毛虫法"示意图

封堵器展开

展开后即刻造影（RAO 30°，CAU 20°），位置形态良好（图15-7）。

PASS原则评估

各角度下位置良好，45°平口封堵。90°和135°下少许露肩，露肩部分未超过植入部分的1/3（图15-8）。

DSA（图15-9A）及TEE（图15-9B）下牵拉稳定，回弹明显，牵拉后封堵器无位移。

各角度下观察无残余分流。封堵器与左心耳壁紧密贴合，封堵完全（图15-10）。

压缩比为16%～27%，有效提供径向支撑力（图15-11）。

释放封堵器

符合PASS原则，释放封堵器（图15-12）。

释放后再次评估

TEE下各角度位置、形态良好，无残余分流，压缩比较释放前无明显变化（图15-13）。

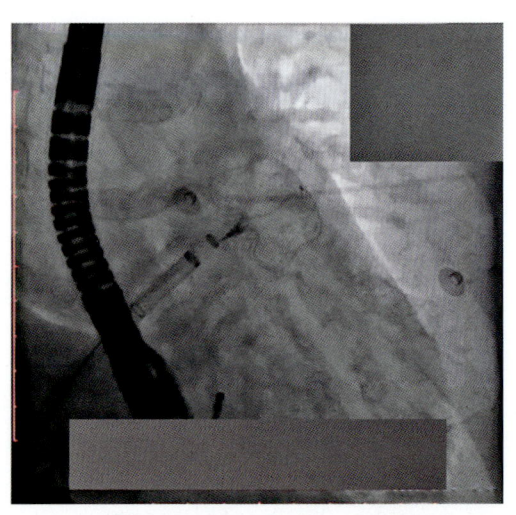

图15-7　展开后造影（附视频）

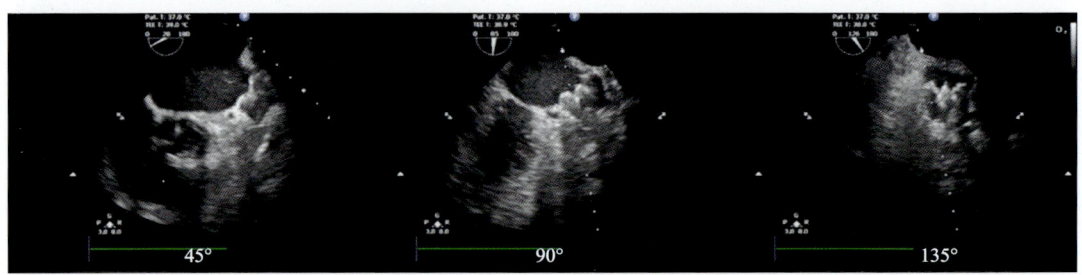

图15-8　TEE下评估封堵器位置（附视频）

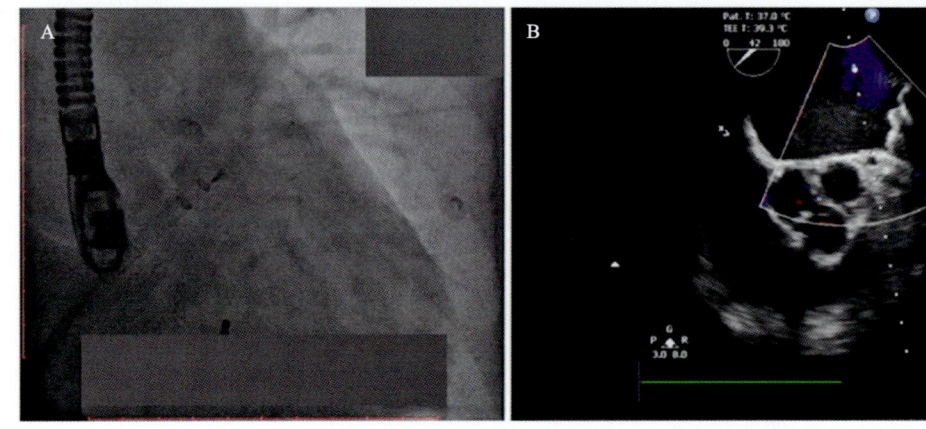

图15-9　DSA及TEE下行牵拉试验（附视频）
A. DSA（RAO30°，CAU20°）；B. TEE（42°）

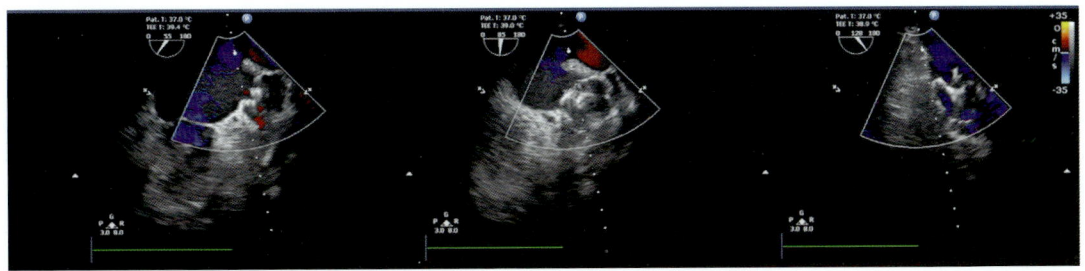

图15-10　TEE下多角度评估封堵（附视频）

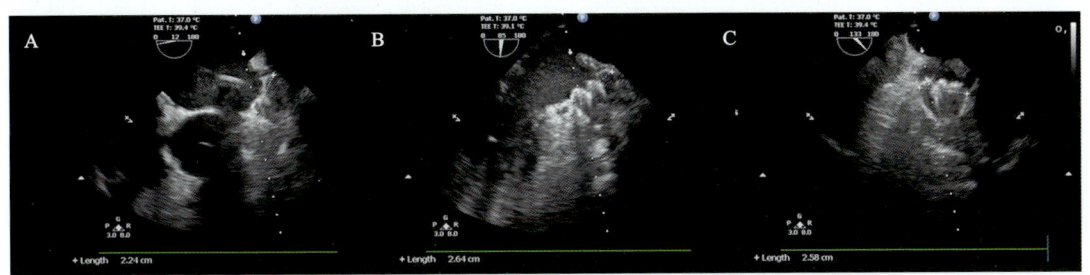

图15-11　TEE下多角度评估压缩比

A. 45°展开后直径22.4 mm；B. 90°展开后直径26.4 mm；C. 135°展开后直径25.9 mm

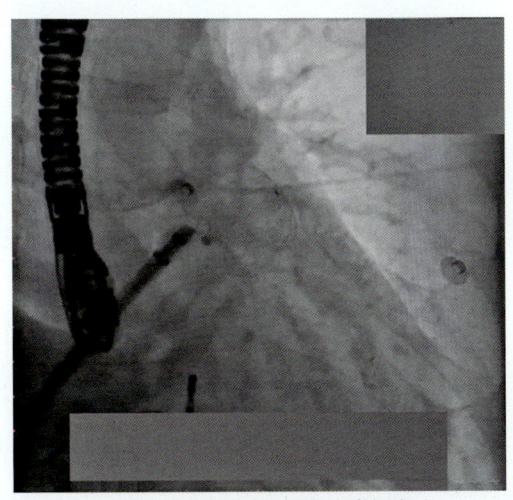

图15-12　释放封堵器（附视频）

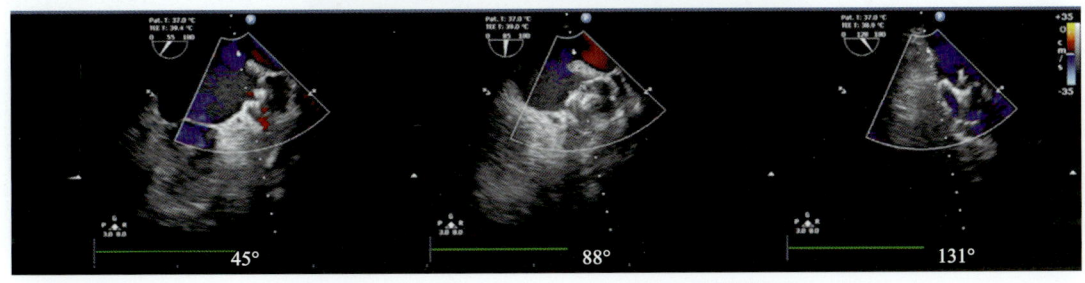

图15-13　释放后TEE下各角度评估（附视频）

术后情况

术后用药

给予利伐沙班20 mg，每日一次，抗凝3个月；可达龙抗心律失常治疗；保胃、控制血压、降血脂等对症治疗。3个月后复查TEE调整抗凝方案。

随访

术后3个月随访，左心房CTA三维重建可见封堵器金属结构，左心耳未显影，提示封堵器无位移、无残余分流，已初步内皮化（图15-14）。更改抗凝方案为：阿司匹林75 mg，每日一次。

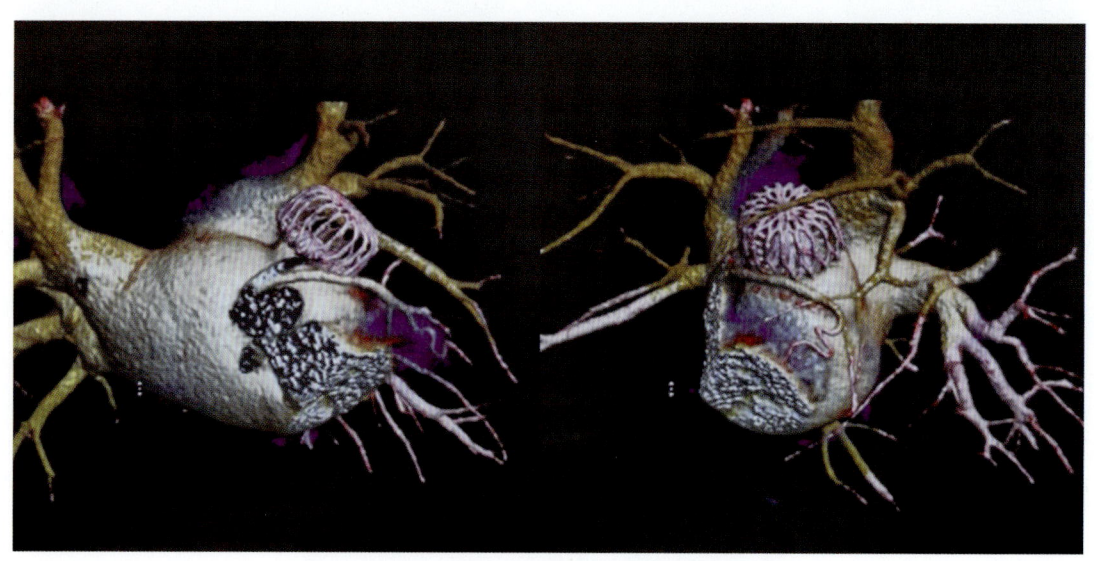

图15-14　左心房CTA三维重建

术者小结

WATCHMAN FLX整体缩短，对深度的要求大大降低，可以适应更多的左心耳，治疗范围更广。型号选择上可以沿用WATCHMAN 2.5的方法，即开口长度基础上增加4～6 mm。同时，对于过浅、过深或形态复杂的左心耳，也应利用尺寸表结合封堵器植入深度及预期压缩比综合考量。远端闭合的FLX ball设计和可进可退的展开方式让封堵手术更加安全，难度降低，一次展开成功率更高。更多、更细的18枚骨架设计使封堵器更圆润、顺应性更强，顺应左心耳形态达到完美贴合，保证了封堵有效性。WATCHMAN FLX让有难度的左心耳简单化，让新术者学习曲线缩短。

专家点评

该左心耳主轴向上，虽然房间隔穿刺时采用了靠下、靠中间的穿刺位置来顺应左心耳轴向，但术中轴向仍不太理想，不过WATCHMAN FLX优越的骨架设计、强大的顺应性，能够顺应轴向不佳的左心耳。同时选伞策略也很到位，左心耳较浅，如果应用WATCHMAN可能存在不可避免的露肩，但应用WATCHMAN FLX可以做到平口，实现完美封堵，展开后牵拉试验、压缩比、残余分流都完全符合PASS原则。手术工具的改进给我们带来了更高的安全性，给予临床医生更高的手术效率，同时对患者来说有了更好的选择，带来更多获益。

（香港大学深圳医院　李海鹰教授）

病例 16

瘤样扩张左心耳 WATCHMAN FLX 封堵

成都市第五人民医院　欧登科

扫码看视频

病例资料摘要

病史

患者男性，71岁。心悸3个月，左侧肢体活动障碍1个月。3个月前，患者出现发作性心悸伴呼吸困难，未重视；1个月前患者左侧肢体活动障碍，至我院就诊，诊断为大脑动脉栓塞引起的脑梗死。行动态心电图，提示房颤。CHA_2DS_2-VAS_C评分4分，HAS-BLED评分2分，有抗凝指征，予达比加群酯抗凝治疗，治疗后左侧肢体恢复正常活动，无语言障碍。

2型糖尿病史10年，长期服用二甲双胍控制血糖，自诉血糖控制欠佳。左前臂骨折术后35年，胆囊切除术后26年；饮酒20余年，偶饮酒，约500 mL/d，已戒酒1年。

体格检查

体温36.5℃，脉搏86次/分，呼吸频率20次/分，血压132/79 mmHg。发育正常，营养良好，全身浅表淋巴结无肿大。口唇无发绀，颈软、双侧对称，颈静脉无怒张，双肺叩诊清音，听诊呼吸音清，双肺未闻及干、湿啰音。心相对浊音界不大，心率86次/分，律齐，各瓣膜区未闻及心脏杂音。腹部软，无压痛，无反跳痛及肌紧张，未触及包块。双下肢无浮肿。四肢肌力、肌张力未见异常，病理征阴性。

实验室检查

（1）血常规：正常。
（2）生化检查：肝、肾功能正常，葡萄糖8.47 mmol/L（↑），高密度脂蛋白胆固醇1.46 mmol/L（↑），糖化血红蛋白6.5%（↑）。
（3）凝血指标：凝血酶时间89.0 s（↑）。
（4）乙肝表面抗体：阳性。
（5）尿常规：尿糖（++），尿胆原（+）。
（6）动脉血气分析：PaO_2 77 mmHg（↓），乳酸2.6 mmol/L。

诊断与评估

入院诊断

阵发性房颤。2型糖尿病。脑梗死恢复期。

术前评估

1. 手术风险评估　使用卒中风险评分（CHA$_2$DS$_2$-VASc评分）量表（表16-1）和出血风险评分（HAS-BLED评分）量表（表16-2）进行术前评估。

表16-1　卒中风险评分（CHA$_2$DS$_2$-VASc评分）量表

指标	评分
慢性心力衰竭/左心室功能不全（C）	0
高血压（H）	0
年龄≥75岁（A）	0
糖尿病（D）	1
卒中/TIA/血栓栓塞病史（S）	2
血管性疾病（V）	0
年龄65～74岁（A）	1
女性（Sc）	0
合计	4

表16-2　出血风险评分（HAS-BLED评分）量表

指标	评分
高血压（H）	0
肝、肾功能不全（A）	0
卒中（S）	1
出血（B）	0
异常INR值（L）	0
年龄>65岁（E）	1
药物或饮酒（D）	0
合计	2

2. 术前影像检查

（1）TEE：未见左心房内血栓；多角度显示左心耳呈缩口，X-PLANE和90°均显示左心耳口部存在较大囊袋形早分叶（图16-1A、B，箭头）。三维超声下左心耳口部囊袋分叶清晰可见（图16-2，箭头）。TEE下左心耳测量数据如表16-3所示。

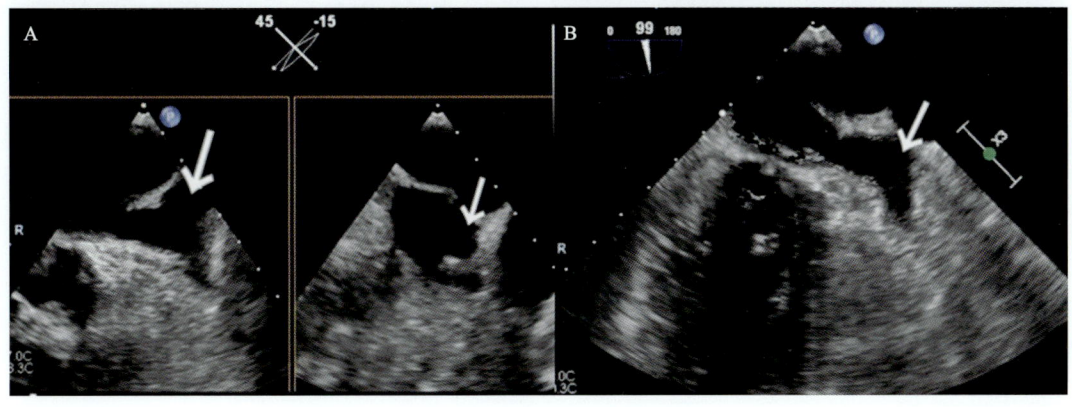

图16-1　术前TEE（附视频）

A. X-PLANE；B. 90°

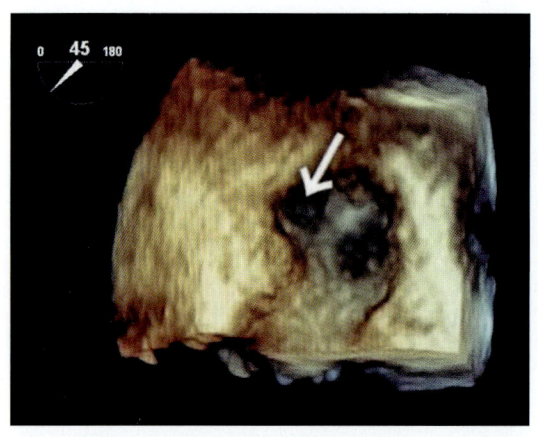

图 16-2　术前TEE三维影像（附视频）

表 16-3　TEE下左心耳测量数据

角度	开口直径（mm）	深度（mm）
0°	20.1	18.3
45°	19.8	18.2
90°	19.9	19.3
135°	21.0	19.1

（2）TTE：左心房增大，室间隔增厚，左心室流出道前向血流加速，二尖瓣反流（轻度），左心室收缩功能正常，考虑为肥厚型非梗阻性心肌病；LA 39 mm，LV 48 mm，RA 35 mm，RV 21 mm，EF 64%。

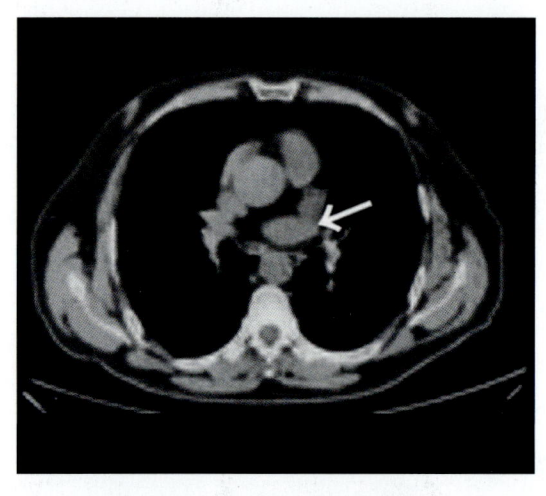

图 16-3　术前CTA（附视频）

（3）胸部CT平扫：双肺可见少许斑片影、条索影，边界模糊。双肺门无明显增大，纵隔居中，心影未见增大。双侧胸腔未见积液、积气。双侧胸膜增厚。扫描层内甲状腺右叶稍低密度结节。双肺多发感染（病毒性可能），较前明显吸收、减少；双侧胸膜增厚，扫描层内甲状腺右叶稍低密度结节较前好转。

（4）CTA：根据横断面影像判断，左心耳体腔朝左前方，房间隔穿刺点建议靠下、靠后，鞘管易与左心耳体腔同轴（图16-3，箭头）。

治疗方案

该患者卒中风险评分4分（表16-1），出血风险评分2分（表16-2），高卒中风险。患者不愿意长期口服抗凝药。符合LAAC适应证。与患者及家属充分沟通后，患者及家属选择LAAC来预防房颤、卒中。麻醉方式：局麻。手术方式：ICE引导下LAAC。

手术过程

术中左心耳造影

术中多角度造影观察，左心耳内部见囊袋状造影剂滞留，呈规则球形，猜测早期左心耳瘤样扩张（图16-4A、B、C、D、E，箭头）。

在进行多角度左心耳造影后，选定"RAO35°，CAU10°"为工作角度（图16-4F），此时左心耳口部上、下缘清晰可见，内部空间展开良好。

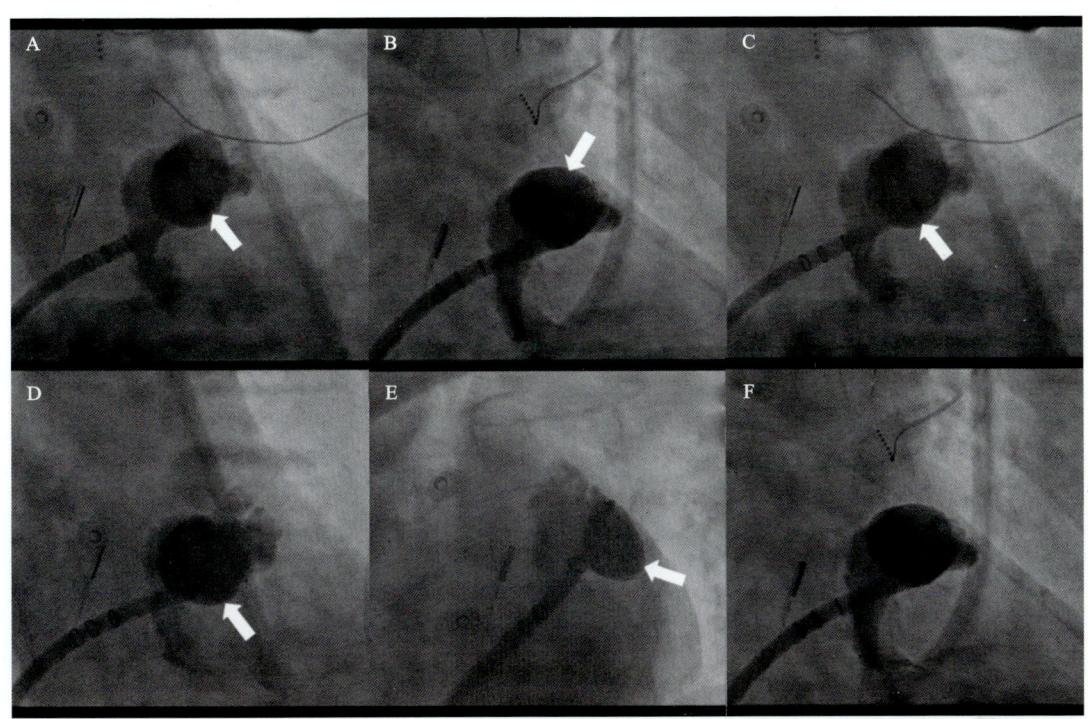

图16-4 术中多角度左心耳造影（附视频）

A. RAO30°，CAU20°；B. RAO30°，CRA17°；C. RAO40°，CAU20°；D. RAO40°，CRA17°；E. LAO30°，CAU20°；F. RAO35°，CAU10°

制订封堵策略

造影可见鞘管位于左心耳开口中部，轴向良好；左心耳呈菜花型，体部见瘤状扩张，考虑左心耳瘤壁处较薄。左心耳开口21 mm，深度24 mm（图16-5）。

根据术前TEE测量左心耳最大开口直径20.1 mm（表16-3）和术中DSA测量左心耳开口直径21 mm（图16-5）综合评估，并参考WATCHMAN FLX封堵器展开长度与植入口径的关系（图16-6），可以选择植入24 mm或27 mm

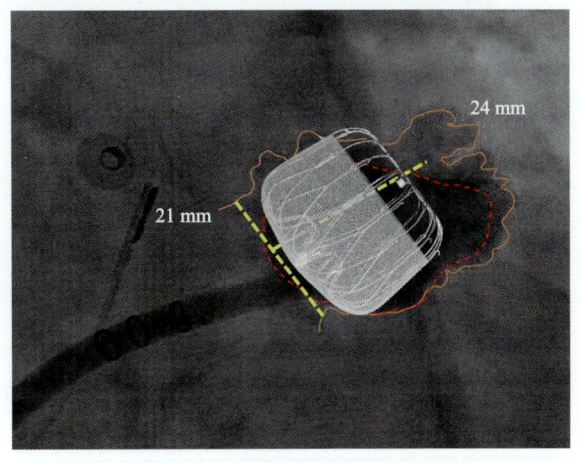

图16-5 测量左心耳开口深度

WATCHMAN FLX。24 mm WATCHMAN FLX植入后预估器械展开长度约15 mm，压缩比约28%，压缩比过大（图16-6，箭头）；27 mm WATCHMAN FLX植入后预估器械展开长度约18 mm，压缩比约22%。综上所述，选择27 mm WATCHMAN FLX封堵器更合适。

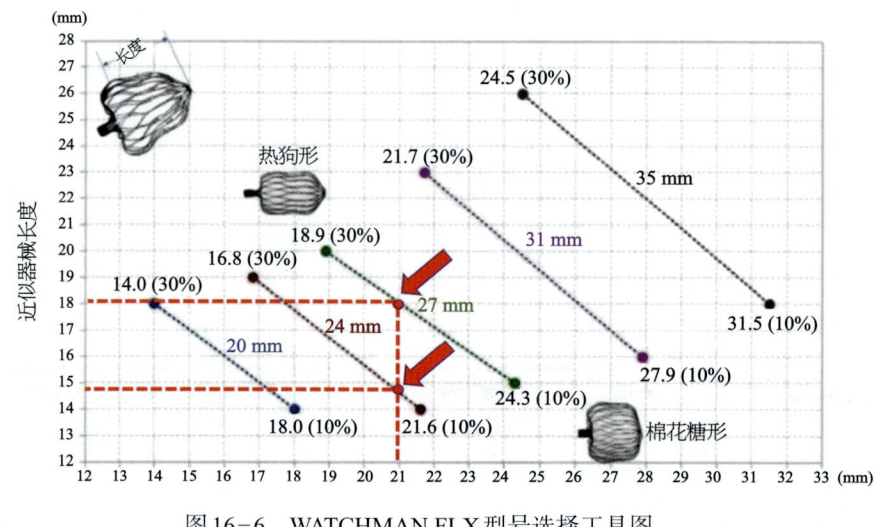

图16-6　WATCHMAN FLX型号选择工具图

导引鞘跟进左心耳体部

鞘管跟进猪尾型血管造影导管至左心耳体部，同时"冒烟"观察，确认保护软端完好，前端空间充足（图16-7，箭头）。

送入输送系统

输送系统体外冲水排气充分后送入导引系统，缓慢前进至远端MARK双对齐后，退鞘锁合输送系统与导引系统，随后展开封堵器（图16-8，箭头）。

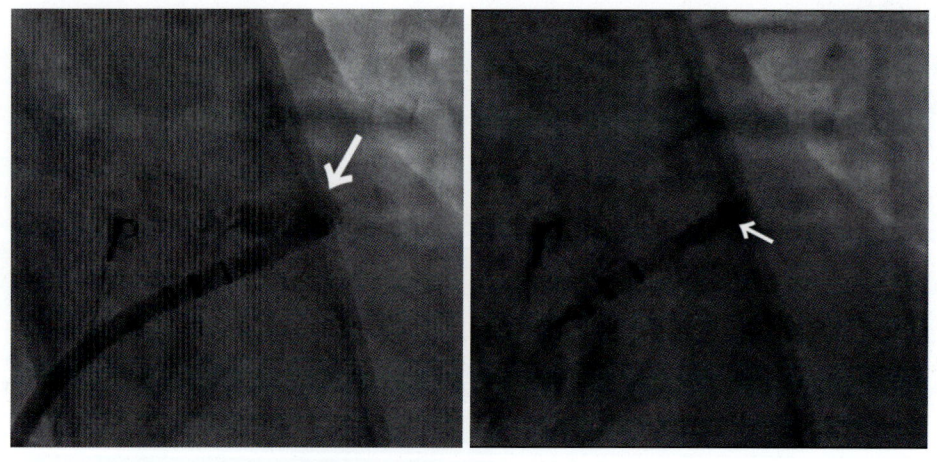

图16-7　观察左心耳远端空间（附视频）　图16-8　输送系统与导引系统远端MARK对齐（附视频）

封堵器展开

封堵器展开后造影观察，整体呈"南瓜"状，位置良好（图16-9），准备进行PASS原则评估。

PASS原则评估

DSA下多角度造影观察，WATCHMAN FLX呈"南瓜"状，封堵器贴合左心耳壁及瘤样内壁，形态位置均良好（图16-10）。

ICE下多角度观察，封堵器贴合左心耳上、下缘，且平口封堵，无露肩（图16-11）。综上所述，满足位置（position）原则。

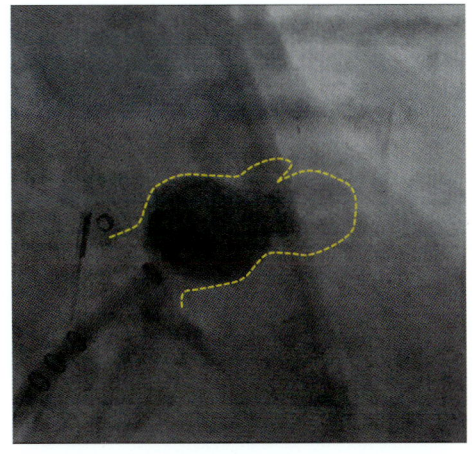

图16-9　封堵器展开后造影（附视频）

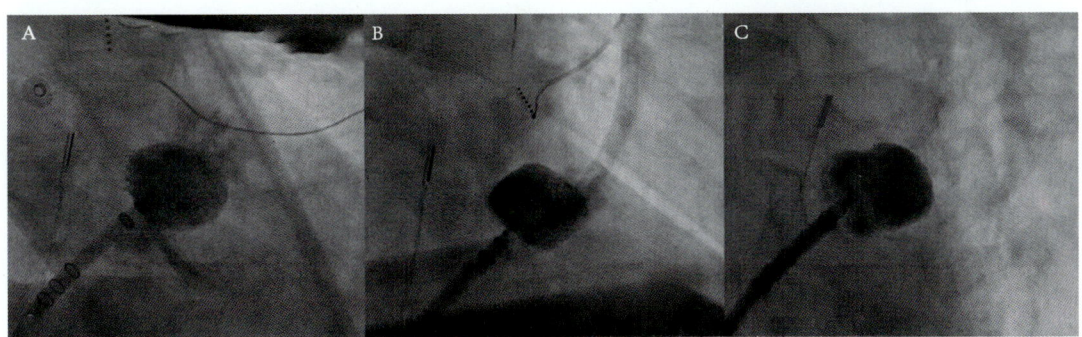

图16-10　DSA多角度造影（附视频）
A. RAO30°，CAU20°；B. RAO30°，CRA20°；C. LAO30°，CRA20°

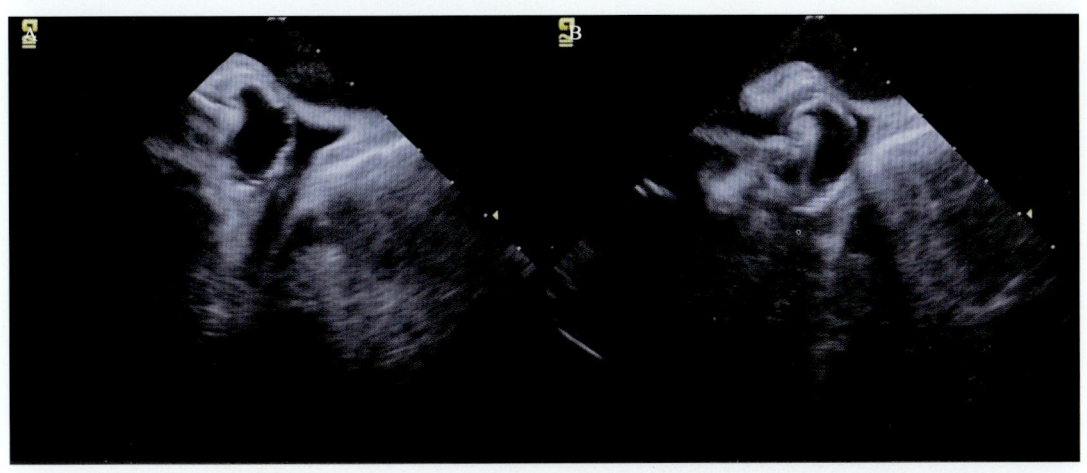

图16-11　ICE多角度观察（附视频）
A. 左上肺静脉切面；B. 左上肺静脉口部

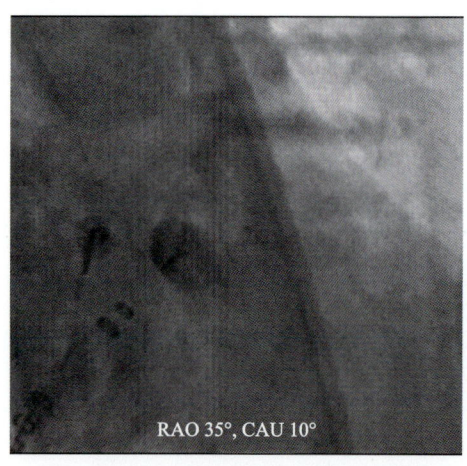

在DSA下进行牵拉试验，封堵器回弹明显，无明显位移，牵拉稳定（图16-12）。满足锚定（anchor）原则。

ICE下多角度测量封堵器尺寸，压缩比为10%～27%（图16-13）。满足尺寸（size）原则。

ICE下多普勒图像显示封堵器周围未见内、外残余分流（图16-14A）；DSA下造影观察，无明显造影剂从封堵器周围进入左心耳内部（图16-14B）。满足封堵（seal）原则。

图16-12　DSA下牵拉试验（附视频）

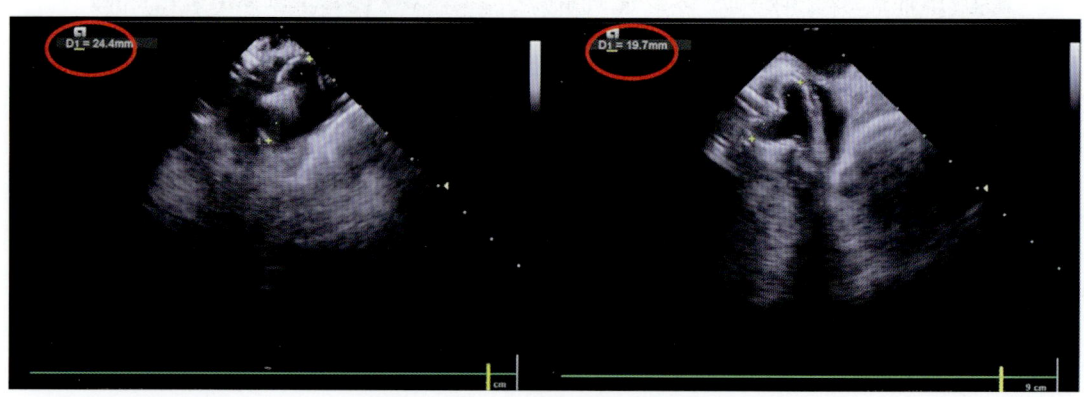

图16-13　ICE多角度测量尺寸

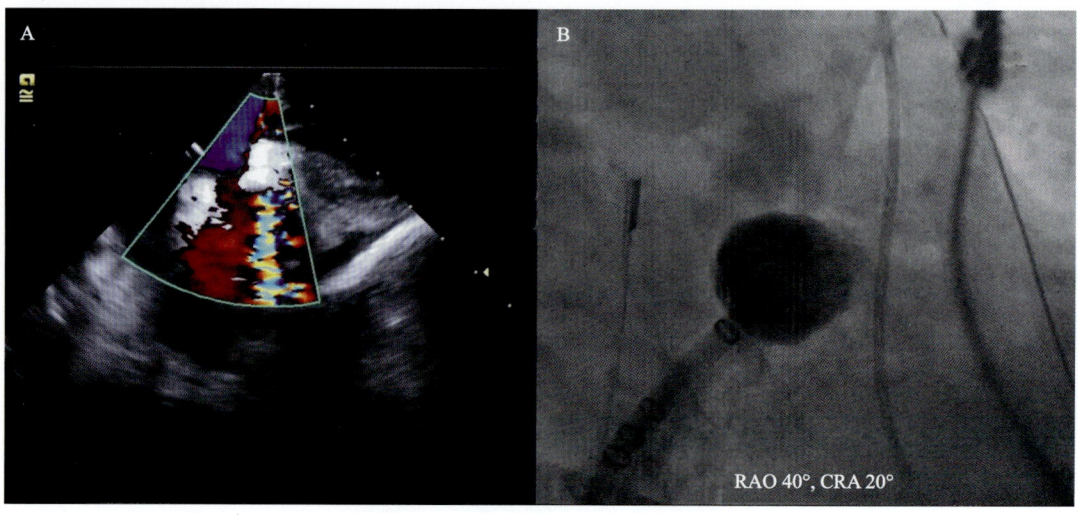

图16-14　评估残余分流（附视频）

A. ICE多普勒图像；B. DSA右肩位造影

释放封堵器

符合PASS原则，释放封堵器。即刻造影观察，显示封堵器形态良好，无翻转移位（图16-15A）。前后（AP）位"踩电影"观察心影，心腰搏动良好，心影无亮带（图16-15B）。

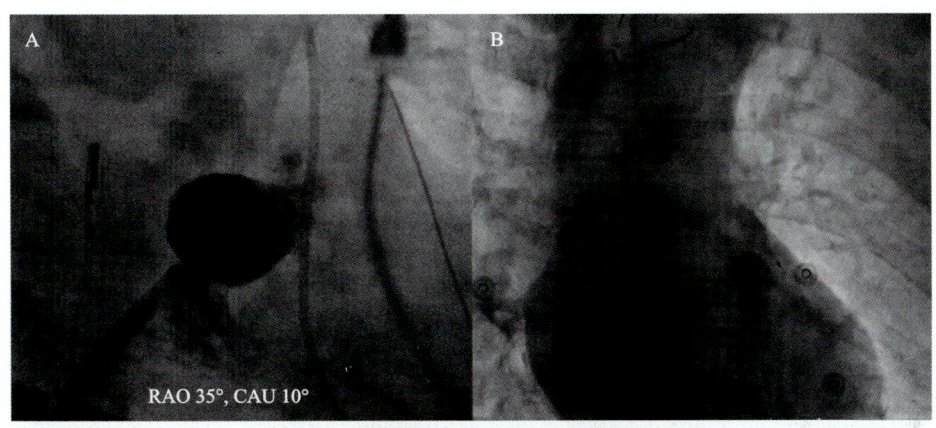

图16-15　释放封堵器（附视频）
A. 封堵器释放后造影；B. AP位电影

术后情况

术后用药

该患者为非抗凝禁忌患者，出血评分2分，无高出血风险，无出血史，可按照非抗凝禁忌患者用药方案[1]进行术后规范抗栓用药（图16-16）；结合患者意愿，决定术后予利伐沙班15 mg，每日一次，抗凝3个月。3个月随访后，根据随访情况再制订抗栓方案。

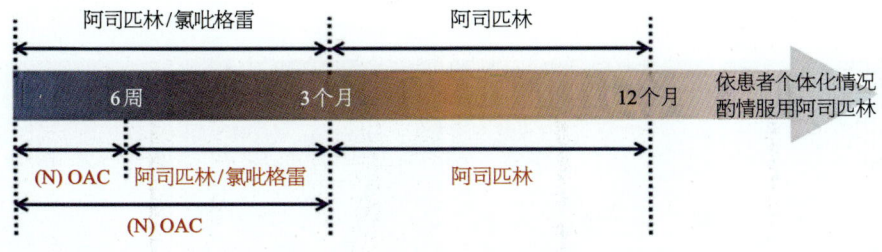

图16-16　非抗凝禁忌患者用药方案
（N）OAC,（新）口服抗凝药

出院带药方案：利伐沙班15 mg，每日一次；胞磷胆碱钠0.20 g，每日三次；丁苯酞0.20 g，每日一次；盐酸二甲双胍0.5 g，每日两次；阿托伐他汀钙20 mg，每晚一次。

随访

术后3个月CTA随访，进行CT三维重建（图16-17A）和二维多切面观察（图16-17B），随访结果显示预后良好,患者无明显异常心包积液,封堵器位置良好;内部无明显造影剂渗透,推测已完成内皮化;无器械相关血栓形成;无器械残余分流。停用利伐沙班,改用阿司匹林100 mg,每日一次,抗栓至术后1年。

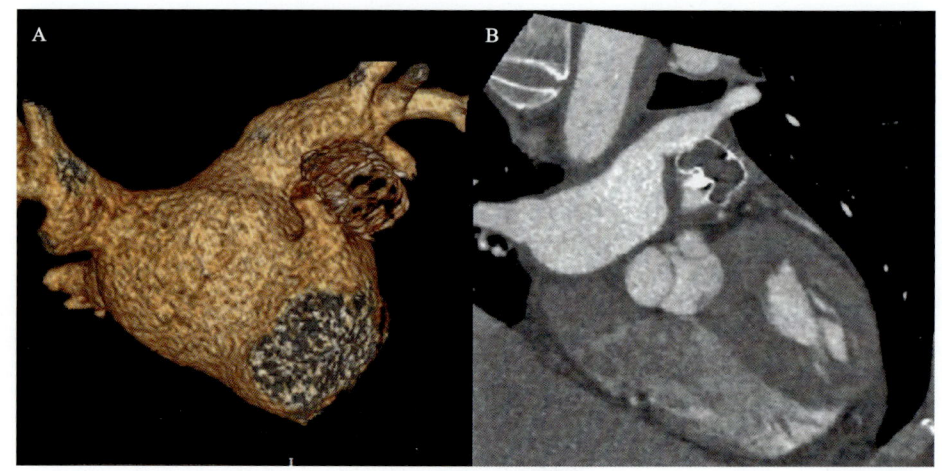

图16-17　随访CTA

A. 三维重建；B. 二维切面

术者小结

心耳瘤亦可称心耳异常瘤样扩张(图16-18,箭头),属于房壁瘤的一类,可分为右心耳瘤和左心耳瘤,是罕见的心脏畸形[2]。

左心耳瘤可分为先天性和获得性,大部分患者(90%)为先天性,病因仍不清楚,一般认为是左心耳或左心房壁梳状肌先天性发育不良,受血流冲击和心内压力逐渐膨

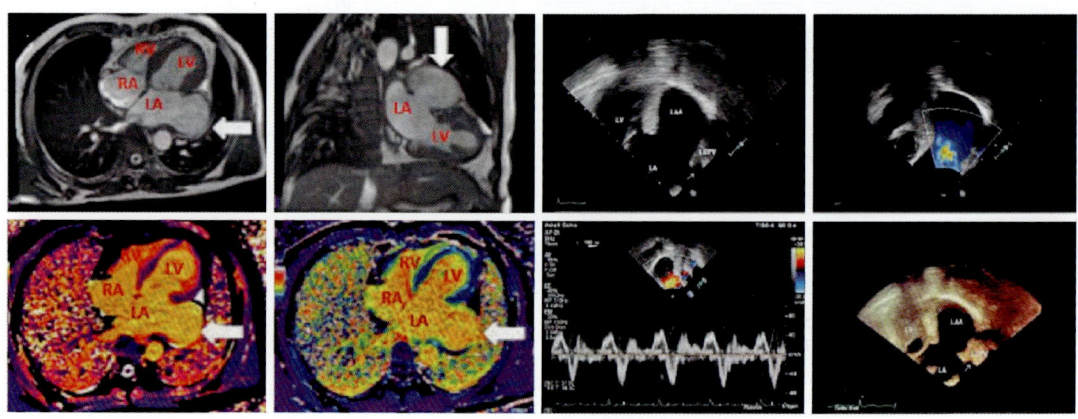

图16-18　心耳瘤影像

(经允许引自:谢明星,王静.心血管疑难病例超声心动图解析[M].北京:科学技术文献出版社,2020.)

大，致局部扩张、变薄所致。获得性左心耳瘤常继发于二尖瓣严重狭窄或关闭不全、手术损伤或其他原因引起的左心房压力升高。心内膜细胞或心肌细胞纤维化是先天性和获得性左心耳瘤共有的病理学改变。左心耳瘤起病隐匿，多数患者可无明显症状，偶在体检中发现。

随着年龄增长，瘤体不断增大可压迫左冠状动脉主干及其分支，导致房性心律失常和心肌缺血，患者可能出现心悸、运动后呼吸困难及胸痛的临床症状。部分患者以体循环栓塞为首发症状，扩张的左心耳瘤内血流淤滞，导致血栓形成及系统性血栓栓塞的风险显著增加。

该房颤患者左心耳体部呈早期瘤样扩张，隐匿性高，远期瘤样扩张增大，进一步增加卒中风险，行LAAC预防血栓的安全性和有效性获益高。封堵器植入可能会导致瘤壁穿孔造成急发心包炎，植入后封堵器长期磨损也可能导致迟发心包炎。WATCHMAN FLX封堵器的双排J形倒钩设计（倒钩数量多、长度小），可以做到不"伤心"又放心。

在WATCHMAN FLX封堵器型号的选择上，可结合术前TEE的测量、术中造影的测量以及WATCHMAN FLX封堵器植入长度和压缩大小综合评估，选择合适的封堵器型号，避免为追求封堵效果而反复更换型号进行反复回收植入操作带来的风险。

专家点评

该病例患者左心耳为少见的瘤样扩张型。术前进行了多次影像评估，做到了心中有数。术中多角度进行左心耳造影观察"瘤状腔体"以寻找合适的造影工作体位，并结合左心耳开口形态和术前评估选择合适的WATCHMAN FLX型号。术后随访密切，患者预后良好。左心耳瘤样扩张合并房颤相对增加了患者的心源性血栓的卒中风险，此例中对瘤样扩张的左心耳进行早期干预封堵，为患者做到了有效的房颤、卒中预防治疗，也为经皮LAAC介入治疗早期左心耳瘤样扩张提供了临床参考。

（山西省心血管病医院　邢雪琴教授）

参考文献

[1] Boersma L V, Ince H, Kische S, et al. Efficacy and safety of left atrial appendage closure with WATCHMAN in patients with or without contraindication to oral anticoagulation：1-year follow-up outcome data of the EWOLUTION trial [J]. Heart Rhythm, 2017, 14（9）：1302-1308.
[2] Wang B, Li H, Zhang L, et al. Congenital left atrial appendage aneurysm：A rare case report and literature review [J]. Medicine, 2018, 97（2）：e9344.

病例 17

双分叶仙人掌型左心耳封堵

新疆维吾尔自治区中医医院　沈祥礼

扫码看视频

病例资料摘要

病史

患者女性，66岁。因心慌、胸闷6年，加重半个月入院。患者自述6年前无明显诱因反复出现心慌、胸闷不适，多次在我院就诊，明确诊断为心房纤颤，给予倍他乐克47.5 mg，每日两次（口服），以及甲苯磺酸艾多沙班（服用后鼻出血）、稳心颗粒口服，服药后症状改善。

高血压病7年，目前服用厄贝沙坦150 mg，每早一次，平时血压约138/90 mmHg。有甲状腺结节、颈椎病、腰椎间盘突出病史。2022年在我院行左眼白内障手术；无传染病史。

体格检查

体温36.8℃，心率70次/分，血压134/103 mmHg。

实验室检查

（1）血常规：Hb 112 g/L，WBC 3.55×10^9/L，PLT 3×10^9/L。

（2）生化检查：Cr 111.7 μmol/L，K 3.24 mmol/L。

（3）心脏功能生化标志物：cTNT 1.180 ng/L，proBNP 1 312 pg/mL。

诊断与评估

入院诊断

房颤，高血压病。

术前评估

1. 手术风险评估　使用卒中风险评分（CHA_2DS_2-VASc评分）量表（表17-1）和出血风险评分（HAS-BLED评分）量表（表17-2）进行术前评估。

2. 术前影像检查

（1）TEE：未见左心房内血栓；左心耳呈仙人掌型，大角度显示内部梳状肌较发达，且至少有两叶（图17-1）。

表 17-1　卒中风险评分（CHA$_2$DS$_2$-VASc 评分）量表

指　　标	评分
慢性心力衰竭/左心室功能不全（C）	0
高血压（H）	1
年龄≥75岁（A）	0
糖尿病（D）	0
卒中/TIA/血栓栓塞病史（S）	0
血管性疾病（V）	0
年龄65～74岁（A）	1
女性（Sc）	1
合计	3

表 17-2　出血风险评分（HAS-BLED 评分）量表

指　　标	评分
高血压（H）	1
肝、肾功能不全（A）	0
卒中（S）	0
出血（B）	0
异常INR值（L）	0
年龄＞65岁（E）	1
药物或饮酒（D）	1
合计	3

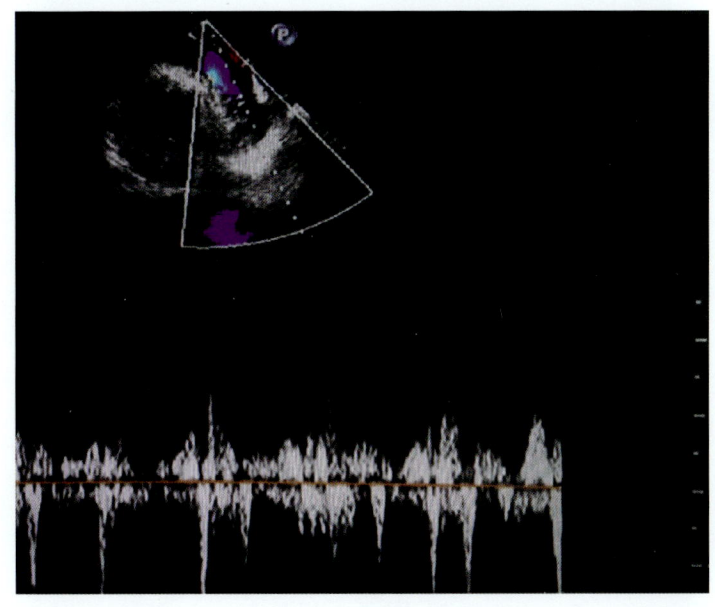

图 17-1　术前 TEE

（2）TTE：左心房增大，二尖瓣口收缩期少量反流，左心室壁运动不协调，主动脉硬化。LA 41 mm、EF 56%，FS 29%。

治疗方案

该患者卒中风险评分3分（表17-1），出血风险评分3分（表17-2），符合LAAC适应证，并且患者左心房不大，考虑患者的远期获益，建议行"房颤冷冻消融+经皮LAAC"一站式手术。麻醉方式：局麻，备静脉麻醉。手术方式：优化式（简化式）。

手术过程

术中左心耳造影

肝位造影显示该患者左心耳呈双分叶仙人掌型，开口19 mm，深度22 mm（图17-2）。最终决定采用WATCHMAN FLX进行封堵。

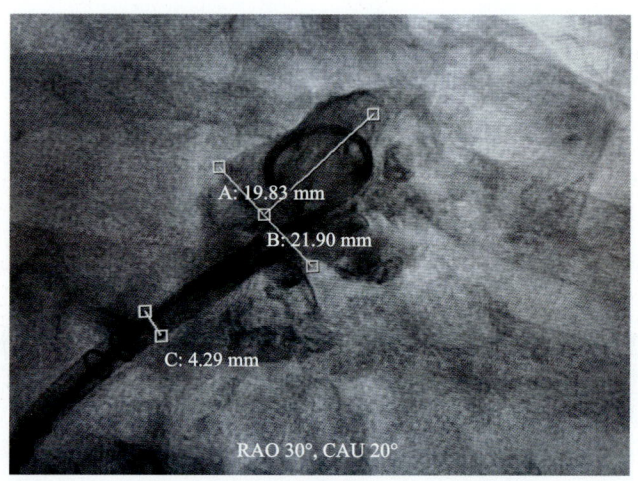

图17-2　上叶远端造影及测量

封堵策略分析

测量显示：左心耳开口直径19 mm，深度22 mm；根据测量结果选择24 mm WATCHMAN FLX封堵器（图17-3）。鞘管走上叶，鞘管定位至左心耳体部，退鞘形成FLX ball，"毛毛虫法"展开。

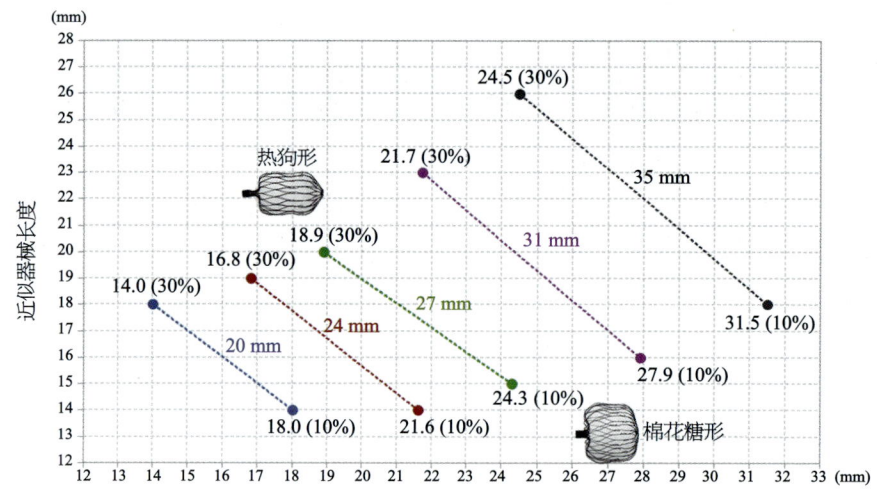

图17-3　WATCHMAN FLX型号选择工具图

封堵器展开

鞘管走向与左心耳同轴，走上叶封堵；鞘管定位至左心耳体部，退鞘形成FLX ball，"毛毛虫法"展开，展开即刻顶住钢缆10 s，使倒钩与左心耳内壁更贴合（图17-4）。

封堵器展开即刻造影显示：封堵器形态良好，呈"棉花糖"形态（图17-5）。

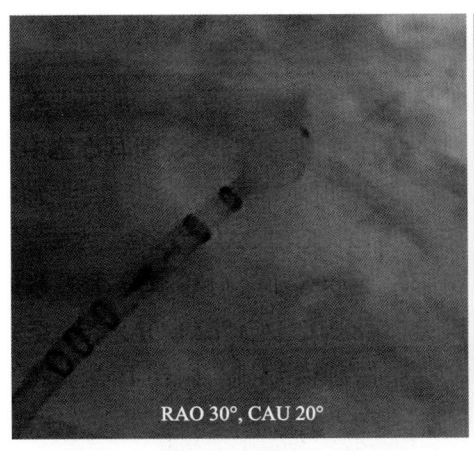
图17-4 封堵器缓慢展开（附视频）

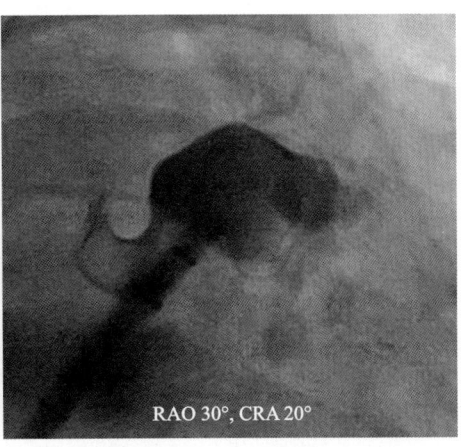
图17-5 封堵器展开后造影（附视频）

PASS原则评估

为进一步验证封堵效果，DSA下多体位观察封堵效果，封堵器呈"棉花糖"形态。封堵器位置合适，基本为平口封堵，下缘无明显露肩（图17-6）。

牵拉稳定，回弹迅速，封堵器无位移（图17-7）。

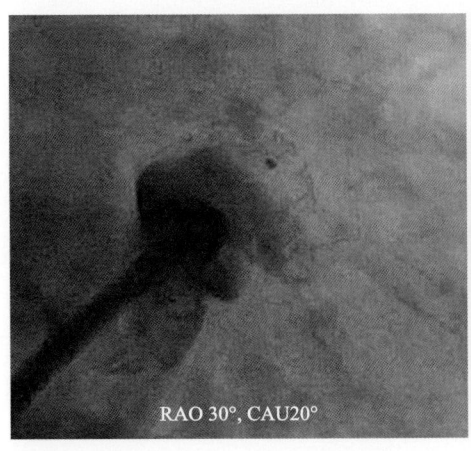
图17-6 DSA多角度下评估封堵效果（附视频）

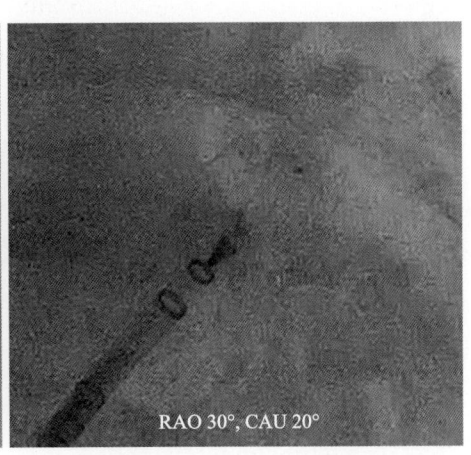
图17-7 牵拉试验（附视频）

测量压缩比为14%～17%（图17-8）。

释放封堵器

符合PASS原则，释放封堵器（图17-9）。

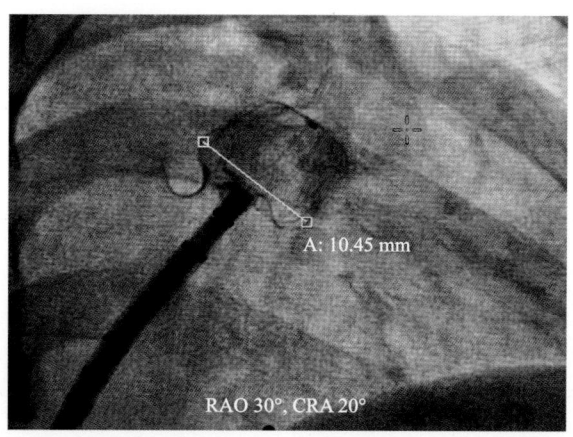

图17-8 压缩比测量

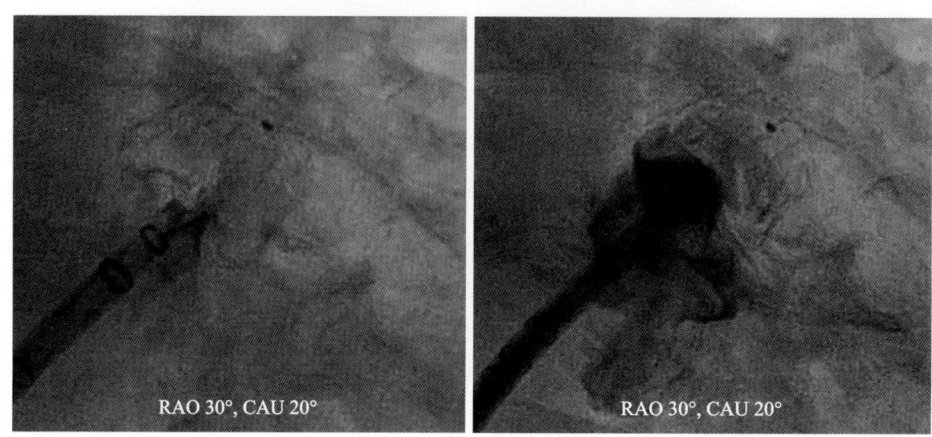

图17-9 封堵器释放（附视频）

术后情况

术后用药

给予富马酸比索洛尔5 mg，每日早餐前半片，维持3个月；达比加群酯110 mg，每日早、晚餐后各一片，维持3个月；厄贝沙坦0.15 g，每日早餐前一片，维持3个月；阿托伐他汀钙20 mg，每晚睡前一片，维持3个月；盐酸胺碘酮0.2 g，第一周每日三餐前各一片，第二周每日早、晚餐前各一片，第三周开始每日仅早餐前一片，维持3个月。定期与CCU随诊，3个月后住院复查。

术者小结

该患者左心耳呈双分叶仙人掌型，内部梳状肌较发达；采用走上叶封堵策略，鞘管定位至左心耳体部，退鞘形成FLX ball，"毛毛虫法"展开，展开即刻顶住钢缆10 s，封堵器与左心耳内壁贴合更好；封堵器展开呈"棉花糖"形，多体位验证效果佳，平口封堵，下缘无明显露肩。本次封堵为一次性放置成功，因此制订合理的封堵策略、准确把握展开时机尤为重要。利用 WATCHMAN FLX 塞式封堵器，通过 FLX ball 圆润的闭合球体、顺应性强的骨架，实现了左心耳的完全封堵。综合评估选择合适的封堵器型号，可使封堵器与左心耳壁贴合更好，减少残余分流；同时，在展开过程中保持相对平稳的展开速度，可实现封堵器的精准定位，避免过快地展开，会导致封堵器位置不佳。

专家点评

这是一个十分经典且很有意义的病例，用极简式的方法，把 WATCHMAN FLX 的优点体现得淋漓尽致。对于优化术式，术前可通过 TEE 测量左心耳，充分评估左心耳的形态和大小。该病例描述到位，逻辑性极强。

（中国人民解放军总医院　陈韬教授）

病例十分经典，封堵策略制订合理，封堵器尺寸选择合理，是十分优秀的病例。此外，选择更多角度评估（正足位，肩位）更有利于简化术式中对左心耳封堵器的评估。

（贵州医科大学附属医院　周纬教授）

病例 18

敞口早分叶正鸡翅型左心耳 WATCHMAN FLX 封堵

玉溪市人民医院　杨　明　王鹏宇

扫码看视频

病例资料摘要

病史

患者男性，67岁，患者诉近两年反复出现胸闷、气促，多在活动后出现，休息后可缓解，无心悸、出汗、咳嗽、恶心等不适，其间未予特殊治疗。1周前至玉溪市某医院就诊，诊断为冠状动脉粥样硬化性心脏病、房颤，为进一步治疗转入我院。既往有高血压病、脑梗死史。

体格检查

体温36.6℃，血压137/74 mmHg，神志清醒，步入病房，双肺呼吸音清，心率90次/分，律不齐，心音强弱不等，双下肢未见异常。

诊断与评估

入院诊断

持续性房颤。高血压病，心功能Ⅲ级。双侧颈动脉斑块，冠状动脉粥样硬化性心脏病。腔隙性脑梗死。

术前评估

1. 手术风险评估　使用卒中风险评分（CHA_2DS_2-VASc评分）量表（表18-1）和出血风险评分（HAS-BLED评分）量表（表18-2）进行术前评估。

2. 术前影像检查

（1）术前CT：未见左心房内血栓；左心耳呈鸡翅型，左心耳开口较低，穿刺点尽量靠下、靠后，左心耳开口20 mm，预计使用24 mm或27 mm封堵器（图18-1）。

（2）TTE：左心房、左心室增大，主动脉瓣少量反流，二尖瓣、三尖瓣中量反流，肺动脉轻度高压；LA 45 mm，LVDd 43.1 mm，EF 64%。

表 18-1　卒中风险评分（CHA$_2$DS$_2$-VASc 评分）量表

指标	评分
慢性心力衰竭/左心室功能不全（C）	1
高血压（H）	1
年龄≥75岁（A）	0
糖尿病（D）	0
卒中/TIA/血栓栓塞病史（S）	2
血管性疾病（V）	1
年龄65～74岁（A）	1
女性（Sc）	0
合计	6

表 18-2　出血风险评分（HAS-BLED 评分）量表

指标	评分
高血压（H）	1
肝、肾功能不全（A）	0
卒中（S）	1
出血（B）	0
异常 INR 值（L）	0
年龄>65岁（E）	1
药物或饮酒（D）	1
合计	4

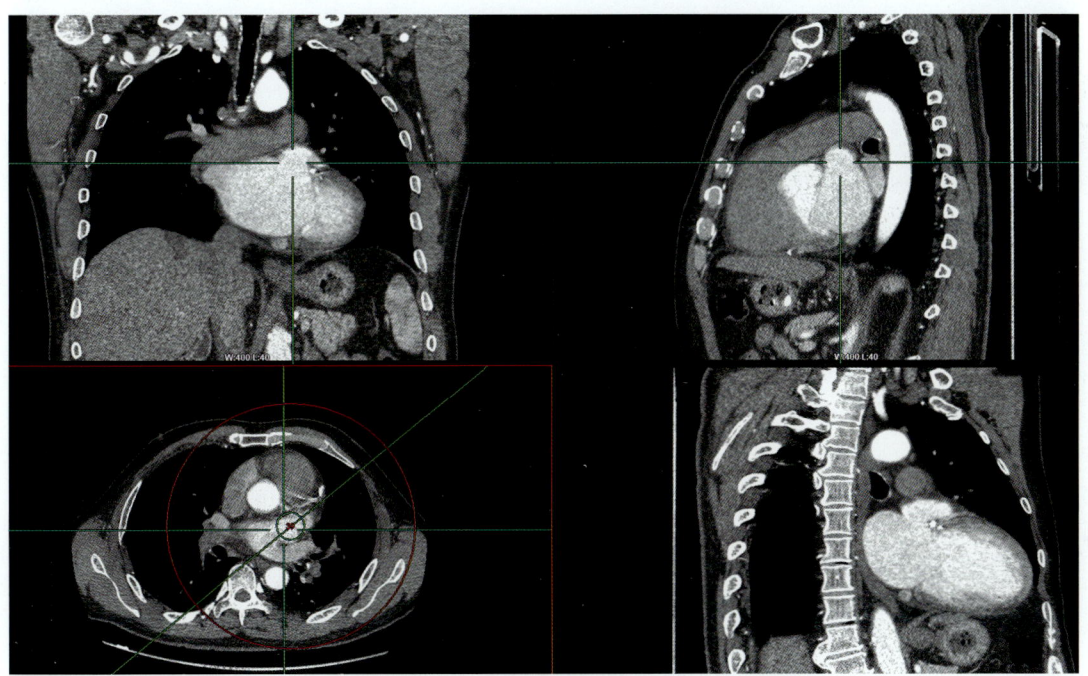

图 18-1　术前 CT

治疗方案

该患者属于非瓣膜性房颤患者，卒中风险评分6分，高龄，有脑梗死史，不愿长期服药，随访不规律，符合 LAAC 适应证，建议行"房颤射频消融+经皮 LAAC"替代抗凝治疗。

手术过程

房间隔穿刺

ICE指导房间隔穿刺，穿刺位置靠下、靠后，穿刺后无心包积液，即刻使用肝素5500IU，ACT289s（图18-2）。

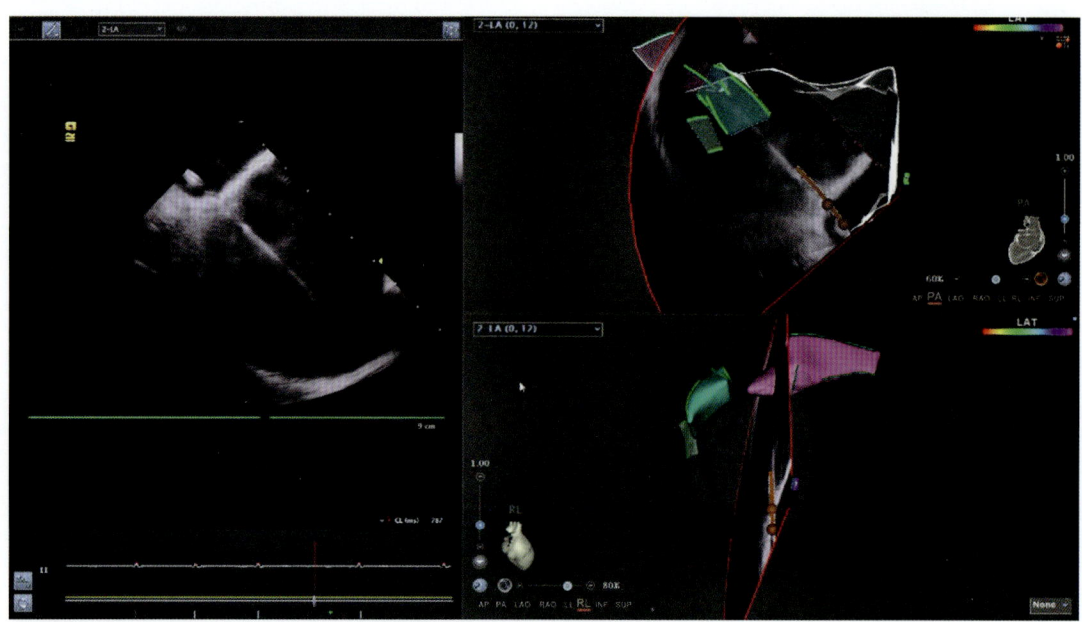

图18-2 低位房间隔穿刺

术中左心耳造影

肝位造影（RAO30°，CAU20°）显示敞口早分叶鸡翅型左心耳，梳状肌发达，上、下缘不对称，内部空间有限，考虑先使用WATCHMAN 2.5封堵器进行封堵（图18-3）。

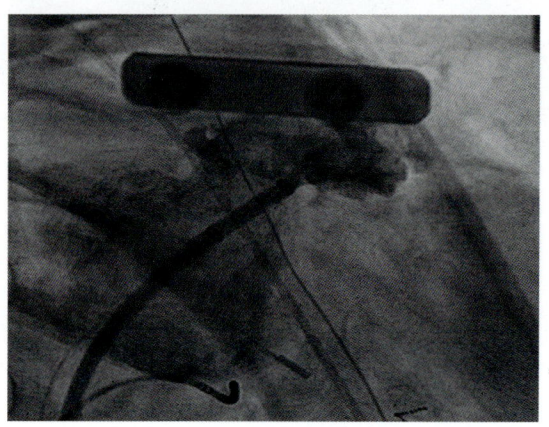

图18-3 术中左心耳肝位造影（附视频）

封堵策略分析

测量显示：（黄色箭头）开口20 mm、（蓝色箭头）19.6 mm，（红色箭头）深度19.5 mm（图18-4）。DSA造影显示为低位正鸡翅型左心耳，拟封堵在黄线位置最优，可封堵早分叶，但红色深度较浅，选择27 mm WATCHMAN 2.5 封堵器担心深度不够，所以先选择24 mm WATCHMAN 2.5封堵器尝试封堵。输送系统进入预定深度，展开过程全程加逆时针力减少下缘露肩，同时尽可能减少上缘残腔。

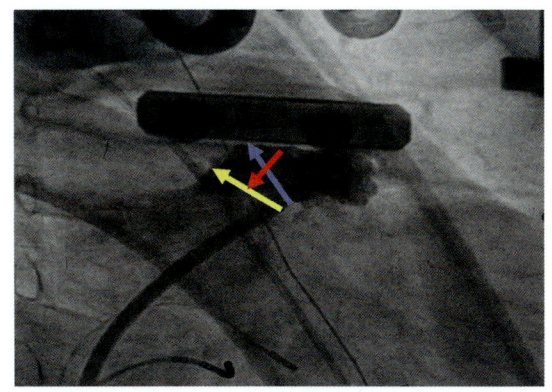

图18-4　封堵策略分析

封堵器第一次展开

封堵器体外预借1.5 mm深度，鞘管先顺时针旋转定位至着陆线，后保持逆时针力退鞘展开，展开时封堵器被拉进颈部，残腔较大，封堵器位置不理想（图18-5）。

封堵器第二次展开

鞘管定位新着陆线，全程保持逆时针力缓慢展开（下缘可轻微露肩从而尽量完成上缘早分叶封堵），展开时下缘封堵器仍被拉进颈部，残腔较大，封堵效果不理想（图18-6）。

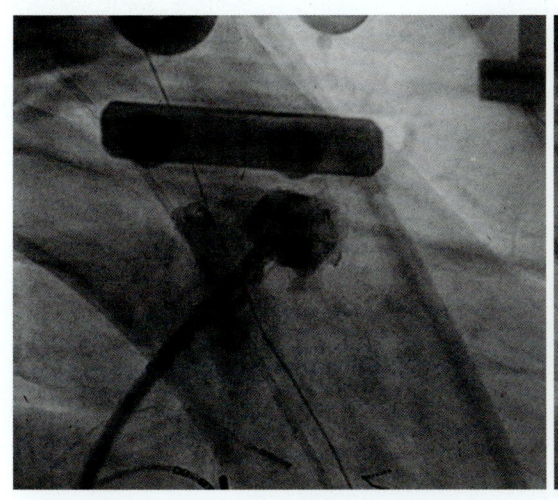 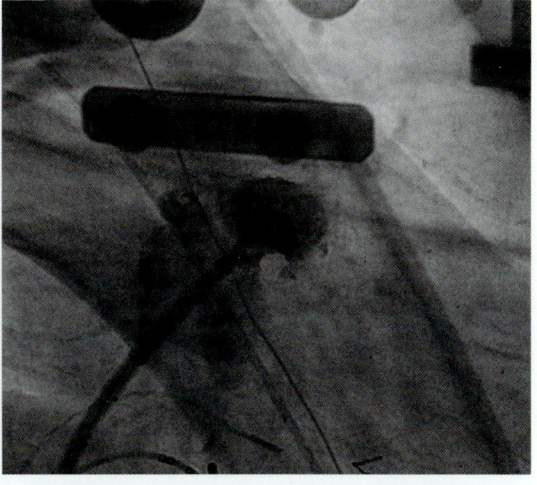

图18-5　封堵器第一次展开（附视频）　　　图18-6　封堵器第二次展开（附视频）

封堵策略调整

封堵器下缘第二次展开后仍被拉进颈部，上缘有残腔，考虑远期效果，调整封堵策略，更换27 mmWATCHMAN FLX封堵器进行封堵。考虑左心耳上、下缘不对称，选择适当露肩致使封堵器完全填充囊袋和早分叶，展开中鞘管保持逆时针力，释放瞬间顶住钢缆，"推伞法"展开（图18-7）。

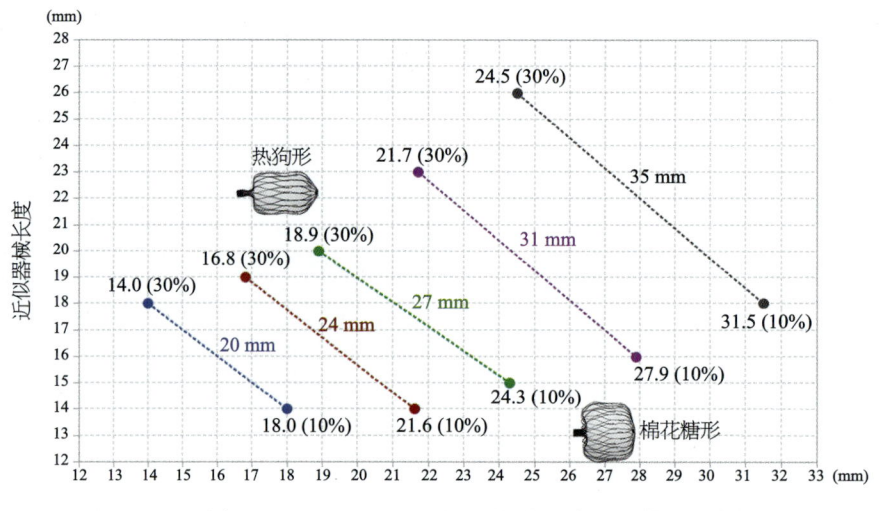

图18-7　WATCHMAN FLX型号选择工具图

封堵器第三次展开

鞘管跟进左心耳体部,退鞘形成FLX ball,调整输送系统头端MARK与着陆线齐平,保持逆时针推伞展开,减少下缘露肩,顶住钢缆10 s(图18-8)。

PASS原则评估

为进一步验证封堵效果,ICE下多角度观察封堵器位置(合适),下缘露肩2 mm(图18-9)。

DSA下牵拉稳定,回弹迅速,封堵器无明显位移(图18-10)。

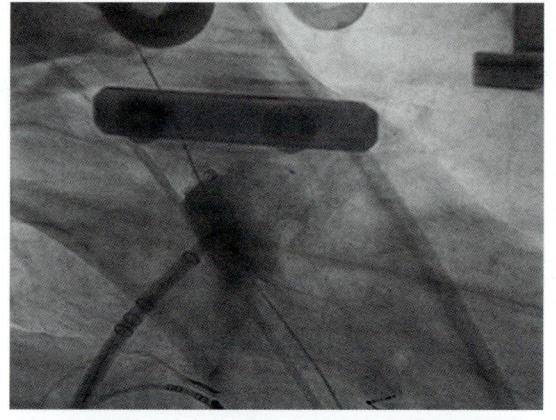

图18-8　封堵器第三次展开(附视频)

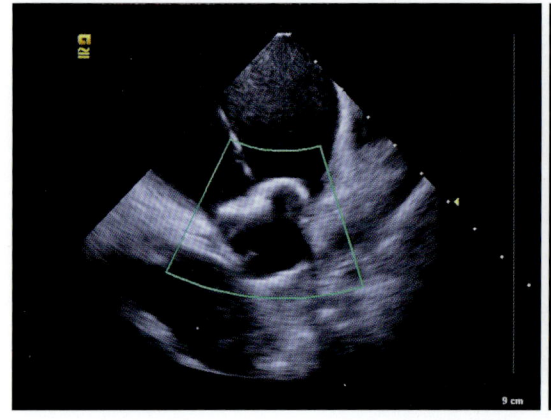
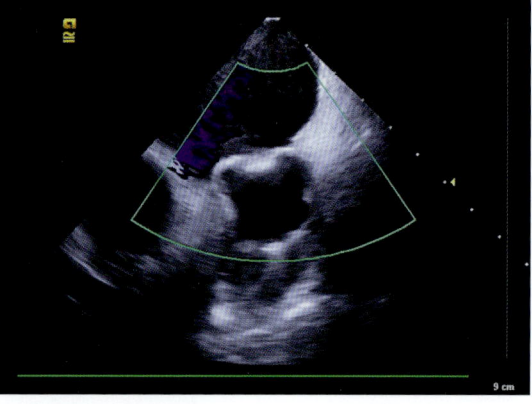

图18-9　ICE下评估封堵器位置(附视频)

测量压缩比为17%～22%，无残余分流（图18-11）。

释放封堵器

符合PASS原则，释放封堵器（图18-12）。

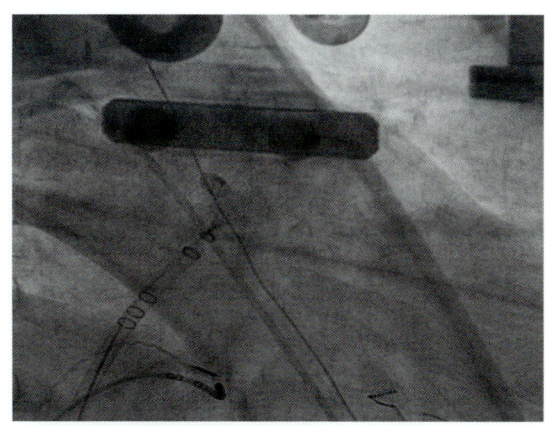

图18-10　DSA下评估稳定性

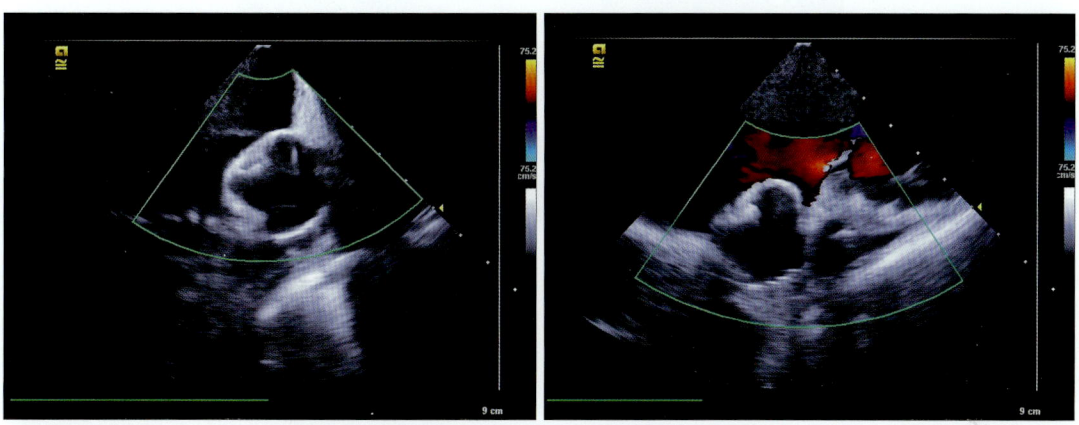

图18-11　测量压缩比、残余分流（附视频）

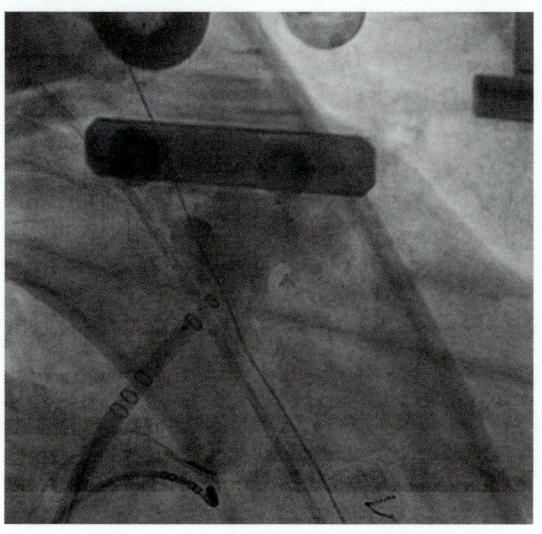

图18-12　封堵器释放（附视频）

术后情况

术后用药

给予利伐沙班20 mg，每日一次，抗凝3个月；管理血压。

随访

术后3个月：无心悸发作，无血栓栓塞事件。动态心电图提示窦性心律。术后CT提示左心耳封堵完全，未见残余分流（图18-13）。

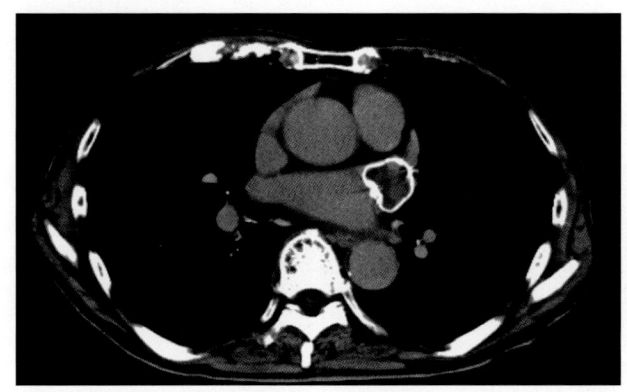

图18-13　封堵器随访

术者小结

该左心耳深度浅，开口不对称，使用WATCHMAN 2.5封堵很难在残腔、露肩、稳定性三者间寻找平衡，且实际封堵操作难度较大，有一定的安全风险。而对于WATCHMAN FLX则不存在这个问题，根据工作表选择合适型号的封堵器，制订好恰当的封堵策略即可。推伞法对轴向要求较高，需要全程保持逆时针力以减少下缘露肩并充分利用左心耳内部空间，可实现完全封堵。

专家点评

手术指征明确，手术过程规范。术前CT分析左心耳为敞口早分叶低位鸡翅型，非常有难度，左心耳上、下缘不对称，WATCHMAN 2.5无法兼顾下缘露肩与上缘早分叶封堵。术中两次调整封堵策略依旧无法将上缘早分叶进行有效封堵，为了患者远期获益更换了WATCHMAN FLX封堵器。相较于WATCHMAN2.5来说，WATCHMAN FLX远端采取了闭合的设计，近端与远端受力变化更具有一致性，利用肩部膨胀封堵口部，体现了WATCHMAN FLX的极致顺应性。同时，双排倒钩在稳定性、密封性及封堵策略上做出了很好的平衡。

（同济大学附属东方医院　　杨兵教授）

病例 19

"脚丫"形鸡翅型左心耳 WATCHMAN FLX 封堵

上海市普陀区人民医院　谢　赟　闫美玉

扫码看视频

―――― 病例资料摘要 ――――

病史

患者女性，72岁。因反复心慌1年，再发1天伴胸痛入院。既往有肝功能异常及皮下瘀斑病史，否认其他慢性病史。

―――― 诊断与评估 ――――

入院诊断

房颤。

术前评估

1. 手术风险评估　使用卒中风险评分（CHA_2DS_2-VASc 评分）量表（表19-1）和出血风险评分（HAS-BLED 评分）量表（表19-2）进行术前评估。

表19-1　卒中风险评分（CHA_2DS_2-VASc 评分）量表

指标	评分
慢性心力衰竭/左心室功能不全（C）	0
高血压（H）	0
年龄≥75岁（A）	0
糖尿病（D）	0
卒中/TIA/血栓栓塞病史（S）	0
血管性疾病（V）	0
年龄65～74岁（A）	1
女性（Sc）	1
合计	2

表19-2　出血风险评分（HAS-BLED 评分）量表

指标	评分
高血压（H）	0
肝、肾功能不全（A）	1
卒中（S）	0
出血（B）	1
异常INR值（L）	0
年龄＞65岁（E）	1
药物或饮酒（D）	0
合计	3

2. 术前影像检查　CTA二维影像中，左心耳内无充盈缺损，排除左心耳内血栓；左心耳呈鸡翅型，"翅尖"处梳状肌发达，"翅根"有一定空间。开口：16 mm × 23 mm。房间隔穿刺位点偏下、偏后能够获得较好的轴向（图19-1）。

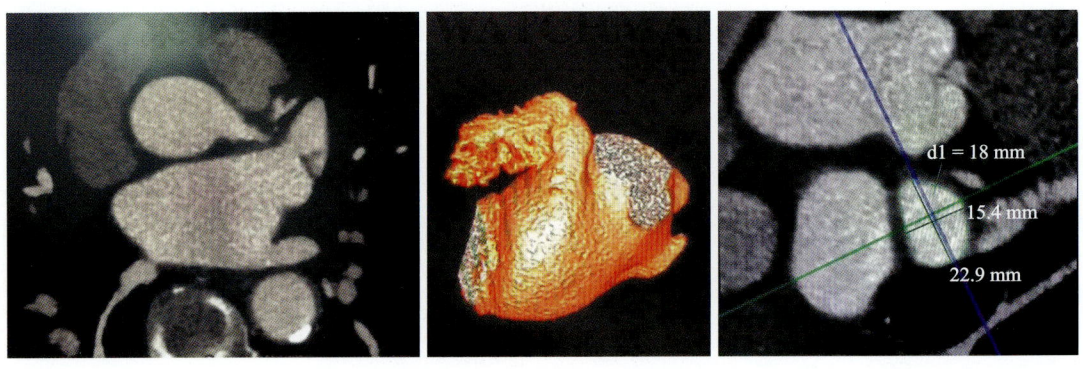

图19-1　术前CTA（附视频）

治疗方案

该患者卒中风险2分（表19-1），出血风险3分（表19-2），高龄且有出血风险，符合LAAC适应证，并且患者左心房不大、年纪较大，考虑患者的远期获益，建议行"房颤冷冻消融＋经皮LAAC"一站式手术。麻醉方式：局麻，备静脉麻醉。手术方式：ICE指导下左心耳封堵。

手术过程

术中左心耳造影及测量

DSA下肝位（RAO30°，CAU20°）造影和ICE二尖瓣环侧切面（类似TEE135°）左心耳上、下缘及远端暴露清晰，左心耳远端折向心室侧，为鸡翅型左心耳，左心耳开口为22 mm，"翅根"深度15 mm（图19-2，图19-3）。

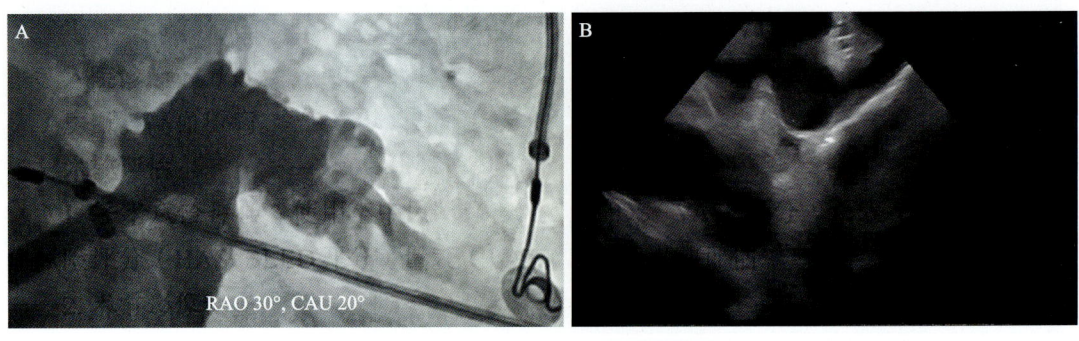

图19-2　术中观察左心耳（附视频）
A. DSA肝位造影；B. ICE二尖瓣环侧切面造影

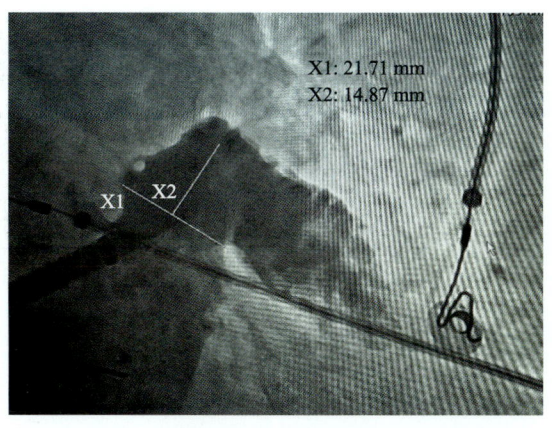

图19-3　左心耳测量

封堵策略分析

左心耳封堵位置选择（图19-4）：第一种使用"毛毛虫法"封堵"翅根"；第二种采用先顺后逆鞘管操作，将输送系统送至"翅尖"处进行封堵。综合考虑下缘露肩与上缘形成三角区的影响，选择第一种"毛毛虫法"封堵"翅根"。

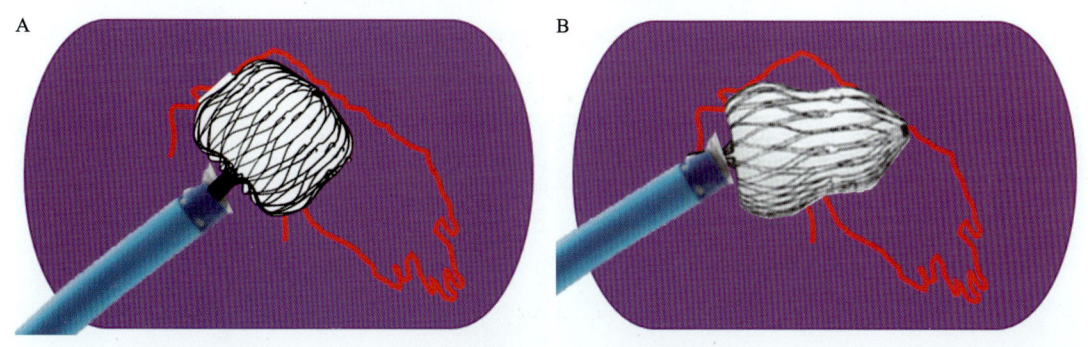

图19-4　左心耳封堵位置选择
A."毛毛虫法"；B.先顺后逆

封堵器第一次展开

封堵器在"翅根"处形成FLX ball（图19-5A）后向前推送封堵器（图19-5B），至封堵器完全展开，即刻顶住释放手柄10 s（图19-5C）后造影观察封堵器位置（图19-5D），封堵器下缘露肩，上缘存在三角区域，效果不佳。

封堵器第二次展开

换为第二种方法——利用"翅尖"空间进行封堵。回收封堵器至FLX ball（图19-6A）后顺时针调整鞘管轴向，进入"翅尖"部分后使用进退结合操作展开封堵器（图19-6B）。在DSA造影与ICE下观察封堵器位置（图19-6C、D），下缘露肩增加，封堵效果较差。

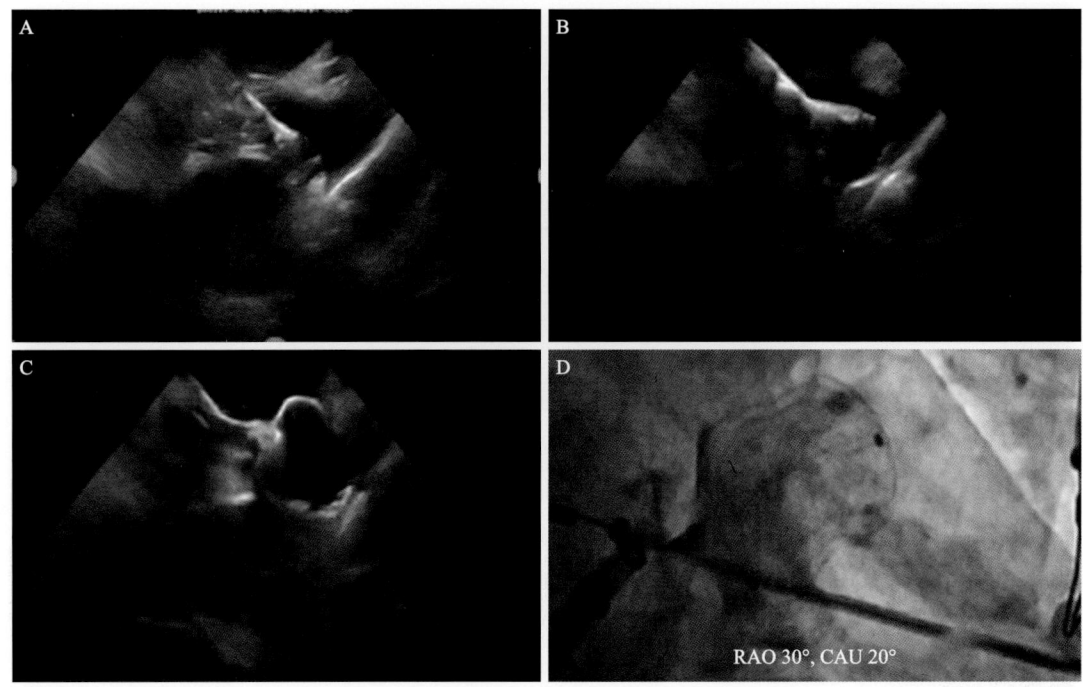

图19-5 封堵器第一次展开评估（附视频）
A. 形成FLX ball；B. 推送封堵器；C. 展开封堵器；D. 造影观察封堵器

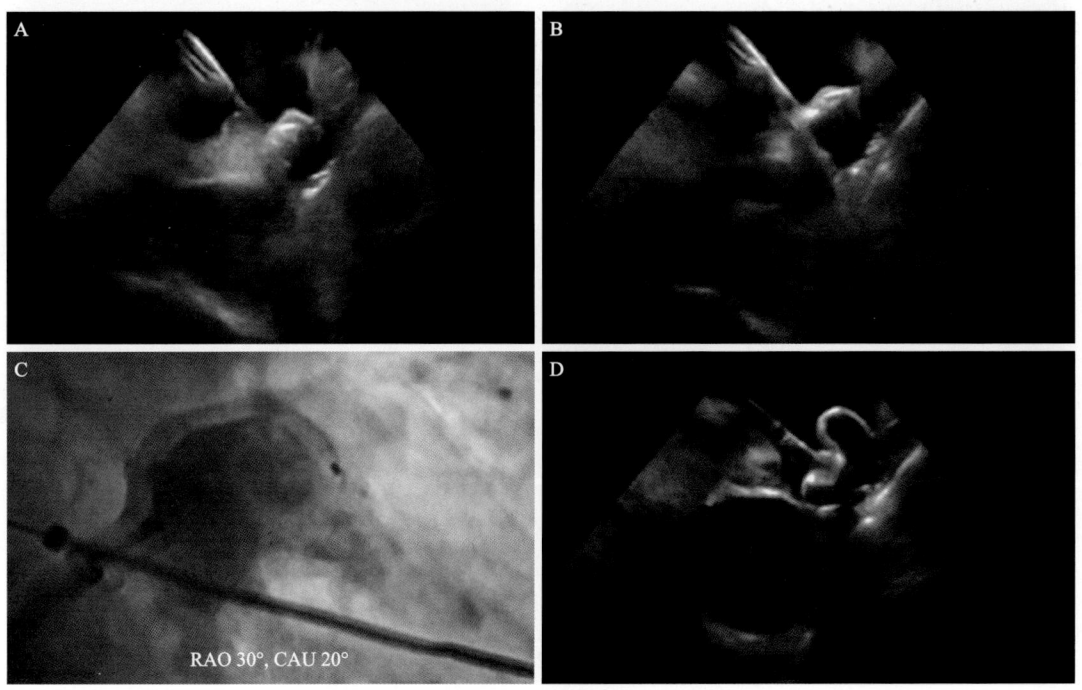

图19-6 封堵器第二次展开评估（附视频）
A. 形成FLX ball；B. 展开封堵器；C. DSA造影；D. ICE观察封堵器

封堵策略调整

回收形成FLX ball后，逆时针回正鞘管轴向，结合"毛毛虫法"展开封堵器，封堵器完全展开即刻顶住释放手柄10 s（图19-7）。

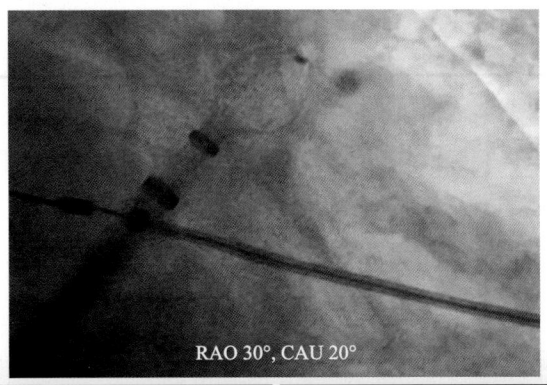

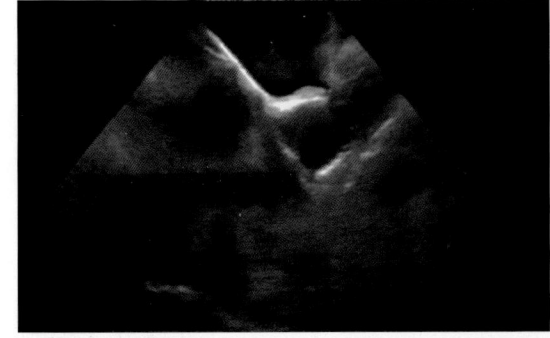 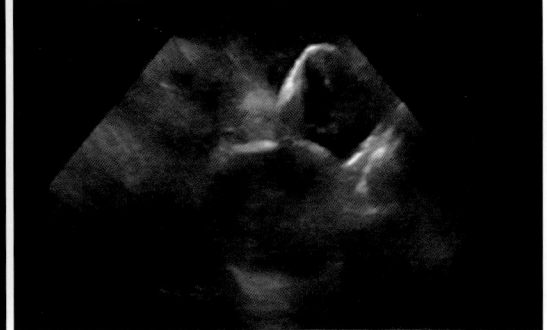

图19-7　封堵器第三次展开（附视频）

PASS原则评估

为进一步验证封堵效果，结合ICE评估封堵效果。封堵器位置合适，封堵器肩部在左心耳口部展开（图19-8），下缘露肩在要求范围内（图19-9）。

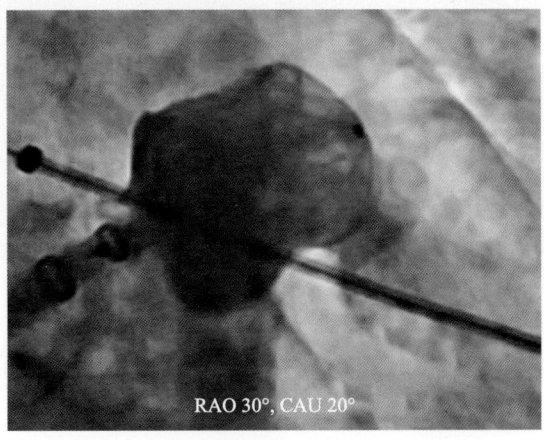

图19-8　封堵器展开后造影（附视频）

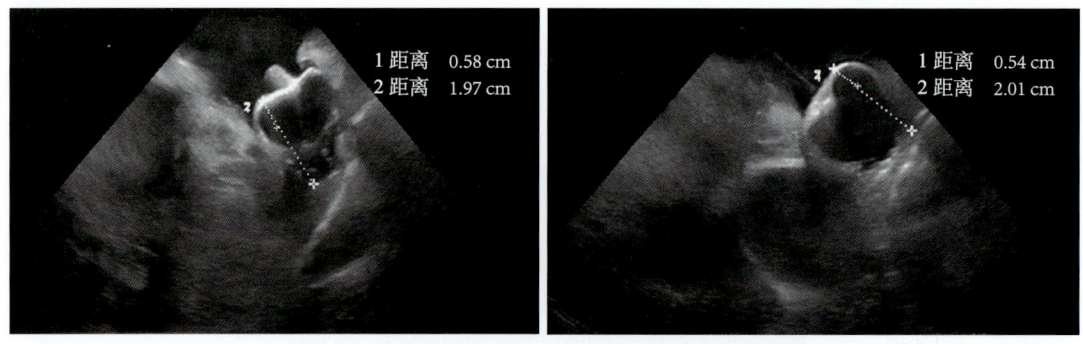

图 19-9　封堵器展开露肩测量

TEE 下牵拉稳定，回弹迅速，封堵器无明显位移（图 19-10）。

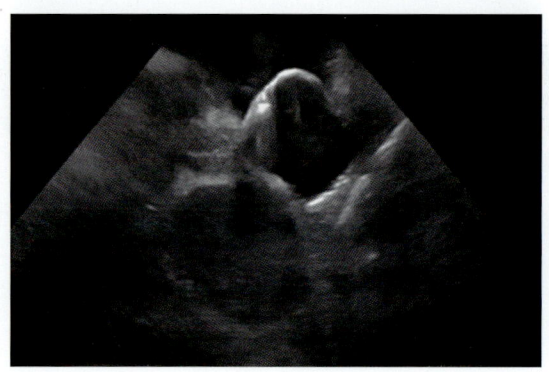

图 19-10　牵拉试验（附视频）

测量压缩比为 22%（图 19-11）。

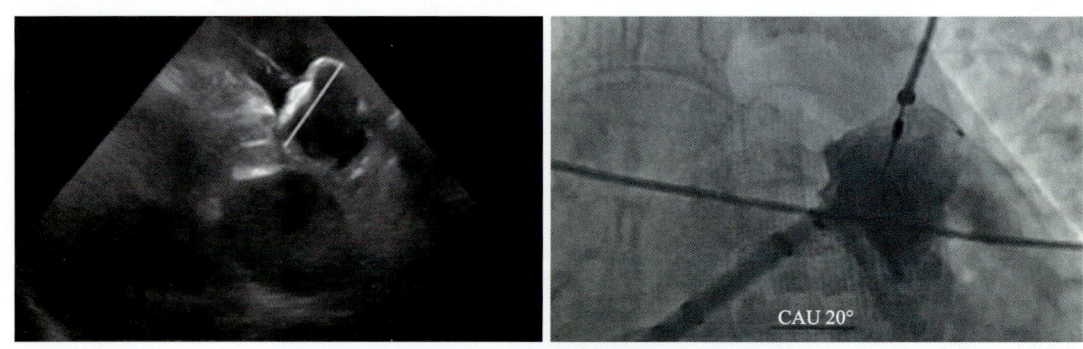

图 19-11　压缩比测量（附视频）

ICE 下多普勒图像和 DSA 多体位下造影显示无残余分流（图 19-12）。

释放封堵器

符合 PASS 原则，释放封堵器（图 19-13）。

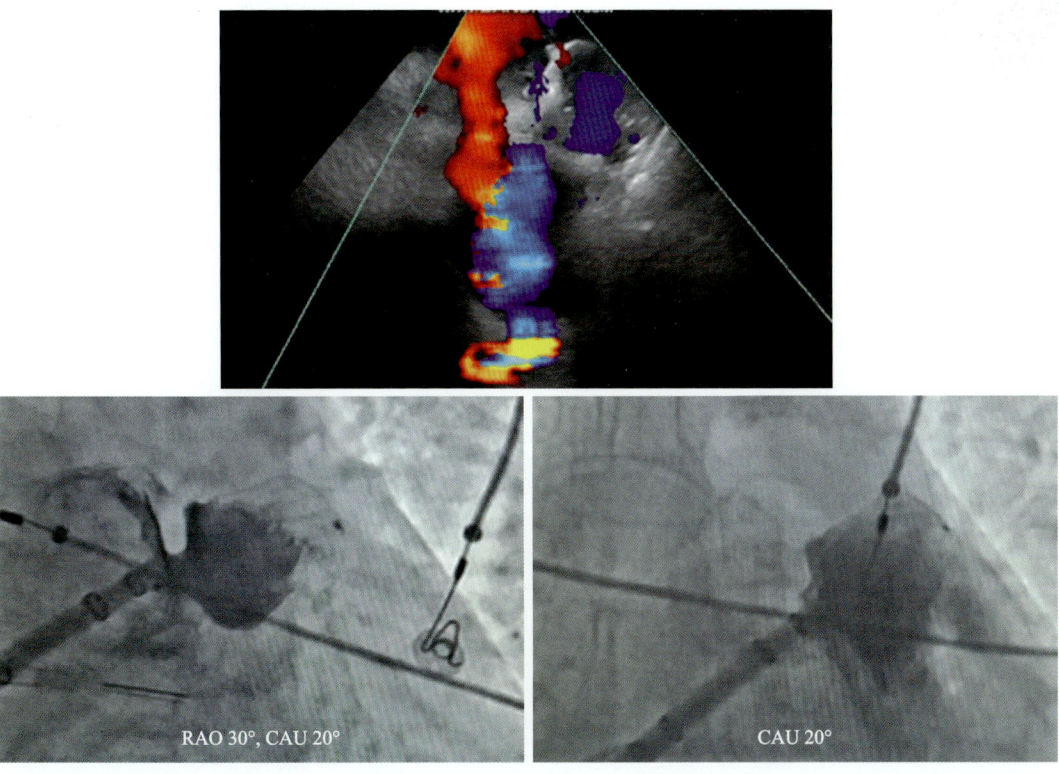

图 19-12 残余分流（附视频）

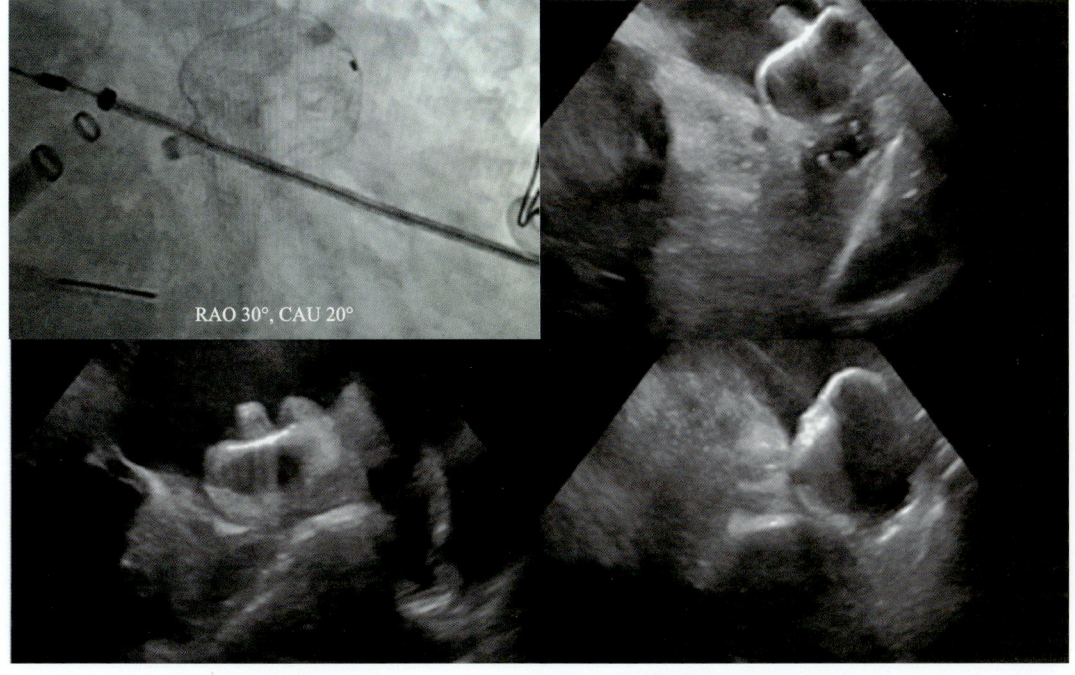

图 19-13 封堵器释放（附视频）

术后情况

术后用药

给予艾多沙班60 mg，每日一次，抗凝3个月；可达龙抗心律失常治疗；保胃、控制血压等对症治疗。3个月后复查TEE或左心房CTA调整抗凝方案。

随访

术后1个月至房颤门诊随访，患者无胸痛、心慌发作，复查心电图提示窦性心律；预约TEE随访封堵效果。

术后2个月随访，CT显示封堵器周围无明显残余分流，基本内皮化（图19-14）。

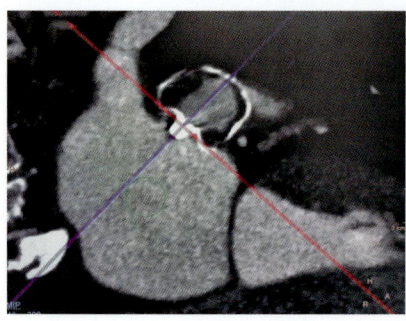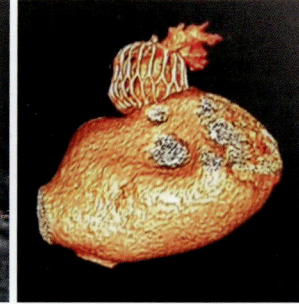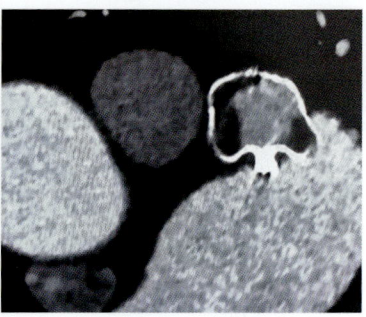

图19-14　术后2个月随访

术者小结

该患者左心耳呈低位鸡翅型，左心耳远端过于迂折导致内部可用空间有限；若封堵左心耳"翅尖"使上缘与封堵器形成三角区，导致封堵不完全；若封堵左心耳"翅根"部分，对"翅根"处的深度要求极高，且封堵器可能被挤出左心耳。因此，合适的封堵策略以及术中操作极为重要。

WATCHMAN FLX具有超高的安全性与易操作性，两种封堵方案应对鸡翅型左心耳，在展开过程通过"毛毛虫法"进退结合充分利用左心耳内可用深度，达到封堵器填满整个左心耳、口部贴合紧密的效果。

专家点评

该患者适应证明确，明显看出该左心耳操作起来是有难度的，其实也可以换小一号封堵器再往里放，那就是另一种封堵策略，不过这样就得放弃左心耳口部的囊袋。综合来看，还是现在这种方案更合适，下缘露肩也可以接受，总体来说还是很完美的。

（西安国际医学中心医院　曾广伟教授）

病例 20

敞口菜花型分叶左心耳 WATCHMAN FLX 封堵

天津市胸科医院　马　薇　张　帆

扫码看视频

病例资料摘要

病史

患者男性，66岁，7年前于外院就诊发现房颤，未予重视，未系统治疗。本次入院后检查心电图示房颤。心脏彩超示：LA 46 mm，LVDd 51 mm，LVEF 65%，二尖瓣轻度反流，三尖瓣中度反流。

既往高血压病史8年。每日饮酒200 mL，饮酒30年。

体格检查

体温36.3℃，心率92次/分，血压142/89 mmHg。

实验室检查

（1）血常规：Hb 132 g/L，WBC 4.91×10^9/L，PLT 127×10^9/L。

（2）生化检查：Cr 81 μmol/L，K 4.02 mmol/L。

（3）心脏功能生化标志物：cTNT 0.008 ng/L，BNP 75 pg/mL。

诊断与评估

入院诊断

心律失常，持续性房颤。心功能Ⅱ级，高血压病（1级）。

术前评估

1. 手术风险评估　使用卒中风险评分（CHA_2DS_2-VASc评分）量表（表20-1）和出血风险评分（HAS-BLED评分）量表（表20-2）进行术前评估。

2. 术前影像检查

（1）术前CT：左心耳较浅且为敞口，开口25 mm×30 mm，椭圆口，冠状面深度19.7 mm，最佳工作体位为"RAO30°，CAU20°"。保证远端分叶充分展开。预计使用WATCHMAN 33 mm封堵器，待DSA下造影验证（图20-1）。

表 20-1　卒中风险评分（CHA$_2$DS$_2$-VASc 评分）量表

指　　标	评分
慢性心力衰竭/左心室功能不全（C）	0
高血压（H）	1
年龄≥75岁（A）	0
糖尿病（D）	0
卒中/TIA/血栓栓塞病史（S）	0
血管性疾病（V）	0
年龄65～74岁（A）	1
女性（Sc）	0
合计	2

表 20-2　出血风险评分（HAS-BLED 评分）量表

指　　标	评分
高血压（H）	1
肝、肾功能不全（A）	0
卒中（S）	0
出血（B）	0
异常INR值（L）	0
年龄＞65岁（E）	1
药物或饮酒（D）	1
合计	3

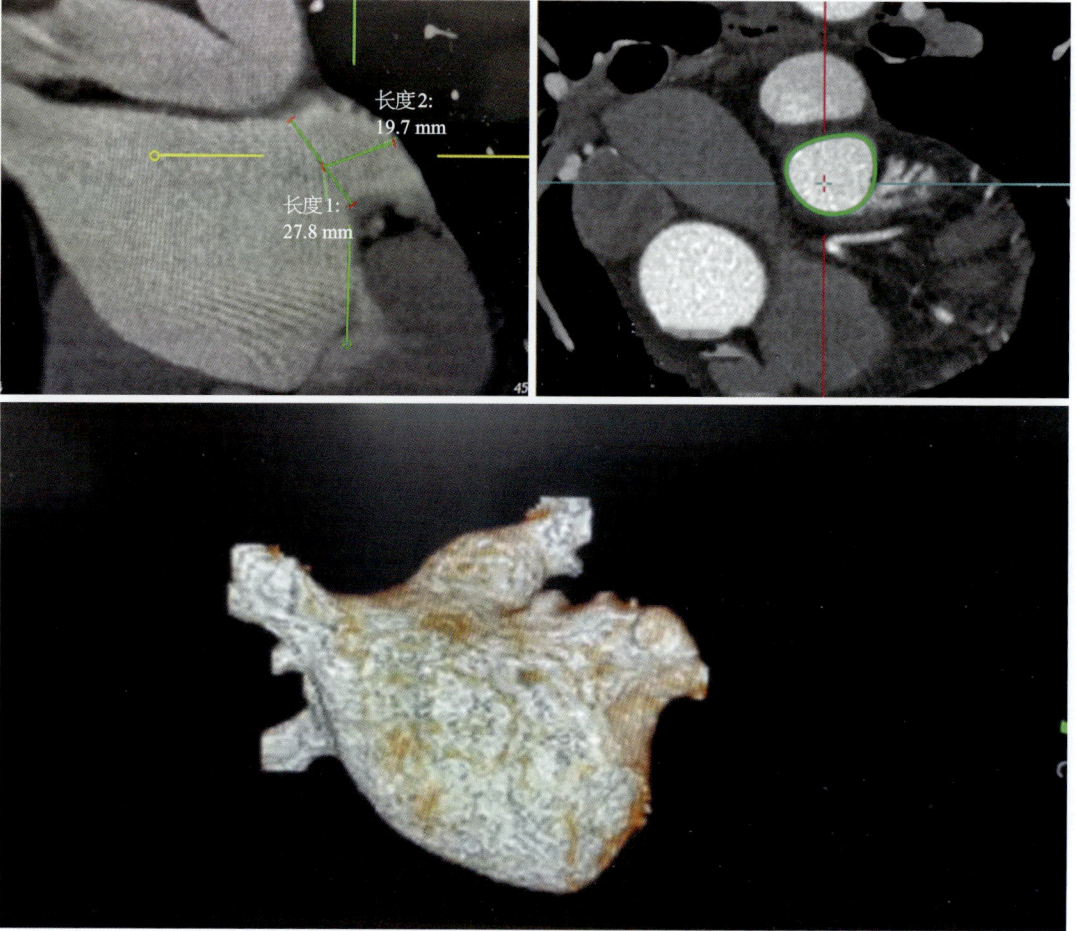

图 20-1　术前 CT（附视频）

（2）ICE：分别在45°、90°、135°下测量，左心耳开口直径为23～28 mm，深度为21～23 mm（图20-2）。

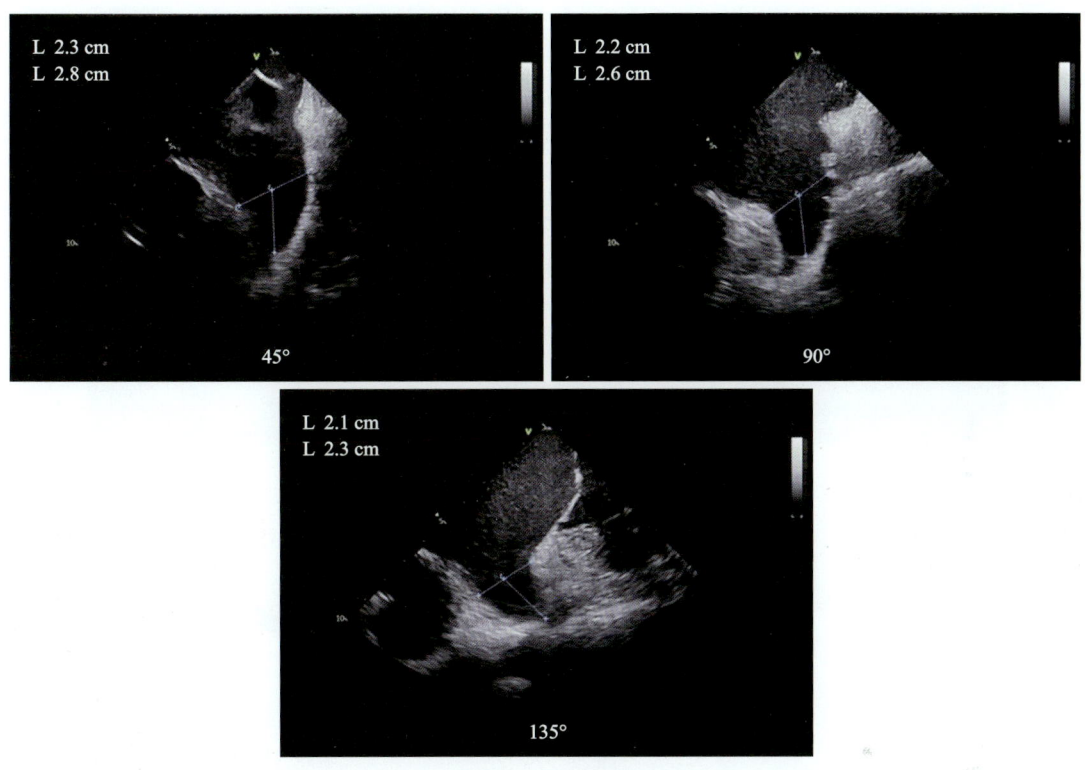

图20-2　术前ICE

治疗方案

该患者卒中风险评分2分（表20-1），出血风险评分3分（表20-2），符合LAAC适应证，并且患者左心房不大、年纪较大，考虑患者的远期获益，建议行"房颤射频消融+经皮LAAC"一站式手术。麻醉方式：全麻。手术方式：ICE指导下左心耳封堵。

手术过程

术中左心耳造影

肝位造影，左心耳呈菜花型，左心耳开口直径31 mm，且上缘小分叶隆起处开口为33 mm。开口过大，原定33 mm WATCHMAN封堵器不能符合需求。因此，改用35 mm WATCHMAN FLX（图20-3）。

封堵策略分析

该左心耳远端主叶轴向与鞘管轴向一致，猪尾型血管造影导管可进入最远端分叶，且左心耳远端内部空间充足，保证封堵有效深度。选择退鞘法为封堵策略，将鞘管和输送系统送入左心耳远端，退鞘形成FLX ball，调整封堵器肩部对齐封堵线，退鞘展开封堵器（图20-4）。

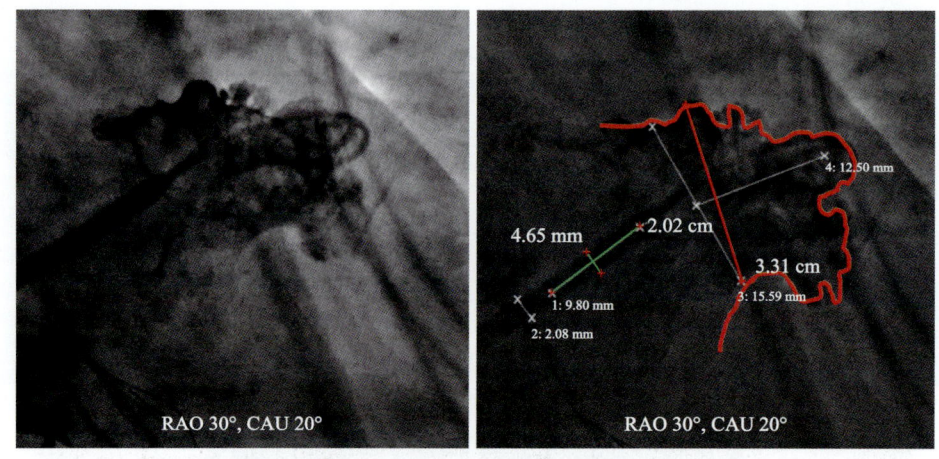

图20-3　术中左心耳造影（附视频）

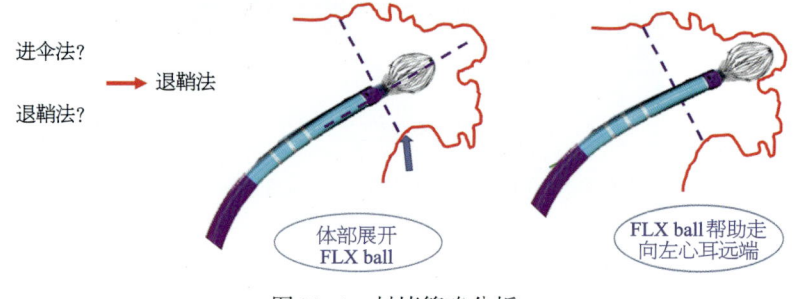

图20-4　封堵策略分析

展开FLX ball

在左心耳体部展开封堵器形成FLX ball（FLX ball需两倍于鞘管直径），并将封堵器肩部对齐封堵线（图20-5）。

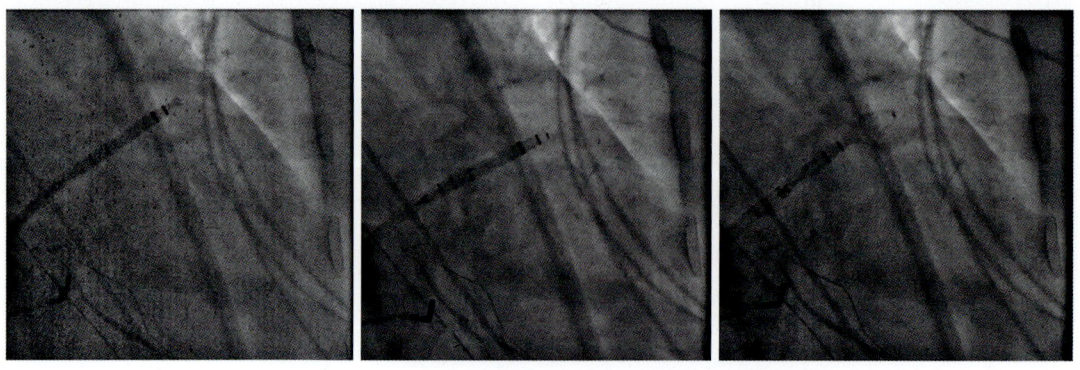

图20-5　左心耳体部展开形成FLX ball（附视频）

RAO30°，CAU20°

封堵器展开

退鞘展开封堵器后,顶住释放手柄10 s后,造影观察封堵器呈"墨斗鱼"状。封堵器上、下缘均贴合左心耳内壁,位置良好(图20-6)。

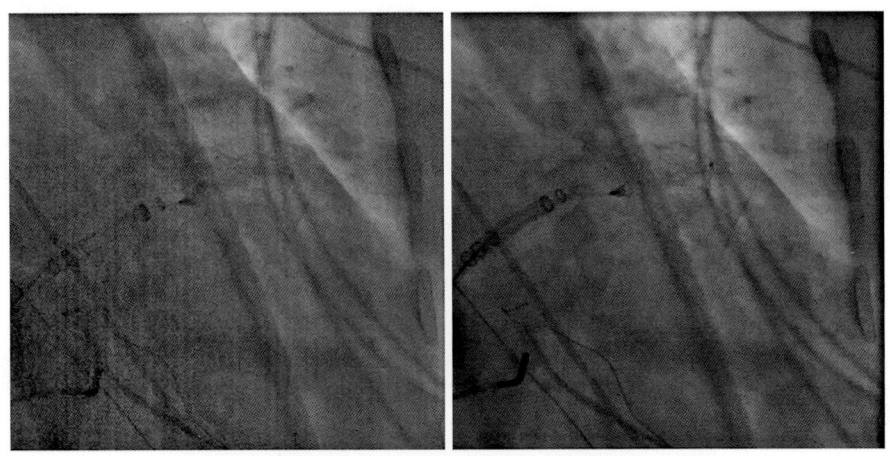

图20-6 封堵器展开(附视频)

PASS原则评估

分别通过DSA下肝位、足位、右肩位等体位造影,封堵器上、下缘均贴合左心耳内壁,且无明显残余分流及露肩;符合PASS中的位置及封堵原则(图20-7)。

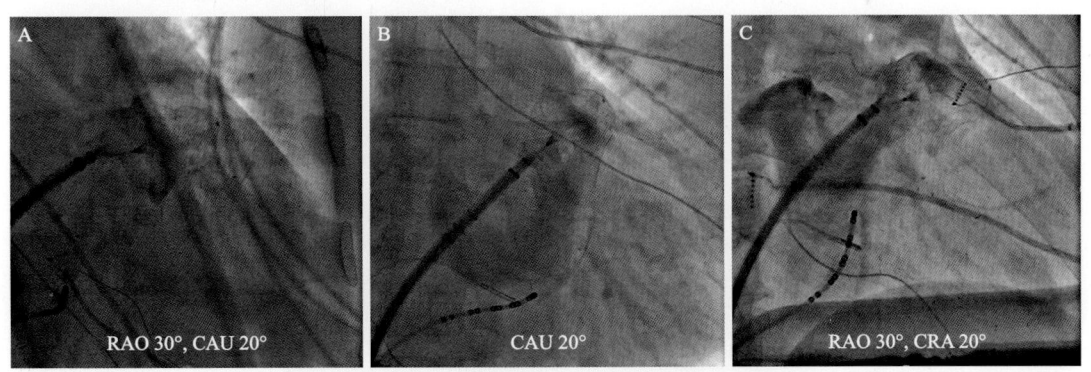

图20-7 展开后DSA造影(附视频)
A.肝位造影;B.足位造影;C.右肩位造影

为进一步验证封堵效果,同时使用ICE进行评估。结果显示封堵器位置良好,露肩深度6~7 mm,露肩比例1/3(0.7 mm/2.6 mm),满足PASS原则的位置原则(图20-8)。

多体位下测得封堵器位置良好,压缩比20%~28%,满足PASS原则的尺寸原则(图20-9)。

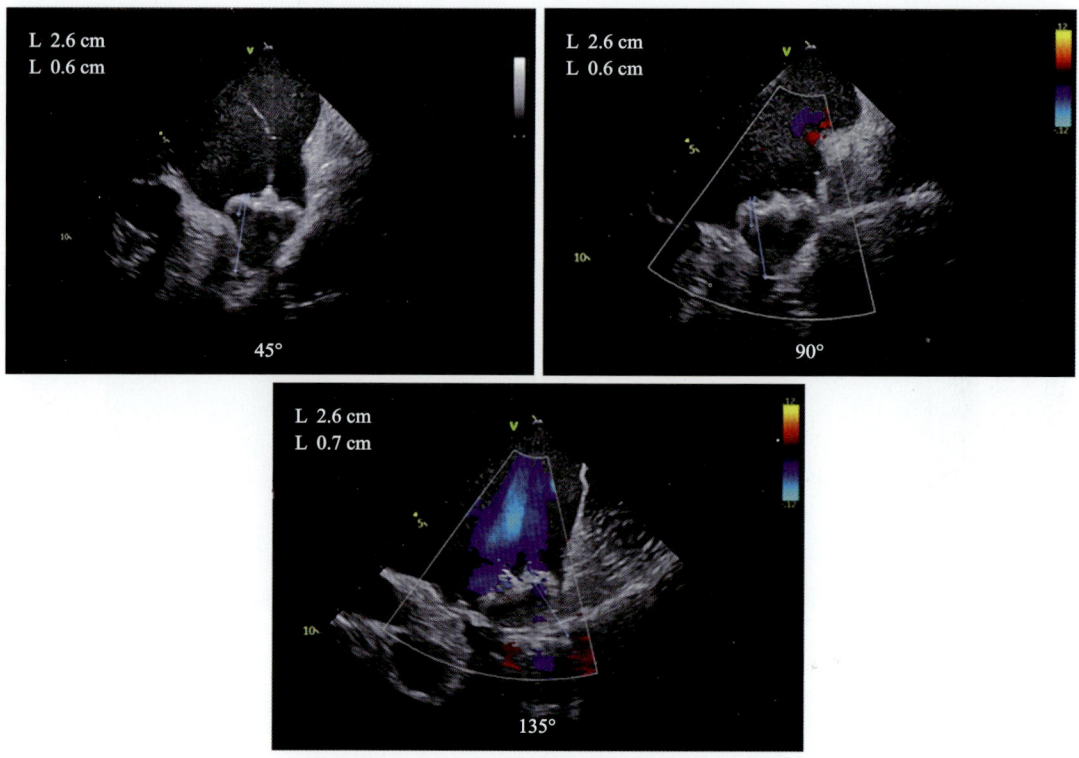

图 20-8　ICE 下评估封堵效果

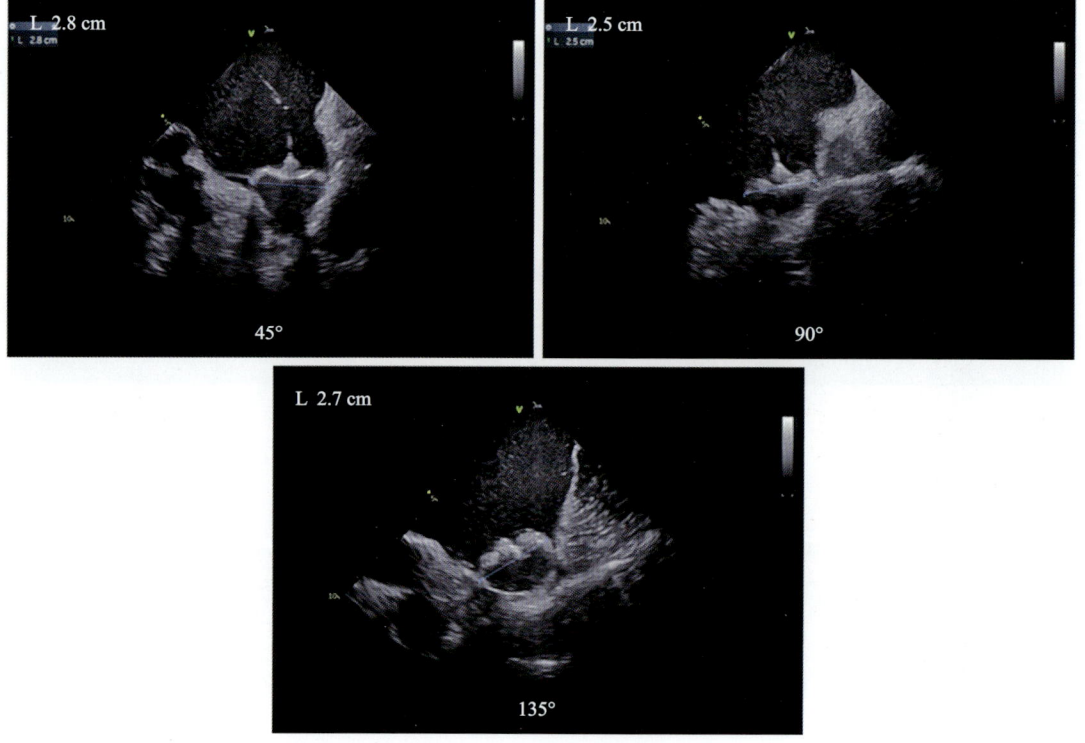

图 20-9　测量压缩比

多体位下观察彩色血流多普勒图像，无残余分流，满足PASS原则的封堵原则（图20-10）。

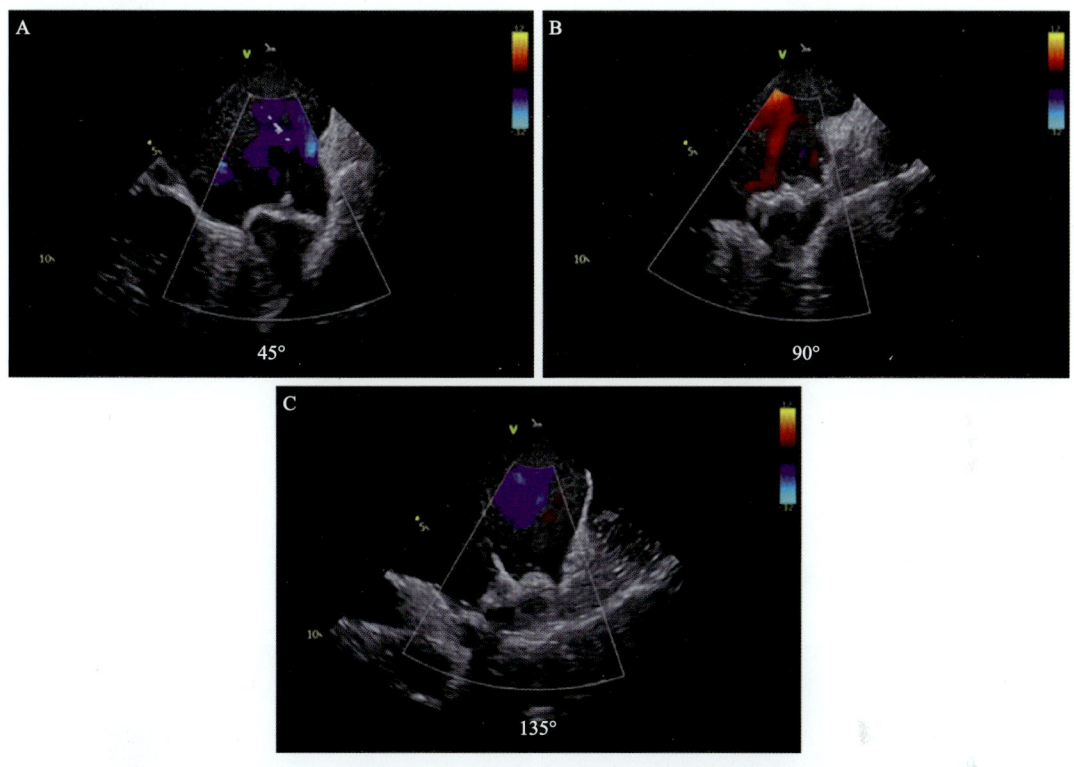

图20-10 彩色血流多普勒（附视频）
A. 45°；B. 90°；C. 135°

ICE下牵拉稳定，回弹迅速，封堵器无位移，满足PASS原则的锚定原则（图20-11）。

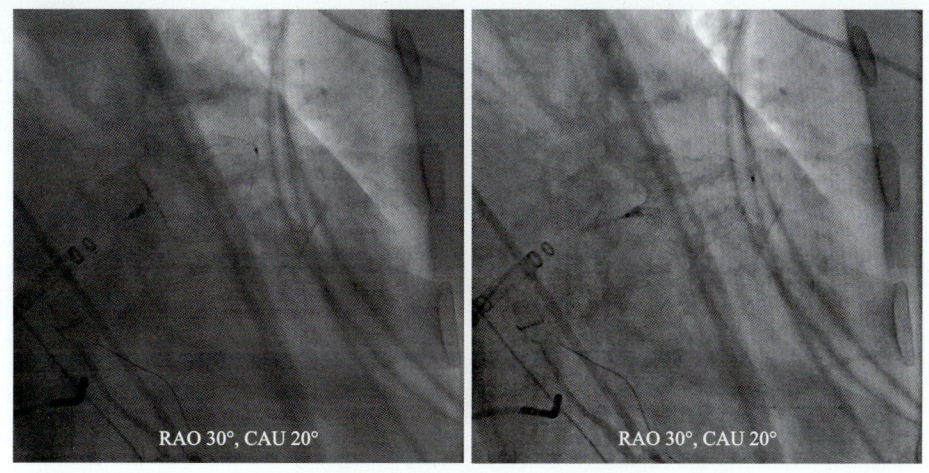

图20-11 牵拉试验（附视频）

释放封堵器

DSA影像结合ICE影像综合评估后，均符合PASS原则，遂释放封堵器（图20-12）。

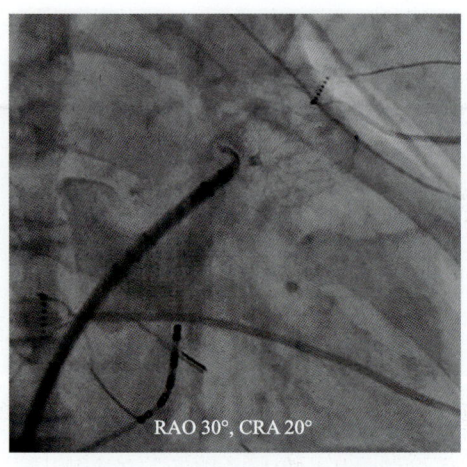

图20-12　封堵器释放（附视频）

释放后，ICE下观察封堵器位置较释放前无变化（图20-13）。

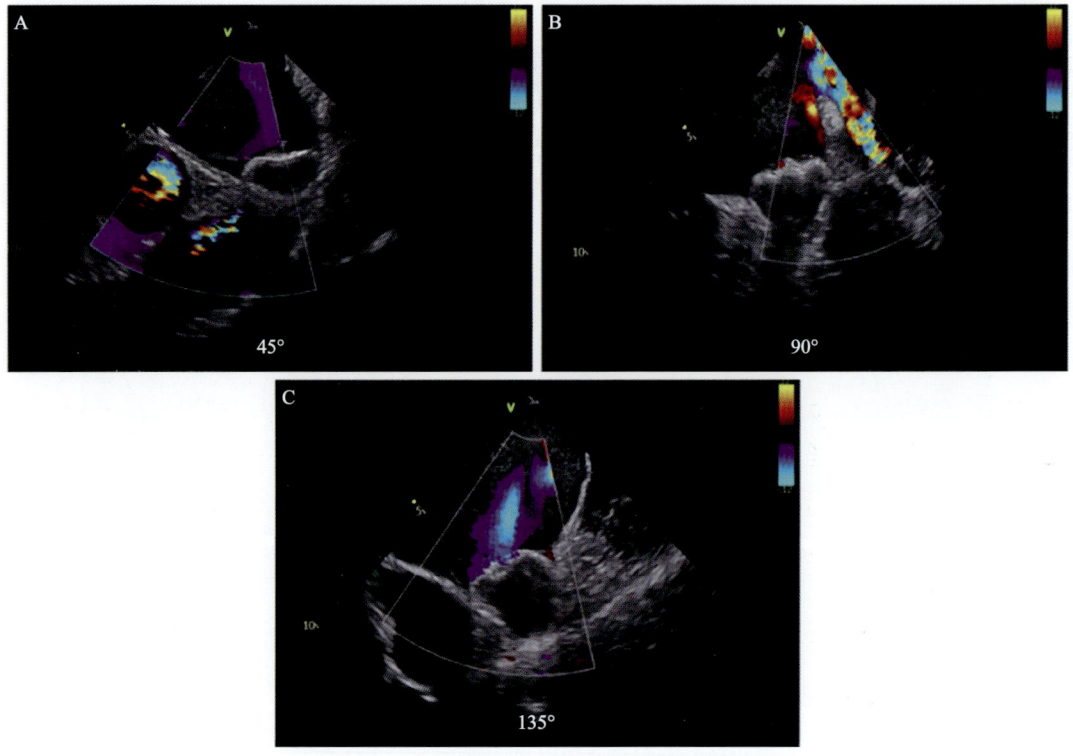

图20-13　释放后ICE观察（附视频）

A. 45°；B. 90°；C. 135°

术后ICE确认心包情况

术后ICE确认无心包积液，心包基线同术前（图20-14）。

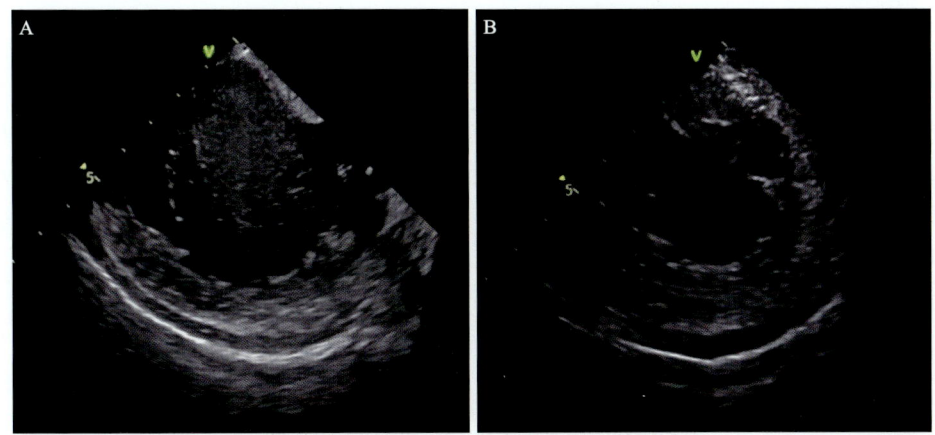

图20-14 ICE确认心包积液情况（附视频）
A. 术前；B. 术后

术后情况

术后用药

利伐沙班15 mg，每日一次；胺碘酮200 mg，每日一次；雷贝拉唑10 mg，每日一次；阿托伐他汀20 mg，每日一次；沙库巴曲缬沙坦100 mg，每日一次。

随访

术后3个月复查心电图、甲状腺功能、肝肾功能、肺部CT、24小时动态心电图、心脏超声、TEE。

术者小结

（1）术前评估：术前通过增强CTA多角度充分评估左心耳形态、位置以及开口深度等。术中ICE影像结合DSA影像结果提示左心耳开口较大，33 mmWATCHMAN不能满足封堵要求，故选择35 mm WATCHMAN FLX，其尺寸范围及深度情况更适合此左心耳。

（2）封堵策略：利用退鞘法展开，将鞘管和输送系统送入左心耳远端，退鞘形成FLX ball，调整封堵器使其肩部对齐封堵线，退鞘展开封堵器。

（3）影像结果：DSA及ICE下多角度评估封堵效果，各项参数均符合PASS原则。释放后封堵器位置无变化，形态良好。

专家点评

非常好的病例，很好地体现了器械进步对于术者的帮助，尤其是对于一站式手术，射频消融术完成后，WATCHMAN FLX对于保证左心耳封堵手术的安全、减少并发症更加重要。同时，其骨架的柔顺性非常好，能体现这款封堵器的优势，更加顺应左心耳形态。

（贵州医科大学附属医院　周纬教授）

该病例非常精彩，在很多方面体现了WATCHMAN FLX的优势。对于WATCHMAN FLX来说，除了极端（需要利用深度的）情况，一般采用进伞法和退鞘法相结合的操作手法，更能符合左心耳的形态。总体来说，对于该病例，无论是适应证把控还是封堵策略的选择都非常好，希望有机会能分享术后随访的结果。

（中国人民解放军医院　陈韬教授）

病例 21

开口不对称极小心耳 WATCHMAN FLX 封堵

复旦大学附属中山医院　周达新　张　蕾

扫码看视频

病例资料摘要

病史

患者女性，84岁。患者自2012年起反复出现心悸，不伴心慌、胸闷、嗳气、反酸等不适，症状持续时间不固定，可自行好转；门诊诊断为房颤；后一直服用达比加群酯维持治疗。2012年4月27日我院心脏超声提示：① 主动脉钙化，跨瓣压差为20 mmHg；② 左心房增大；③ 轻度肺动脉高压伴轻度三尖瓣反流。既往高血压病30余年，服用盐酸索他洛尔。

近2～3年患者自述房颤加重，一天数次，持续时间不固定，可自行好转；2021年2月患者因脑出血就诊于外院，自此停止服用达比加群酯。现患者为进一步治疗收入我科。自患病以来，精神、胃纳可，睡眠可，大、小便无殊，体重近期无明显下降。

体格检查

体温36.3℃，心率75次/分，血压143/85 mmHg。

实验室检查

（1）血常规：Hb 136 g/L，WBC 5.34×10^9/L，PLT 131×10^9/L。

（2）生化检查：Cr 87 μmol/L，K 4.8 mmol/L。

（3）心脏生化标志物：cTNT 0.010 ng/L，proBNP 25 804 pg/mL。

（4）凝血指标：INR 1.04。

诊断与评估

入院诊断

房颤。高血压病（1级，高危组）。

术前评估

1. 手术风险评估　使用卒中风险评分（CHA_2DS_2-VASc评分）量表（表21-1）和出血风险评分（HAS-BLED评分）量表（表21-2）进行术前评估。

表 21-1　卒中风险评分（CHA$_2$DS$_2$-VASc 评分）量表

指　　标	评分
慢性心力衰竭/左心室功能不全（C）	0
高血压（H）	1
年龄≥75岁（A）	2
糖尿病（D）	0
卒中/TIA/血栓栓塞病史（S）	0
血管性疾病（V）	0
年龄65～74岁（A）	0
女性（Sc）	1
合计	4

表 21-2　出血风险评分（HAS-BLED 评分）量表

指　　标	评分
高血压（H）	1
肝、肾功能不全（A）	0
卒中（S）	0
出血（B）	1
异常INR值（L）	0
年龄>65岁（E）	1
药物或饮酒（D）	0
合计	3

2. 术前影像检查

（1）TEE：极小风向袋型左心耳，上、下缘极不对称，上缘稍长，下缘较短，且收缩性较强（图21-1，图21-2）。TEE下左心耳测量数据如表21-3所示。

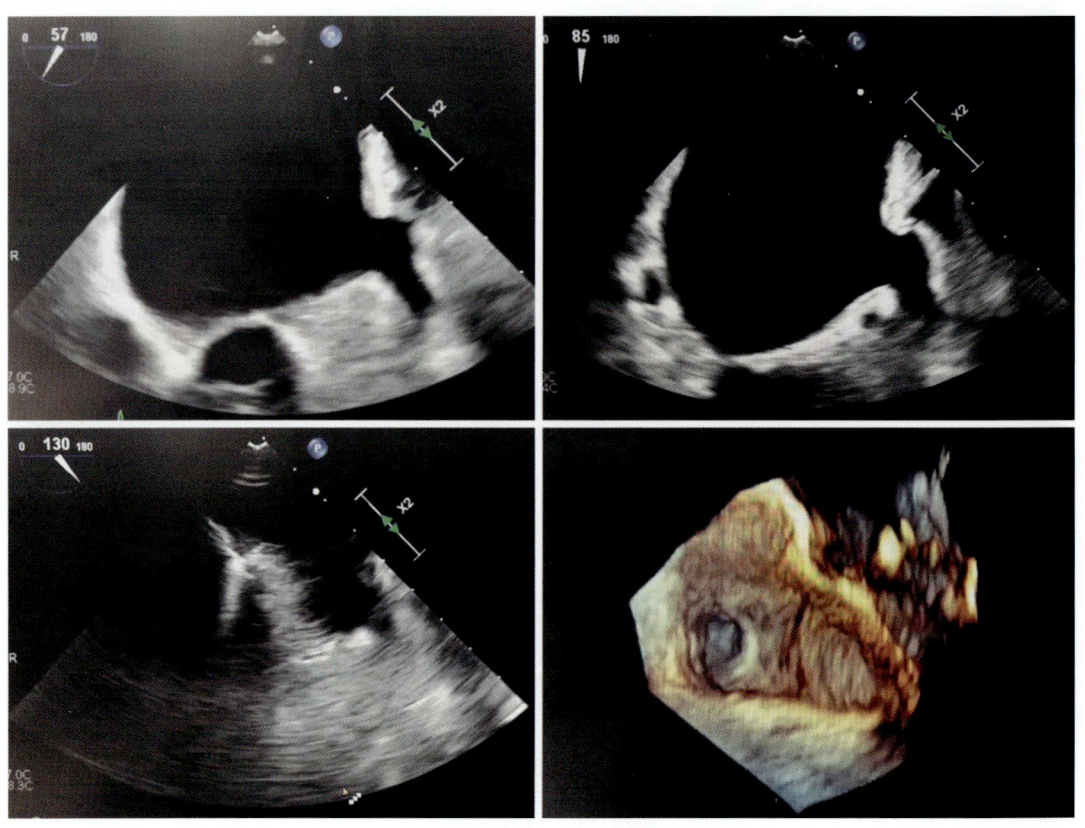

图 21-1　术前 TEE（附视频）

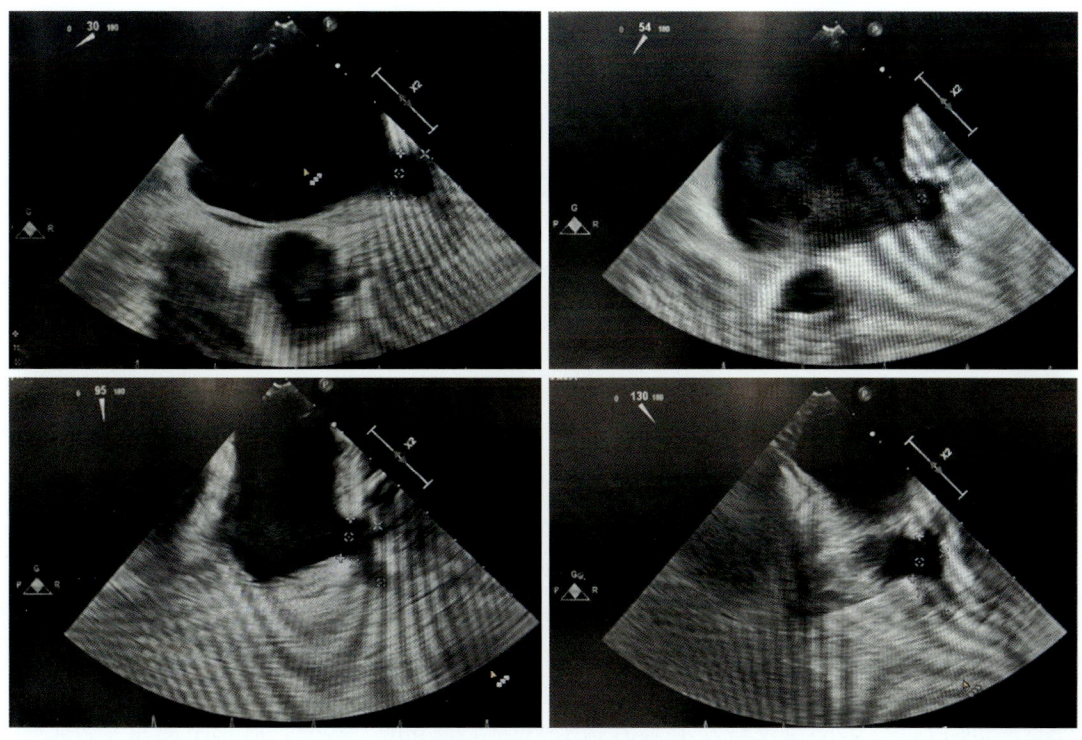

图 21-2　术前 TEE 测量

表 21-3　TEE 下左心耳测量数据

角　度	开口直径（mm）	深度（mm）
0°	11.1	16.9
45°	11.2	16.5
90°	10.6	14.6
135°	11.1	15.8

（2）TTE：主动脉钙化，左心房增大，轻度肺动脉高压；LA 43 mm，LVDd 38 mm，EF 65%，LAAEF 62 cm/s。

治疗方案

该患者阵发性房颤，卒中风险评分 4 分（表 21-1），出血风险评分 3 分（表 21-2），符合 LAAC 适应证。考虑患者年龄较大，耐受性较差以及房颤复发概率和手术的远期获益，并结合患者诉求，建议行经皮 LAAC 手术。麻醉方式：局麻，备静脉麻醉。手术方式：优化式（简化式，备术中床旁 TEE）。

手术过程

术中左心耳造影

根据简化共识行"三体位"造影；造影显示单叶左心耳，上、下缘较不对称且上缘有明显囊袋，体部空间狭窄且具备一定的收缩性（图21-3）。

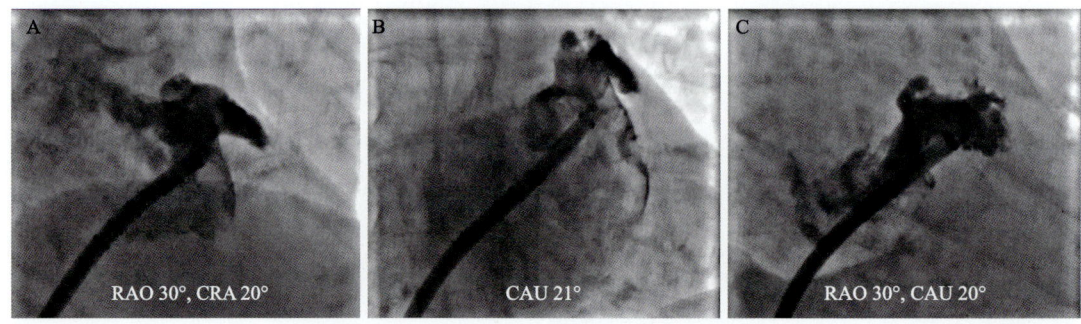

图21-3　术中左心耳造影（附视频）
A. 头位造影；B. 正足位造影；C. 肝位造影

"三体位"造影测量发现左心耳开口15.5～17.2 mm。其中，肝位下测量到左心耳上缘囊袋的最大直径为19.3 mm，深度约为15 mm（图21-4）。

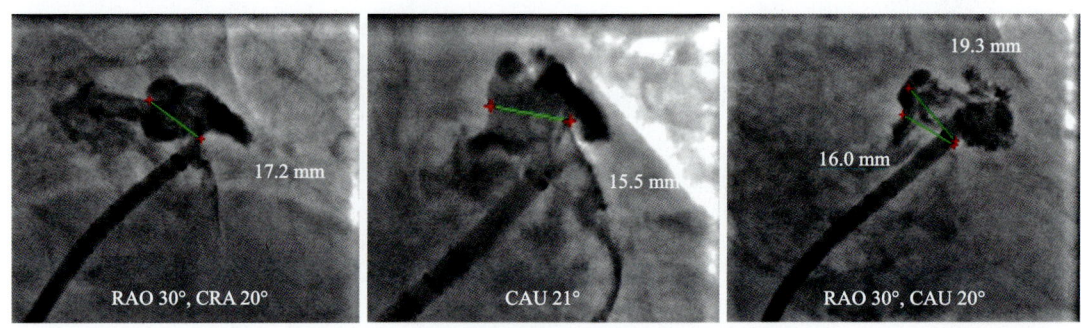

图21-4　术中造影测量

封堵策略分析

根据测量结果和左心耳形态，决定采用选择20 mm WATCHMAN FLX封堵器。展开过程运用退鞘法以确保轴向，形成FLX ball之后尽量探及足够的可用深度并在展开过程中稍加逆时针力，尽可能减少下缘露肩（图21-5）。

封堵器"四步法"展开

鞘管送至左心耳体部稍远位置，缓慢撤鞘形成FLX ball，将封堵器整体推送至既定位置后，稳住释放手柄，缓慢撤鞘展开封堵器，展开即刻顶着钢缆至少10 s（图21-6）。

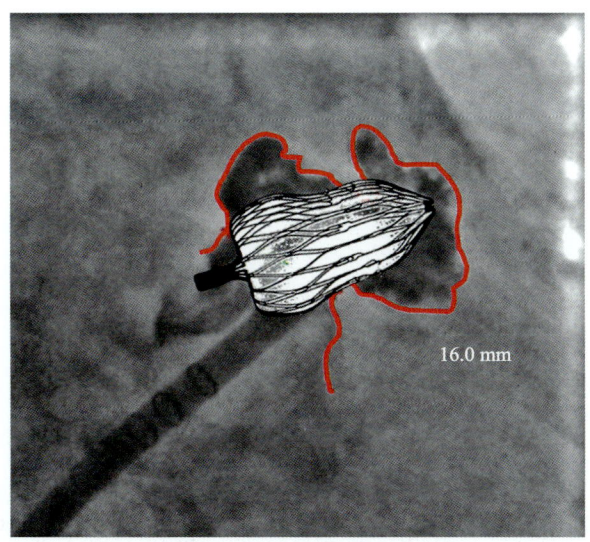

图21-5 封堵策略分析

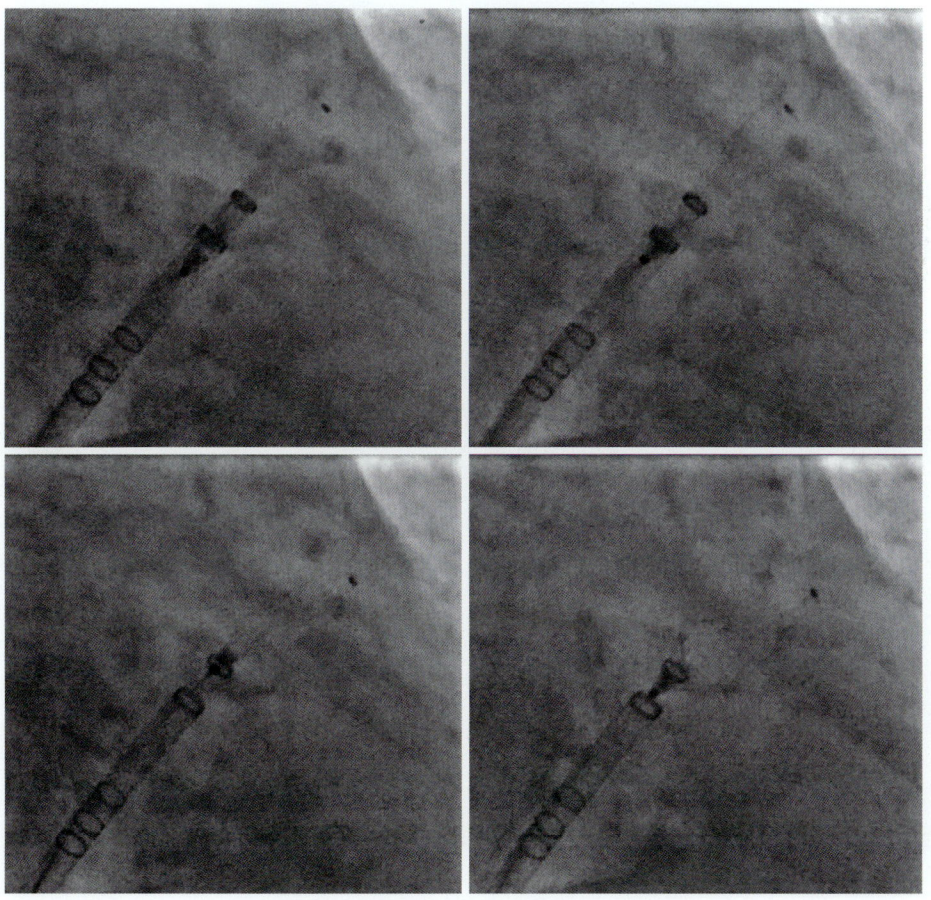

图21-6 "四步法"展开封堵器(附视频)

PASS原则评估

根据简化共识对封堵效果进行评估：① 多切线位造影显示封堵器位置良好（图21-7）；② 下缘稍有露肩（图21-8）；③ 牵拉稳定，牵拉前后造影无明显位移（图21-9）；④ 测量压缩比为15%～20%，平均压缩比为18%（图21-10）。

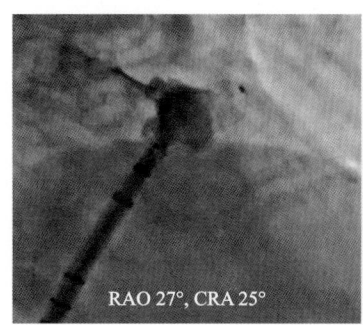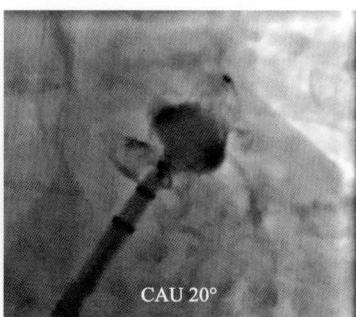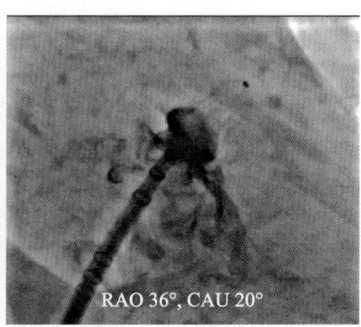

图21-7　多切线位下造影

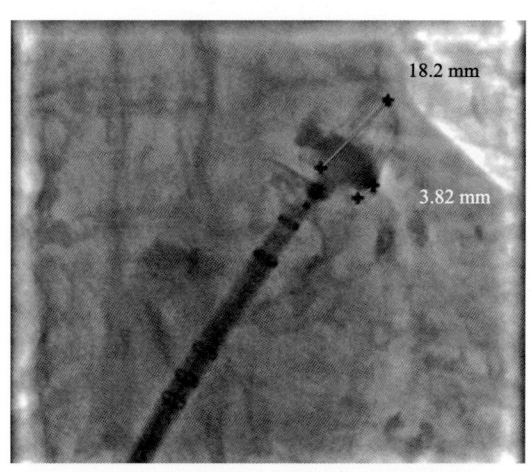

图21-8　露肩测量

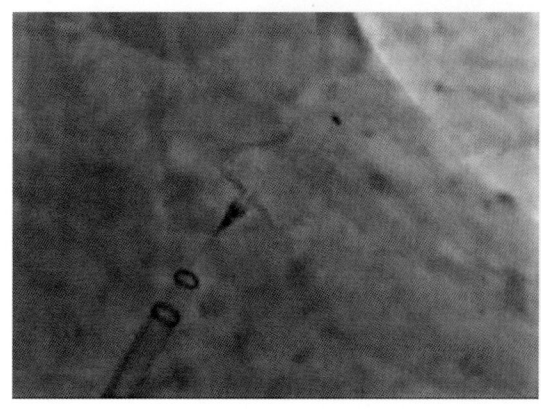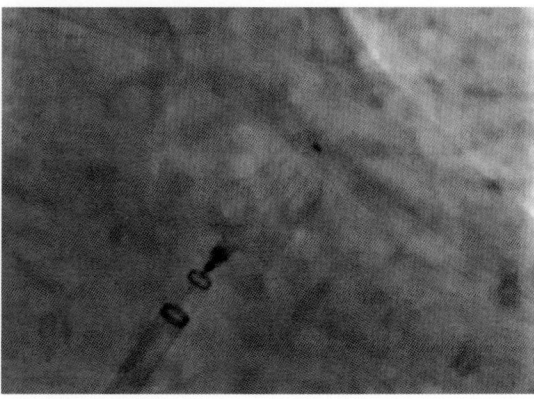

图21-9　牵拉试验（附视频）

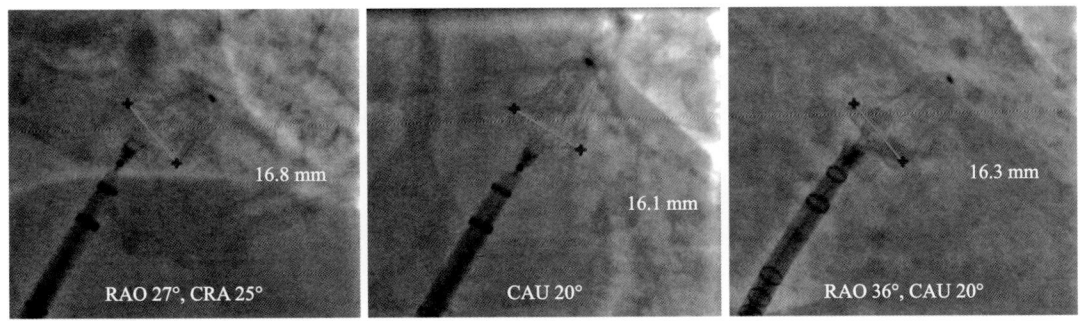

图 21-10 测量压缩比

释放封堵器

符合 PASS 原则，释放封堵器（图 21-11）。

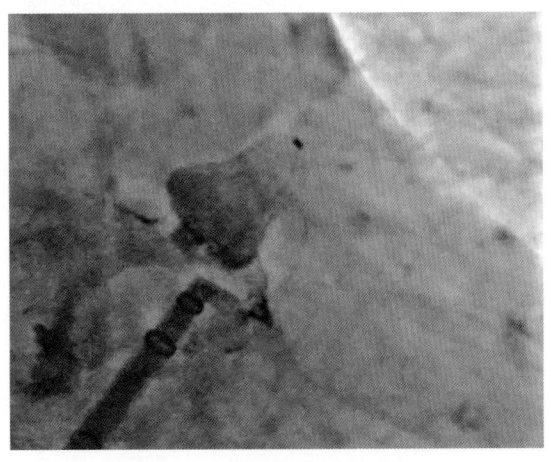

图 21-11 封堵器释放（附视频）

术后情况

术后用药

给予利伐沙班 20 mg，每日一次，抗凝 3 个月；可达龙抗心律失常治疗；保胃、控制血压等对症治疗。3 个月后复查 TEE 调整抗凝方案。

术者小结

患者为阵发性房颤，既往有高血压病和脑出血史，卒中评分和出血评分分别为 4 分和 3 分，是有较高的左心耳封堵指征的；又因为患者年纪较大（84 岁）以及左心房扩大（43 mm），综合考虑患者的诉求和远期获益建议行单封堵的手术。根据《简化式左心耳封堵术临床路径中国专家共识（2022）》，"三体位"造影可以较为全面地展示左心耳的结构形态，辅助选伞和封堵策略制订。对以往的封堵器而言，此类"收缩性较强、内部空间狭窄"左心耳的封堵难度较高并且存在远期出现并发症的风险（主要是迟发心包积液），但是WATCHMAN FLX优化的结构设计，其远端的全闭合FLX ball使得展开过程更加灵活、安全，而其优秀的顺应性又进一步确保了封堵有效性。WATCHMAN FLX在形态、结构上非常契合简化术式的评估标准，有望成为简化术式封堵的范式；因此，亟需开展简化术式和标准术式的随机对照研究。

专家点评

这个病例恰当地运用中国专家的在简化式方面的经验，进行了一个非常成功且精彩的手术展示。对于这种开口不对称而且收缩性比较强的左心耳来说，我们以往的封堵器比较麻烦，要么太靠外，影响周边组织、露肩多；要么上缘囊袋封闭不全，再加上这位患者阵发性房颤，左心耳收缩性较强，术中或者远期的手术安全性又是必须要考虑的点。现在有了WATCHMAN FIX可以比较好地应对这类型的左心耳，而且相较于WATCHMAN 2.5，对初学者来说更易操作，可以进退自如。希望WATCHMAN FLX可以造福更多中国房颤患者，帮助术者更好地处理这类解剖复杂的左心耳。

（山西省心血管病医院　邢雪琴教授）

病例 22

裤衩型早分叶左心耳 WATCHMAN FLX 封堵

浙江省台州医院　葛卫力

扫码看视频

病例资料摘要

病史

患者于7个月前发现运动后心悸，无力，2022年12月9日于我院查心电图示房颤。无胸闷、胸痛，无恶心，无发热、畏寒，无消瘦。性格急躁。当时未予重视，未诊治。后上述症状反复发作，性质同前，为求进一步诊治来我院，拟以心律失常、房颤、高血压病收入住院，计划行射频消融术。住院期间经TEE检查示左心耳血栓，故取消房颤射频消融术，带药出院。出院后规律服用"普罗帕酮100 mg，每日三次"控制心律，上述症状有所改善，今为进一步诊治再次来院，建议行LAAC，拟以房颤收入我科。发病以来神志清醒，食欲较好，精神、休息较好，体力较好，体重无明显变化，大、小便正常。

高血压病7年，血压最高145/90 mmHg，控制在140/90 mmHg左右，现用药物不详。

体格检查

体温37.3℃，心率87次/分，血压140/90 mmHg。

实验室检查

（1）血常规：Hb 102 g/L，WBC 7.9×10^9/L，PLT 165×10^9/L。

（2）生化检查：Cr 79 μmol/L，K 3.85 mmol/L。

（3）心脏功能生化标志物：cTNT 0.048 ng/L，proBNP 60 pg/mL。

诊断与评估

入院诊断

阵发性房颤。高血压病。

术前评估

1. 手术风险评估　使用卒中风险评分（CHA_2DS_2-VASc评分）量表（表22-1）和出血风险评分（HAS-BLED评分）量表（表22-2）进行术前评估。

表 22-1 卒中风险评分（CHA$_2$DS$_2$-VASc 评分）量表

指　　标	评分
慢性心力衰竭 / 左心室功能不全（C）	0
高血压（H）	1
年龄≥75 岁（A）	2
糖尿病（D）	0
卒中 /TIA/ 血栓栓塞病史（S）	0
血管性疾病（V）	0
年龄 65～74 岁（A）	0
女性（Sc）	0
合计	3

表 22-2 出血风险评分（HAS-BLED 评分）量表

指　　标	评分
高血压（H）	1
肝、肾功能不全（A）	0
卒中（S）	0
出血（B）	0
异常 INR 值（L）	0
年龄＞65 岁（E）	1
药物或饮酒（D）	0
合计	2

2. 术前影像检查

（1）TEE：经治疗后未见左心房内血栓，左心耳呈敞口早分叶，大角度显示内部梳状肌十分发达，可用深度较浅；左心耳开口为类水滴形，上缘稍长，下缘较短（图 22-1），TEE 下左心耳测量数据如表 22-3 所示。

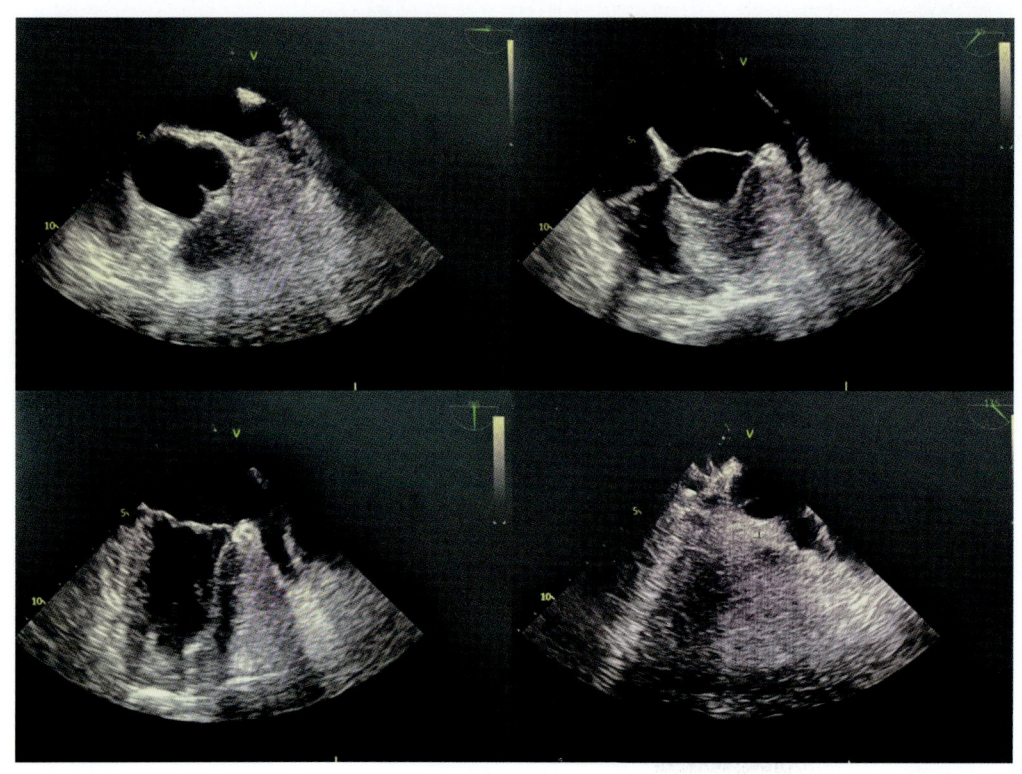

图 22-1　术前 TEE

（2）CTA左心耳重建：左心耳开口不大，因远端"前趴"导致实际可用深度较浅，为折角风向标型（图22-2）。

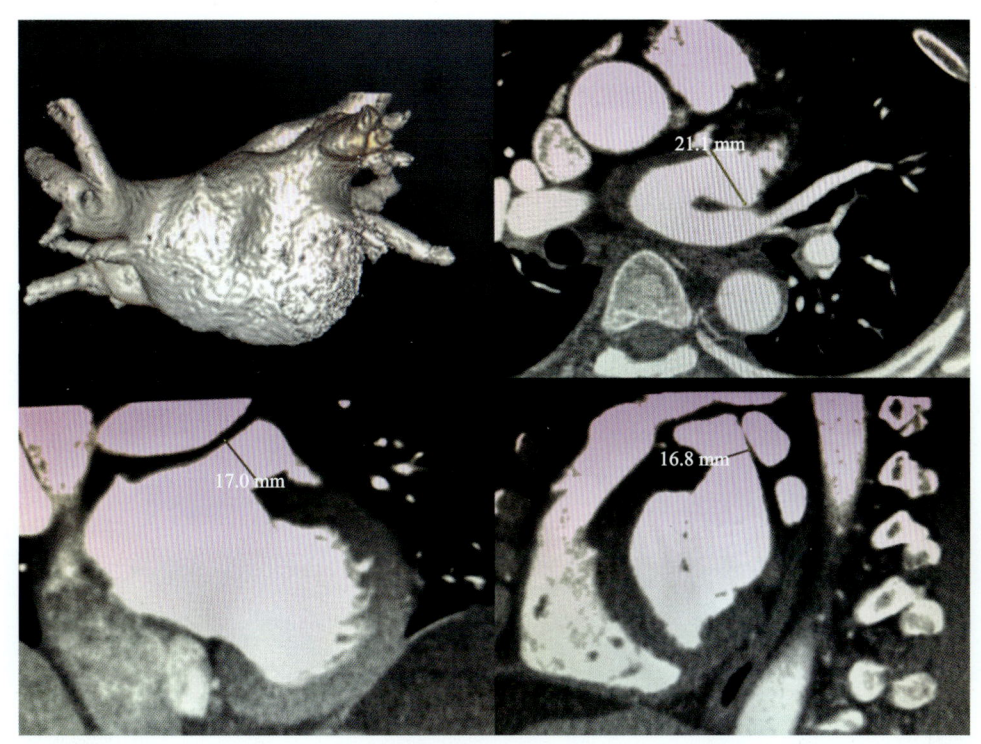

图22-2　术前CT

表22-3　TEE下左心耳测量数据

角　度	开口直径（mm）	深度（mm）
0°	22.7	24.5
45°	19.7	25.5
90°	21.1	25.1
135°	22.0	19.8

（3）TTE：左、右心房增大；左、右心室大小正常；主动脉瓣反流（轻度）；二尖瓣关闭不全（轻度）；LA 52 mm；LVDd 48 mm；EF 57%；LAAEF 28 mm/s。

治疗方案

该患者卒中风险3分（表22-1），出血风险2分（表22-2），符合LAAC适应证，并且之前左心耳有血栓形成，考虑患者的远期获益，建议行"房颤射频消融+经皮LAAC"分站式手术。麻醉方式：局麻，备静脉麻醉。手术方式：标准式（术中TEE+DSA多体位评估）。

手术过程

术中左心耳造影

肝位造影显示双分叶左心耳，口部不大，深度有限，因术前判断左心耳"前趴"较多，于是加大DSA的右前斜角度，于"RAO45°，CAU20°"体位重新造影，造影显示左心耳形态及深度暴露更加充分，远端梳状肌发达（图22-3）。

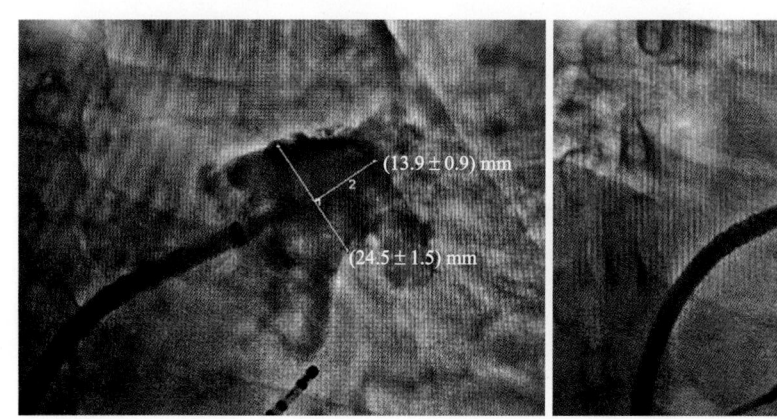
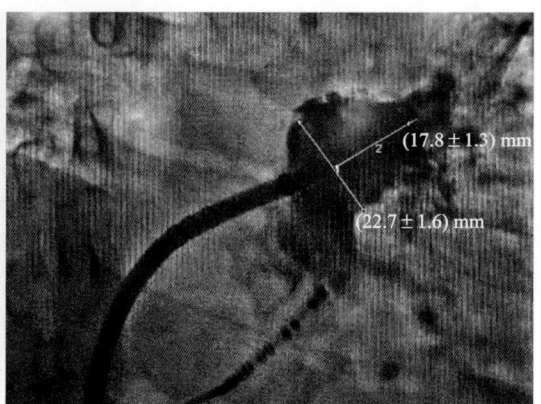

图22-3　术中左心耳造影

封堵策略分析

测量显示：左心耳开口直径22.7 mm，深度17.8 mm；结合术前CT及TEE测量结果，选择27 mm WATCHMAN FLX封堵器。在左心耳体部形成FLX ball后（图22-4）通过"毛毛虫法"展开。

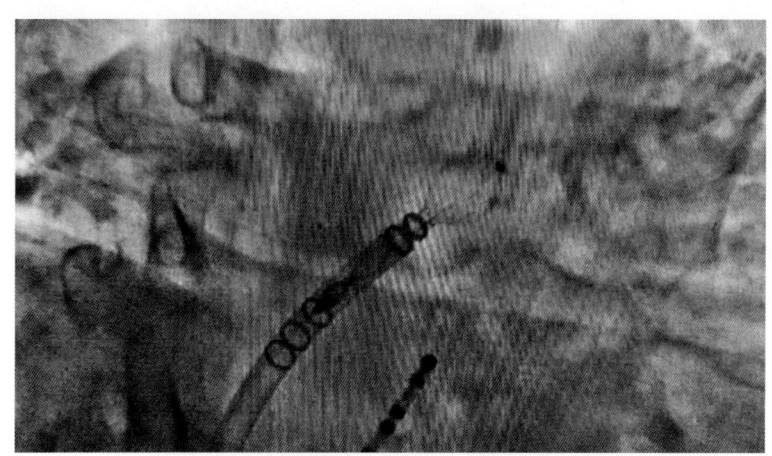

图22-4　形成FLX ball（附视频）

"毛毛虫法"展开封堵器

于左心耳体部退鞘展开FLX ball，整体推进，使FLX ball贴靠至左心耳壁；推伞至封堵器横向舒张展开，确保封堵器不弯折，不失去轴向，重复先撤鞘再推伞的操作，如"毛毛虫"般缓慢将封堵器展开，展开瞬间顶住钢缆10 s（图22-5，图22-6）。

封堵器展开后DSA下多体位造影评估封堵效果（图22-7）。

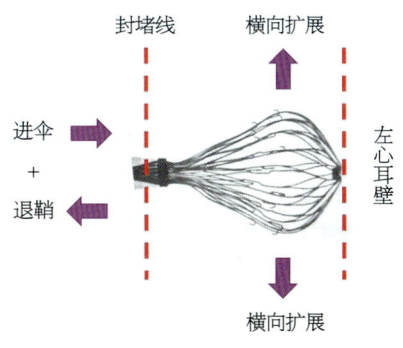

图22-5　"毛毛虫法"展开示意图

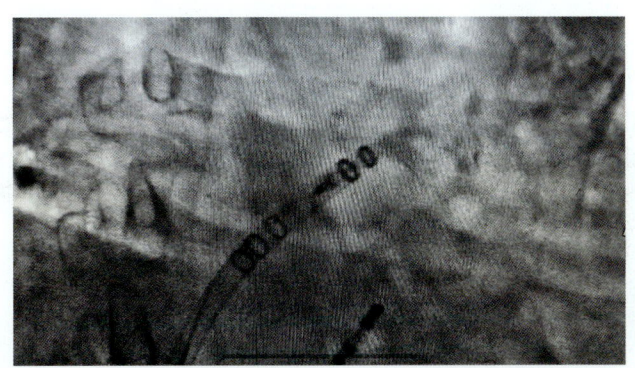

图22-6　封堵器缓慢展开（附视频）

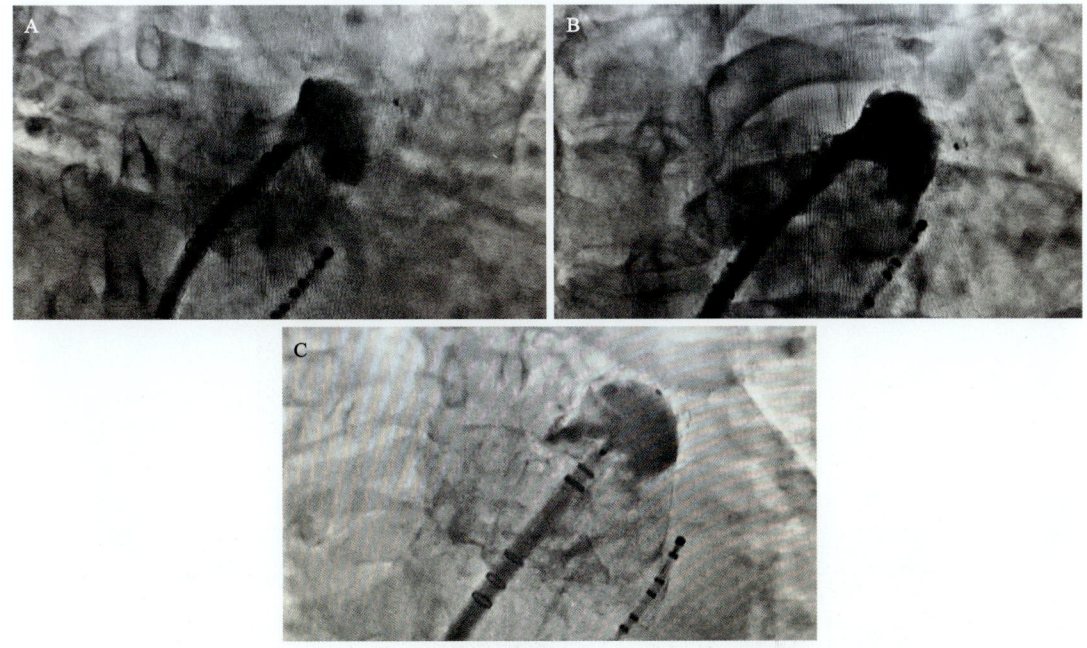

图22-7　封堵器展开后造影（附视频）
A. RAO45°，CAU20°；B. RAO30°，CRA20°；C. RAO0°，CAU20°

PASS原则评估

为进一步验证封堵效果，为患者进行麻醉下TEE。封堵器位置合适，基本与左心耳平口，下缘无明显露肩，且多角度显示无明显残余分流，测量压缩比为13%～22%，平均压缩比为17.5%（图22-8）。

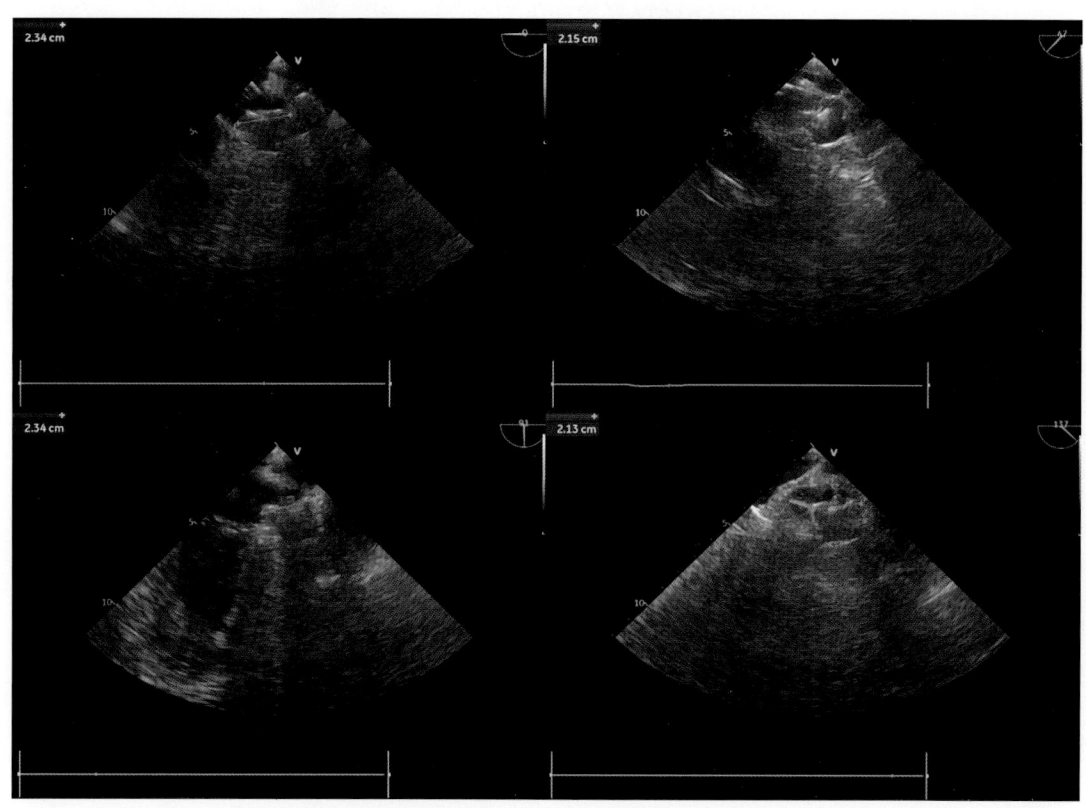

图22-8　TEE下4个角度观察左心耳

牵拉稳定，回弹迅速，TEE下牵拉封堵器，其无位移（图22-9）。

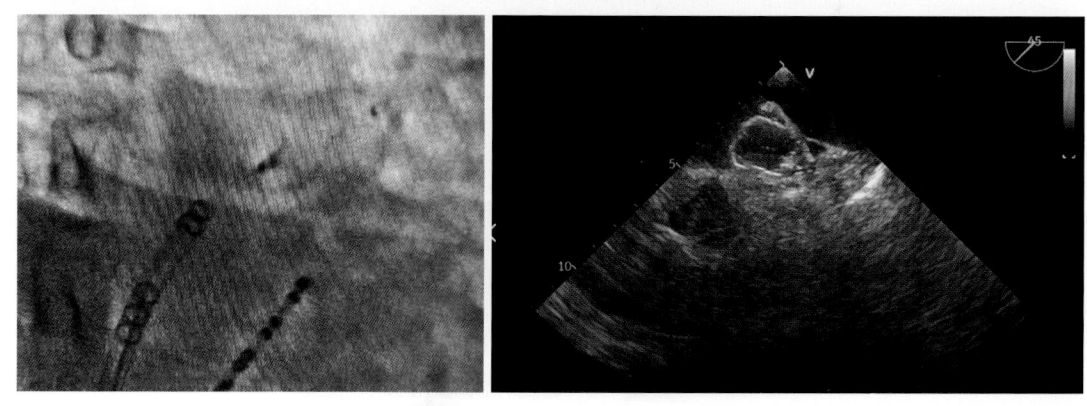

图22-9　牵拉试验（附视频）

释放封堵

符合PASS原则，释放封堵器（图22-10）。

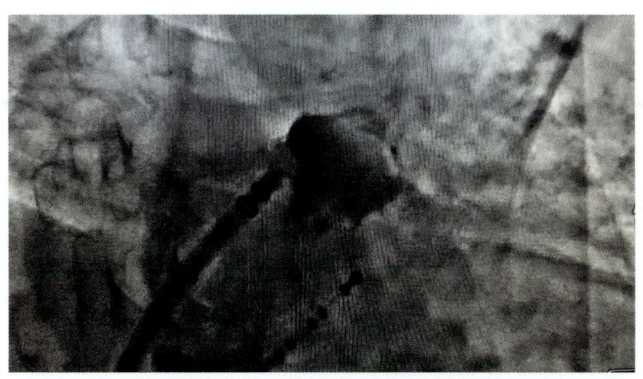

图22-10 封堵器释放（附视频）

术后情况

术后用药

抗凝方案选用利伐沙班15 mg，每日一次，抗凝3个月。

随访

3个月后复查TEE，封堵器位置未见明显异常，封堵器表面未见明显异常回声（图22-11）。CDFI示封堵器边缘未见明显残余分流。

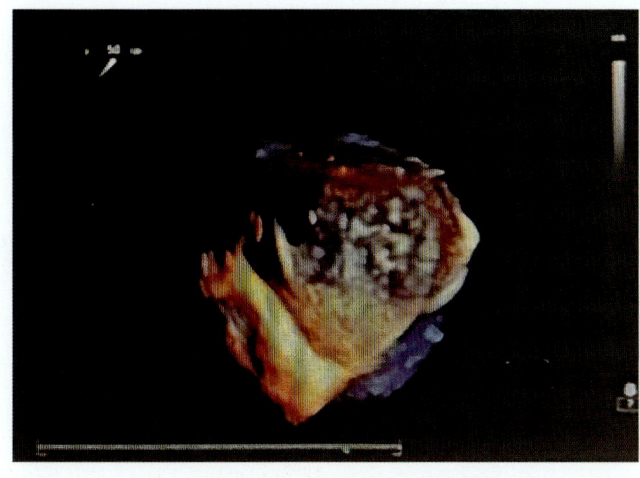

图22-11 复查TEE左心耳三维开口